『思春期うつ病の対人関係療法』の刊行に寄せて

尾崎紀夫

名古屋大学大学院医学系研究科 精神医学・親と子どもの心療学分野 教授
日本うつ病学会理事長

　米国の疫学調査 (Kessler et al. 2005) によると、全人口の約50％は75歳までに何らかの精神障害の診断基準に該当するが、そのうち約半数は14歳までに、四分の三は24歳までに発症する。中でもうつ病の発症率は思春期以降増大し、20歳台にはピークに達する (American Psychiatric Association 2013) 点からすると、思春期・青年期へのうつ病対策は重要な課題である。一方、若年者のうつ病は、表出される症状が発達段階の影響を受ける点を考慮した診断・評価が必要であり、治療上は、児童思春期のうつ病で適応を取得している治療薬がないというわが国の状況に加え、抗うつ薬による自殺関連行動増加の報告も考慮する必要がある。

　このような状況を踏まえ、日本うつ病学会は、2016年発表予定の改訂版うつ病治療ガイドラインにおいて、「児童思春期のうつ病」を新たに章立てした。この改訂版ガイドラインにおいて、児童思春期のうつ病に対する心理療法、特に対人関係療法と認知行動療法は、複数の臨床試験で有効性が示されている点から、重要な位置づけとなる予定である。このような折、思春期うつ病の対人関係療法に関する代表的な著書である本書が翻訳、出版されるのは、まさに時宜に適ったものであろう。

　本書の監訳者である永田利彦先生は、摂食障害や社交不安症を初めとする不安症研究における第一人者の一人であるだけでなく、実地臨床でも実績をあげ、パーソナリティ障害とうつ病、双極性障害との関連に関しても示唆に富んだ意見を述べておられる。また、本書の訳者である鈴木太先生は、永田先生の指導を得て、総合病院精神科、精神保健福祉センター、情緒障害児短期治療施設、児童相談所などの幅広いフィールドで臨床を経験してきた臨床家であると同時に、その経験を生かして、この領域の研究を始めつつある。内外のエビデンス、本邦の臨

床を熟知したお二人は、本書の訳者として最適であろう。

　現在、対人関係療法や認知行動療法は、わが国において臨床的にも十分に普及しているとは言い難い状況にあり、とりわけ本書が紹介している思春期の抑うつ障害に対する本邦での臨床知見は乏しい。本邦における、臨床的証左が待たれるところであるが、名古屋大学医学部附属病院では、鈴木先生を中心として、思春期の抑うつ障害患者を対象にした、対人関係療法の臨床試験が進行中である。

　本書の出版がこの領域に新たな風を吹き込み、うつ病に苦しむ子どもたち、およびそのご家族の救いに役立つことを期待する。

文　献

American Psychiatric Association (2013). *Diagnostic and statistical manual of mental disorders* (5th ed.). Washington, DC: Author.（髙橋三郎・大野裕（監訳）（2014）．DSM-5 精神疾患の診断・統計マニュアル　医学書院）

Kessler, R. C., Berglund, P., Demler, O., Jin, R., Merikangas, K. R., Walters, E. E. (2005). Lifetime prevalence and age-of-onset distributions of DSM-IV disorders in the National Comorbidity Survey Replication. *Archives of General Psychiatry*, 62, 593-602.

序

　本書は、(1) 思春期[*1]うつ病の特徴と現在の実際の治療について概括し、(2) 思春期の治療を行う治療者に、思春期うつ病への対人関係療法（Interpersonal Psychotherapy for Depressed Adolescents、以下IPT-A）の理論と実際を紹介し、(3) この10年間に数多くの思春期うつ病クライエントを治療した経験に基づいて第1版 (1993)〔未邦訳〕の改変を行う、の三つの目的をもって書かれたものである。IPT-Aの治療は、毎週の面談と時に応じての電話での連絡を基本とし、12週間行われる。治療では主としてうつ病になったクライエントが対象であるが、しばしば、親も対象となる。成人への対人関係療法で扱われてきた四つの問題領域、(1) 悲哀、(2) 対人関係上の役割における不和、(3) 役割の移行、(4) 対人関係の欠如は思春期にも適用される[*2]。

　第I部では、思春期うつ病の診断、評価、臨床経過、治療を含め、思春期うつ病について概括するとともに、思春期うつ病に対人関係療法 (IPT) を適用する理論的根拠についても述べる。第II部は、思春期のクライエントへの心理療法の訓練を受けた治療者に向けて書かれた実際の治療マニュアルで、治療における3段階の治療課題について、段階に応じて系統立てて述べている。第III部は、IPT-Aの枠内で治療中によく生じる問題と、それに対する取り組み方について述べている。

　IPT-Aは、われわれの研究やプエルトリコで行われた研究で、思春期うつ病に有効な治療法であることが実証されている[*3]。学校内でのIPT-Aと通常治療の効果を比較した最近の研究でも、IPT-Aは、診察室以外の環境下で思春期のうつ病スペクトラムに対して有効であったことが示されている。最新の研究では、異なった訓練やスーパーヴィジョンを受けてきた、さまざまな職種の治療者の訓練についての経験と知識を得ることができ、本書では、このようにIPT-Aの治療者訓練で得られた知識が随所に盛り込まれている。今後もさらに大規模かつさまざまな治療場面でのIPT-Aの有効性に関する研究が必要となるだろう。

現在、研究以外での正式なIPT-A訓練プログラムはほぼないと言ってもよく、さまざまなレベルのIPT-Aの訓練所を設置していきたいと思っている。このような正式な訓練プログラムやワークショップに参加せずとも、思春期を治療した経験のある治療者ならば、本書のマニュアルによって、IPT-Aの基本的な方法は実施していただけるとわれわれは考えている。同様に、それほど治療経験のない臨床家でも、この本でIPT-Aに触れることで、IPT-Aの訓練を受けたり、実際に臨床で使ってみようと思うようになってくれることだろう。われわれは、IPT-Aがクライエントに受け入れられる有効な治療法であると信じており、より多くの臨床家がIPT-Aに触れ、臨床と研究に役立てていただけることを何よりも願っている。

　この第2版では、IPT-Aを使うにあたっての読者の理解を助けるために、症例の描写や実際の会話を多く取り入れ、最近のIPT-Aの有効性に関する研究結果も取り入れている。この版の最も大きな変更点は、ひとり親家族の問題領域を削除し、これを役割の移行のカテゴリーに含めたことである。これは、実際にマニュアルを使用した経験から、ひとり親家族の問題は役割の移行の問題であるという認識による。IPT-Aを始めたときには、家族構造の変化の問題は、別の特殊な問題として扱う必要性を感じていたが、ひとり親家族の問題は、特殊な環境下での役割の移行と捉えるのがよい、という考えに変わったのである。

　しかし、その環境はしばしば特殊で、通常の移行の問題とは少し分けて考える必要があると感じている。家族構造の変化に伴う役割の移行は、クライエント自身にはコントロールできず、大概は普通でなく、予期できないものである。変化や役割の移行への親の対処が困難になった結果、しばしば（家族構造の変化の）問題が生じ、クライエントはそれによってストレスを感じ、うつ病となる。加えて、このストレスに対処しようとするクライエントは、新しい家族構造への適応の困難に加えて、養育権をもつ親と養育権をもたない親との争いに巻き込まれるかもしれない。このようなさまざまな問題を役割の移行問題領域に統合することで、ひとり親家族のみならず、ステップファミリー、里親家族での家族構造の変化も考慮しておくことができる。役割の移行問題領域の下に家族構造の変化という特殊な二次的問題領域を設定することで、IPT-Aは四つの問題領域モデルに戻った

ことになる。

　思春期うつ病の臨床に継続して取り組むなかで、IPT-Aを一般的な治療法として広めることに挑戦したいという気持ちが、本書改訂の刺激となった。この10年間に思春期うつ病の多くの臨床経験を重ね、さまざまな臨床家の訓練を担ってきたことで、以前のマニュアルを強化し、多くの研究者、臨床家にとって実施可能なものにできたと思っている。われわれは、うつ病が思春期のクライエントの社会的機能を低下させることがよく分かっており、もっと多くの臨床家にこの有効な治療法を広めたいと思っている。うつ病になった多くの思春期のクライエントは、ごく一般的な心理療法を受け、最初の数週間で改善すると、治療者がなおも治療を継続しようと努力しても、治療から離脱してしまう。多くの者は再びうつ病となって治療に戻ってくることになるが、治療が必要であるにもかかわらず戻らない者も多く、そうした者は、成人して治療を受けるまで、抑うつエピソード[*4]のために社会的な機能障害や対人的な影響を受けることになる。IPT-Aは、発達課題に合わせた思春期うつ病に有効な治療法であり、クライエントが必要とすることに合致している。その治療構造をつくり上げていくための技術、戦略、ガイドラインの詳細な説明を行っているので、さらなる研究の試みや日常臨床におけるIPT-Aの使用に役立てていただけることを願っている。

謝　辞

　この10年間のIPT-Aに対する数多くの財団、政府からの援助に感謝する。特にNARSAD財団の新研究への援助、IPT-Aの最初の比較臨床研究を可能にした国立精神衛生研究所のローラ・マフソンへの最優秀賞授与、ローラ・マフソンの学校での最初の有効性研究を可能にした薬物乱用・精神衛生管理局からの援助に感謝する。また、過去10年間のIPT-A研究プログラムの実施において、デヴィッド・シェーファー博士指導による国立精神衛生研究所研究介入センターからの代え難い援助に感激している。

　確固とした研究プログラム開発は一人ではできなかった。多くの人がIPT-A研究に関与し、特に、子ども病院の児童精神科外来、ニューヨーク・プレスビテリアン・メディカルセンター、ニューヨーク市教育委員会、ニューヨーク学校クリニックはわれわれを受け入れてくれ、うつ病の治療に一緒に挑戦してくれた。IPT-Aが発展しつづけ、グループ療法、予防、身体疾患をもつ人への治療へと広がっているのを嬉しく思っている。ジェイミー・F・ヤング博士、ヘレナ・ヴァーデライ博士、キャスリーン・クローティ社会福祉学修士、トリッシュ・ギャラガー博士、アグネス・タバ氏、タニヤ・ストックハマー博士といった人が、本書の刊行を支援し、貢献してくれた。マリリン・カマチョ学士、リナ・カワノ氏には研究援助、編集、原稿作成に感謝したい。リンダ・ピルグリム氏が最終段階でたゆまず、膨大な仕事をこなしてくれたことにも感謝する。

　ローラ・マフソンは夫、ベネット・レイファーがたえず支援し、励まし、考えを共有し、子育てを手伝ってくれたことで本書の執筆が可能となったことに感謝している。子どもたち、ジョシュとニナが仕事の重要性を理解し、「母との時間」を割いてこの本を完成させてくれたこと、限りない愛と常に真の人生の楽しみを感じさせてくれることに感謝する。

　クリステン・ポラック・ドルタはマフソン博士の指導と導きに感謝する。また、家族と夫の家族が子どもの相手をしてくれたことで、この本に貢献でき、感謝し

ている。最後に夫、ネルソン・ドルタと子どもたち、アナとルーカスには、その愛情と常に大切なものを思い出させてくれることに感謝する。

　対人関係療法（IPT）を思春期のクライエントに対してこのように適用するようになったのは、マーナ・M・ワイスマンの夫である、故ジェラルド・L・クラーマン博士の業績に基づいている。クラーマン博士はIPTの創始者であり、マフソン博士を、情熱をもって教え、思春期うつ病にIPTを適用するよう促してくれた。1970年代に書かれたうつ病の若者に関する彼の初期の論文は、1980年代の疫学調査によって明らかにされた、思春期へのうつ病の広がりを予言していた。本書は、最初のマニュアル、『うつ病の対人関係療法（*Interpersonal Psychotherapy for Depression*）』(Klerman, Weissman, Rounsaville & Chevron 1984　邦訳は水島広子他訳、岩崎学術出版社、1997)、とその改訂版である『対人関係療法総合ガイド（*A Comprehensive Guide to Interpersonal Psychotherapy*）』(Weissman, Markowitz & Klerman 2000　邦訳は水島広子訳、岩崎学術出版社、2009)に依っている。治療序盤の診断手順、医学的モデル、問題領域はすべて、クラーマン博士が思いつき、試して、それらの本に書いていることである。さらに思春期のクライエントの治療に向けて、発展的に取り入れている。クラーマン博士が高いレベルで臨床や研究を遂行し、有効な治療の開発に興味をもち、献身したことで、IPT-Aプログラム開発の基盤ができた。もっと重要なのは、多くのクライエントがIPT-Aの開発、研究参加に同意してくれたことである。彼らなくしてこの作業は成しえなかった。IPT-Aによって、より多くのクライエントが、思春期うつ病に伴う症状、および対人的困難から解放されること、IPT-Aや他の有効な治療法が広がることによって、彼らが有効な治療を受けられるようになることを切に望んでいる。

ローラ・マフソン
クリステン・P・ドルタ
ドナ・モリュー
マーナ・M・ワイスマン

目　次

『思春期うつ病の対人関係療法』の刊行に寄せて　　尾崎紀夫　iii
序　v
謝　辞　viii

第 I 部　概要

第1章　思春期うつ病の特徴　　5

思春期の全員がうつ病になるわけではない　5
思春期うつ病の定義　6
思春期うつ病の経過　9
危険因子　10
うつ病に関連する転帰　11
最後に　12

第2章　対人関係療法の起源と発展　　13

背景　13
成人対人関係療法の始まり　16
IPT-Aの基本姿勢の概略　20
思春期版への改変　21
有効性の概括　22
最後に　23

第 II 部　思春期うつ病の対人関係療法の実際

第3章　うつ病診断とクライエントの対人関係療法への適合性　　27

うつ病を診断する　28

クライエントのIPT-Aへの適合性を決定する　31
治療前評価の結論を出す　32
最後に　33

第4章　初回セッション　34

初回セッションの課題　35
初回セッションへの親の参加　46
最後に　48

第5章　対人関係面接の導入　50

うつ病の対人的側面　50
対人関係質問項目　51
最後に　58

第6章　問題領域の選択と治療契約　60

抑うつ症状を問題領域と結びつける　60
主な問題領域の同定　61
対人的な定式化の提示　61
治療契約における困難　62
IPTでのクライエントの役割を教えること　65
最後に　70

第7章　治療中期　72

治療中期の概要　72
治療中期を指揮すること　73
治療中期の諸問題　78
最後に　80

第8章　治療技法　　82

探索的技法　82
感情表現の励まし　85
コミュニケーション分析　89
行動変化技法　96
治療関係の利用　109
付加的な技法　111

第9章　悲哀　　116

成長的観点からの悲哀　116
異常な悲哀　118
治療における家族の役割　127
正常な悲哀反応の治療　128
最後に　130

第10章　対人関係上の役割における不和　　134

役割における不和を診断する　136
役割における不和の治療の目標と戦略　138
役割における不和の治療における両親の役割　147
最後に　148

第11章　役割の移行　　154

思春期における役割の移行　155
役割の移行の問題を診断する　158
役割の移行を治療する　159
戦略1　クライエントと親に移行についての教育をする　161
戦略2　古い役割と新しい役割を見直す　165
戦略3　ソーシャルスキルを評価して発展させる　170
戦略4　移行へのソーシャルサポートを育てる　175

最後に　176

第12章　対人関係の欠如　　　　　　　　　　　　　180

対人関係の欠如の診断　181
対人関係の欠如の治療における目標と戦略　183
治療における家族の役割　191
最後に　193

第13章　治療終結期　　　　　　　　　　　　　　　197

思春期のクライエントとの治療終結　198
家族との治療終結　209
さらなる治療の必要性　212
治療者の治療終結に対する感情　217
長期治療の必要性　218
最後に　220

第Ⅲ部　思春期治療特有の諸問題

第14章　治療者－クライエント関係における臨床的問題　223

クライエントに関連する問題　223
クライエントが引き起こす治療の混乱　228
家族に関連する問題　234
うつ病に関連する問題　236

第15章　特殊な臨床状況　　　　　　　　　　　　　238

核家族でない家族　238
親のうつ病　239
思春期での自殺　241
攻撃的なクライエント　243

登校拒否　244
物質乱用　245
公的な保護機関　247
性的虐待　247
発達障害　248
性体験を有するクライエント　249
同性愛のクライエント　250

第16章　危機介入　251

危機の評価　251
危機のタイプ　253
最後に　258

第17章　IPT-A——包括的な症例提示　259

症例の概観　259
初期セッション（第1回～第4回）　261
中期セッション（第5回～第8回）　272
終結期セッション（第9回～第12回）　285
ジェイの治療に関する認知行動療法のアプローチとIPT-Aのアプローチの比較　287

付録A　親密度円環図　292
付録B　対人関係質問項目——どのように対人関係を尋ねるのか　293
付録C　思春期うつ病の対人関係療法のための
　　　　セッションごとのチェックリスト　298

訳　注　304
文　献　311
索　引　329
あとがき、まさに対人関係療法の時代　339
訳者あとがき　343

思春期うつ病の対人関係療法

凡　例

・原書において［　］に入っている語は本書でも［　］に入れて示した。
・本文への訳者による補足説明は〔　〕で示した。
・本文への訳者による注釈は＊を付して示し、巻末にまとめて掲げた。

第Ⅰ部

概要

第1章
思春期うつ病の特徴

　児童・思春期うつ病の疫学、特徴、経過とその予後について本書では述べる。本書は思春期のクライエントを主な対象としており、児童・思春期（青年期）に関するデータを理解しておくことは、発達の側面から思春期うつ病を把握するうえでも重要である。また、思春期うつ病の診断の難しさや治療という観点から、併存症の影響についても検討する。

思春期の全員がうつ病になるわけではない

　これまでの精神分析的・心理学的な理論では、思春期になると「思春期危機」と言われる葛藤が生じるため、必ずうつになる時期があるとされてきた。それは正常な発達段階と考えられてきたのである。こうした思春期の特徴をG・スタンレー・ホール（G. Stanley Hall）は「疾風怒濤（Sturm und Drang）」と名づけた（Hall 1904）。彼は、思春期には気分の変動が大きく、やる気の起きない時期もあるが、それは決して病的ではないと考えた。Eissler（1958）は、思春期には衝動的なことの虜になり、反社会的な行動をとりやすく、不安やうつになりやすいとしている。思春期危機が正常な一時期であることは、広く臨床家から支持されていた（Blos 1962; Freud 1958）。

　しかし、近年の縦断・疫学研究によれば、思春期危機が正常な一時期であるとは言えなくなっている（Offer 1969; Offer, Ostrov & Howard 1982; Rutter et al. 1976）。思春期

には、一時期、寂しくなったり、友人から遠ざかったり、家族や教師との間に葛藤を生じたりするものであるが、ほとんどの場合、それが長く続いたり、日常生活に差し障りが出たりすることはないのである。一般人口調査では、現在、思春期危機は少ないことが明らかになっている (Offer 1969)。また、Rutter et al. (1976) はワイト島での研究で、時として思春期危機はあるが、親子が疎遠な関係になること、重要な他者との対人関係の問題が、思春期においてはより一般的な精神医学的問題であることを見いだしている。

　研究においても臨床においても重要な課題は、「正常」な思春期と、注意が必要な精神的な障害を抱えている場合とを鑑別することである。Offer (1969) や Rutter et al. (1976) が明らかにしたことは、社会的にひきこもった思春期の人は、顕著な気分変動や認知の歪みを有しており、両親や友人との葛藤が増していく場合には、精神障害に陥りやすいということである。当初、そのような障害が思春期後期以前に起こりうることには懐疑的な見方があった。しかし、今では、そのような症状は確かに存在しているだけでなく、児童・思春期では行動の障害として現れる、という考えに取って代わられている。こうした感情的・行動的障害の現れは「仮面抑うつ反応」として知られるようになった (Cytryn & McKnew 1972)。DSM-III がこの障害の存在を明らかにし、児童・思春期のうつ病を定義することによって、その後の治療、病因研究への道が開かれたのである (Waslick, Kandel & Kakouros 2002)。

思春期うつ病の定義

臨床像

　うつ病という臨床上の評価を受けるために紹介されてくる児童・思春期のクライエントの場合、行動や気分の症状は友人、家族、教師などが気づくほど明らかなものである。時に彼ら自身が耐えられないほどの悲しみや絶望を訴えてはじめて、大人たちが援助の必要性に気づかされることもある。DSM-IV に描かれているように、疾病としてのうつ病はさまざまな要素から成り立っているのである。児童・思春期のうつ病になると、1日のかなりの時間、1週間の大半、悲し

みを感じている。悲しみは、不機嫌さや怒りっぽさ、どうしようもない退屈さ、日常のさまざまなことへの興味の喪失などといった形で表れるかもしれない。時には、そのような気分が周囲の人にとって明らかなこともあるが、直接的に質問をしないとはっきり分からないことも多い。

　悲しみは、入眠困難、中途覚醒、早朝覚醒、再入眠困難といった睡眠障害を伴うことが多い。同様に食欲減退や食べ過ぎといった食欲の問題も起こる。将来に対する絶望や学業への集中困難、学業成績低下、あるいは涙もろくなったり泣き叫んだり、自己評価の低下や、気力・動機づけ[*5]の低下、抑うつの契機となったかもしれない過去や現在の行いに対する罪悪感、死んでしまいたいという考えや、実際に自分を傷つけようと考える、などの症状も起こりうる。すべての症例ですべての症状が現れるのではなく、症状は重症度や機能障害の程度によって異なる。

　学業不振、学校を休みがちなこと、不登校といった学業上の困難は、うつ病の前駆症状やその結果としてよく見られる (Hammen et al. 1999)。うつ病によって集中力や意欲を削がれ、学校や自宅での学習を継続したり、病前のレベルを維持したりすることが難しくなる。極端な場合、深刻な登校拒否 (King & Berstein 2001) や退学に至る。そして、学習の問題が認識されていない場合、それは自己評価の低下、欲求不満、絶望、無力感につながり、抑うつ気分を深めていくことがある。

診断基準

　思春期に起こりうる気分障害にはいくつかの型がある。他の症状とともに不快な気分があるが、はっきりとした日常生活への影響や持続期間の点で、そこまで重症でない症状しか呈さない、特定のどれかの抑うつ障害の診断基準に合致しない、そうした閾値下うつ病[*6]を示すことも多い。DSM-IVには種々の障害が挙げられているが、それには大うつ病性障害、気分変調性障害、特定不能のうつ病性障害、抑うつ気分を伴う適応障害などが含まれる。これらは症状の重症度、急性か慢性か、特定のストレスに対する反応かどうかといった点で、それぞれ区別される。

　成人の診断基準が児童・思春期に適正に使用できるかどうかはまだ結論が出て

いない。DSM-IVは児童・思春期の抑うつに対して、成人のそれと異なる診断カテゴリーを用意していない*7。大うつ病性障害の診断には、思春期であっても、2週間以上にわたって、ほとんど一日中、ほとんど毎日、悲しい気分や、アンヘドニア*8、易怒性が認められる必要があるが、これらに加えて睡眠障害、食欲障害、自己評価の低下、精神運動性の制止、希死念慮などのうち四つ以上がなければならない（American Psychiatric Association 2000a）。児童・思春期の大うつ病性障害については、（1）主たる気分状態が抑うつ気分ではなく易怒性でもかまわないということ、（2）通常期待される正常な発育と体重増加の欠如により体重減少基準を満たすこと、この二点の修正を加えることで診断される。気分変調性障害の診断については、思春期のクライエントであっても抑うつ気分に加えて、うつ病の二つ以上の症状を訴えることはあるだろうが、期間の長さについては別の話である。気分変調性障害の診断基準を児童・思春期に適用するときは、2年間という基準が1年間とされる。その他の大うつ病性障害、気分変調性障害の診断基準項目は、児童期、思春期、成人で同一である。

　発達を考慮に入れた基準がないために、児童・思春期のうつ病が見過ごされているのではないかとの疑問があるが、うつ病が呈する認知面、感情面の表現型に発達的な変化がどのように影響するのかということはまだ十分に解明されていない。児童期から思春期への時期は、症状面で自律神経症状が優勢な状態から内面的な心理的、認知的な症状へと移行していく時期のようである。児童の場合、認知、言語的能力面が未熟なことから、罪悪感、内面の感情的な体験を評価するには限界がある。児童と違って、思春期では、成人と同様の失望の深さ、否定的な自己認知、絶望感、睡眠食欲障害、自殺傾向、それらに伴う不安、焦燥を呈し始める（Bemporad & Lee 1988; Birmaher et al. 1996b; Kashani, Rosenberg & Reigh 1989; Ryan et al. 1987）。広汎なアンヘドニアを呈さないこと、外的な刺激やストレスに対してより反応的であること、抑うつ気分というより易刺激的であること、三環系抗うつ薬に同様の効果が見られないことなどが、思春期例の違いである（Carson & Strober 1979; Mitchell et al. 1988）。児童期から思春期への発達によって、児童期の大うつ病性障害は限られた症状に軽・中等度の影響があるに過ぎないこと、うつ病の表現型は思春期と成人で別の診断基準が必要なほどには異ならないということが、研

究の結論である (Birmaher et al. 1996b; Kovacs 1996; Ryan et al. 1987)。

思春期うつ病の経過

　児童・思春期の大うつ病性障害の縦断研究によれば、発症から回復までの期間は、中央値で7～9か月であった (Kovacs et al. 1984, 1997a; McCauley et al. 1993)。しかし、20％の思春期では、15か月以上症状が継続していた。疾病として急性か慢性か、症候学的に重症かどうかなどによって、経過はさまざまである。影響がより広範囲で、より長く持続する成人期うつ病モデルとは異なり、思春期ではうつ病の重症期と機能的に改善した時期がまだらにあることが臨床的にはよく見受けられる (Angst et al. 1990)。思春期の気分変調性障害のエピソードは中央値で約4年であった (Kovacs et al.1994)。Keller et al. (1988) は、1年後にうつ病が継続していたのは21％、2年後も継続していたのは10％だったことを報告している。また、1年後には約70～80％が、2年後には86～98％の思春期の大うつ病性障害から回復したという報告もある (Kovacs 1996; Kovacs et al. 1997a, 1997b; McCauley et al. 1993)。これらの数字は、成人期うつ病で認められる慢性化率、寛解率と類似している (Keller et al. 1988)。

　児童期うつ病は、思春期におけるうつ病再発の有意な危険因子である (Garber et al. 1988; Kovacs et al. 1984; Pine et al. 1998)。学校、友人関係、家族間での心理社会的機能障害とうつ病は関連があり、うつ病が回復した後もこれらの障害が残存しうるため、思春期になってさらに不利なことが起こったり、うつ病が再発したりする可能性がある (Puig-Antich et al. 1985a, 1985b; Rao et al. 1995; Williamson et al. 1998)。思春期うつ病の経過を縦断的に徹底的に追跡した研究はほとんどないが、気分障害の早期発症は、気分障害の再発の予測因子であり、大うつ病性障害の初発から5年以内に70％が再発を経験している (Kovacs et al. 1994; Rao et al. 1995)。さらに、思春期うつ病は、後年に躁状態、軽躁状態を呈する危険性が高いようである (Geller et al. 2001; Kovacs et al. 1994)。同様に、思春期から成人期まで (Angst et al. 1990; Lewinsohn et al. 1999; Rao, Hammen & Daley 1999; Warner et al. 1992)、児童期から成人期まで (Harrington et al. 1990; Weissman et al. 1999b) の追跡調査によれば、成人期において30～50％が再発し、慢性的に心理社会的問題が継続することが明らかになっている (Garber et al.

1988; Kandel & Davies 1986; Keller et al. 1988; Kovacs et al. 1984; Puig-Antich et al. 1993)。

危険因子

　危険因子とは、障害の発症、再発の可能性を高める状況や特徴のことであり、うつ病特有の原因ではない (Costello et al. 2002)。うつ病に関連する危険因子は、発症年齢、女性であること、社会経済的状態の低さ、家族歴、家族関係である。うつ病の有病率と、年齢と性別との関連性の重要性は、先に述べたとおりである[*9]。社会経済的状態の低さは、成人のうつ病と関連があり (Cytryn et al. 1986)、さらに最近、うつ病を含む児童・思春期の精神障害との関連も指摘されている (Costello et al. 1996)。一般的に、貧困と社会経済的状態の低さは種々の精神的な障害と関連する危険因子と見なされているが、これらが児童・思春期の抑うつ障害と特異的、特定的な関連があるわけではない。児童・思春期の抑うつ障害では、母子関係において温かみに欠け、家族の結束力が低く、さらに両親の易怒性が強く、怒りっぽく、すぐに罰する傾向がある (Fendrich et al. 1990; Kashani, Burbach & Rosenberg 1988; Puig-Antich et al. 1985a; Reinherz et al. 1989, 1993)。高リスクの家族を対象にした家族研究では、大うつ病は家族の中で受け継がれることが多く、うつ病の親をもつ子どもは大うつ病になる危険性が高い (Angold et al. 1987; Beardslee et al. 1983; Hammen et al. 1990; Klein et al. 2001; Kovacs et al. 1997a; Orvaschel 1990; Puig-Antich et al. 1989; Weissman et al. 1984a, 1987a)。思春期うつ病の併存症の検討は、心理療法的、精神薬理学的介入の展開の際に重要である。Costello et al. (2002) は危険因子に関する完成度の高い総説であり、参考にされたい。

併存症

　併存症とは、同時に一つ以上の精神障害が起こることである。児童・思春期うつ病では一般的なことである。児童・思春期のうつ病が、他の障害に先行することも、同時のことも、続発することもある (Pine et al. 1998)。思春期のうつ病と関連することがよく知られているのは、注意欠如・多動症 (Biederman et al. 1987)、不安症 (Alessi et al. 1987; Bernstein & Garfinkel 1986; Kovacs et al. 1989)、行動および素行障害

(Alessi & Robbins 1984; Marriage et al. 1986)、摂食障害 (Swift, Andrews & Barklage 1986) である。こうした障害の発症の順番がよく研究されているが、これらの研究では、思春期(青年期)中・後期に併存してくる物質乱用とパニック症を除いて、単極性のうつ病は、他の障害に続発すると結論づけられている (Costello et al. 1999; Kessler & Walters 1998; Rohde, Lewinsohn & Seeley 1991)。児童・思春期大うつ病性障害の約三分の一には素行障害や同様の行動の障害が併存する (Carlson & Cantwell 1980; Kashani et al. 1987; Kovacs et al. 1989; Puig-Antich 1982)。Ryan et al. (1987) は、25％に軽度の素行の問題が認められるが、破壊的なものは11％しか見られないことを報告している。うつ病に素行障害が併存すると、社会的機能障害が大きくなる (Kovacs et al. 1989)。Angold, Costello & Erkanli (1999) の有病率のメタ分析によれば、児童・思春期では、うつ病を有すると不安症を伴う率が8.3倍となる。彼らは同様に、反抗挑発症が6.6倍、素行障害が5.5倍となることを報告している。

　このような併存する障害が、うつ病とどのように相互に作用して社会的機能を障害し、長期経過をたどることになるのかは不明である。しかし、他の障害が併存すると、短い治療期間内に寛解に達するのが困難となる。併存症による複雑な状態に対してどのような介入法が最適なのかについて何らかの答えを見つけるためには、他の障害を併存する思春期うつ病のさらなる臨床的な経験が必要とされており、そして実際に経験が積み重ねられているのである。

うつ病に関連する転帰[*10]

　自殺未遂や希死念慮の発覚によって、思春期うつ病クライエントが精神科医療の介入を受けることになることがしばしばある。うつ病クライエントが自殺未遂をしたり、自殺したいと誰かに漏らしたり、自分は生きる価値がない、死んだほうがましだといった考えをもったりすることは稀ではない。うつ病は希死念慮や自殺未遂 (Gould et al. 1998)、自殺の既遂 (Shaffer et al. 1996b) の主要な危険因子であるが、すべての自殺行為が気分障害と関連するわけではない。それでもなお、思春期うつ病の初発から15年以内に5〜10％が自殺してしまう (Rao et al. 1993; Weissman et al. 1999a)。Levy & Deykin (1989) は、思春期に大うつ病に罹患すると、未受診

群でさえ、男女の別なく希死念慮や自殺未遂の割合が顕著に高くなると報告している。自殺未遂を行った学生のうち半分は、生涯のどの時点でも、大うつ病の診断基準に合致していない。Weissman et al. (1999a) による児童・思春期うつ病の縦断的追跡調査では、約8％が自殺を完遂しており、これはうつ病でない一般人口や他の群と比べて有意に高い確率である。自殺の危機のために受診した若者が気分障害でないかどうかを評価することが必須であるように、気分障害の評価において自殺のリスク評価を行うことは必要不可欠である。

最後に

　大うつ病や他の抑うつ障害は、児童・思春期にも発症する。うつ病は、重大な社会的機能障害や疾病と関連している。最も重要なのは、児童・思春期にうつ病になると、多くは成人になってから再発するということである。急性期に生じた心理社会的機能の障害は、回復後も続き、成人になっても続く。それら心理社会的機能の障害は、対人関係の結び方や対人関係上の困難に結びつく。家族に気分障害の既往があったり、対人関係上の問題を経験したりしていると、その思春期の子どもがうつになる危険性が有意に高いのである。

　思春期うつ病は、受診・未受診に関わりなく、過少診断、治療不足の傾向にある (Keller et al. 1991)。生物学的基盤や遺伝性がどうであれ、うつ病の機能障害や再発性を考慮すると、思春期うつ病とその対人関係の障害に対して、心理社会的な介入を治療の一つの手段としてもっておくことは重要である。うつ病の発症が急性のものであればあるほど、問題解決は早く済み、短期的で、現在の問題に取り組む治療が奏効する。このようなクライエントは、治療を長期間続けたり、患者の役割を続けたりするよりも、必要なときだけ治療を受けることを好む場合が多い。IPT-Aは短期的な、焦点を絞った治療であるが、このような理由からも、思春期のクライエントにとっては好ましいことが多いのである。うつ病が慢性的になればなるほど長期的な治療が必要であるが (Goodman et al. 2000; Kovacs et al. 1994)、これについてはさらなる研究が待たれる。

第2章
対人関係療法の起源と発展

∗∗∗

　対人関係療法 (Interpersonal psychotherapy: IPT) は、非双極性で非精神病性の成人期うつ病の外来クライエントを治療するために、1960年代後半に開発された期間限定の短期心理療法である。IPTは、うつ病はその基盤にある原因が何であれ、対人関係と密接に絡み合っているという前提に基づいており、IPTの目標は、重要な他者との対人関係におけるコミュニケーションスキルを向上させることによって、(1) 抑うつ症状を軽減し、(2) 対人的機能を改善すること (Klerman et al. 1984) である。現在の対人葛藤に焦点を当てるという点で、他の心理療法とは異なる独特な治療法であり、マニュアル化された治療法の最初の一つである。熟練した精神科医、臨床心理士、ソーシャルワーカーは適切な訓練を受ければIPTを行うことができ、単独で行うことも薬物療法と併用することもできる。IPT-Aは、すでに臨床試験によって有効性が実証されている革新的な心理療法であり、本章ではIPTとIPT-Aの発展、基本理念、有効性に関するエビデンスを紹介する。IPTの歴史と発展を概観していただくことで、IPT-Aの基礎となる概念的な枠組みをご理解いただけるだろう。

背景

理論的、実証的な源流
　IPTではうつ病の病因を仮説しない。しかし、社会的、対人的な文脈の中でう

つ病が生じ、うつ病の発症、治療反応性、転帰は、うつ病クライエントと重要な他者の対人関係に影響を受けているという仮説を立てている。この仮説はアドルフ・マイヤー（Adolf Meyer）やハリー・スタック・サリヴァン（Harry Stack Sullivan）の著書、うつ病の対人関係モデルの最近の実証研究が支持している。

精神障害の理解に際し、その人と周囲の環境の関係を重視するというマイヤーによる心理生物学的アプローチ（Meyer 1957）がIPTの理論的基礎を形づくっているが、マイヤーは、精神障害はその人が環境に適応しようとする試みの表れであるとみなした。個人の環境変化に対する反応は、特に家族内での初期経験や、さまざまな社会的集団に所属するなかでの過去の経験によって決定される。マイヤーの同僚であったサリヴァンは、対人関係に関する彼自身の理論を書き記している（Sullivan 1953）。

サリヴァンによると、「精神医学」は対人関係が存在するありとあらゆる状況における対人関係の学問である。サリヴァンは、人々に情緒[11]を引き起こす出来事と対象のうち、最も重要なものは他者に対する対人的行動である、という彼独自の情緒の対人関係論を提唱している。彼によれば、精神障害の大半は不適切なコミュニケーションの結果であり、また不適切なコミュニケーションによって持続する。過去と現在の対人関係の文脈によって個人の行動は理解され、解明されるべきだと彼は強調した。それゆえ、最適な治療とは、対人関係の問題を同定し、葛藤を明らかにし、これまでとは違った行動を試みるようにすることであるとされる（Horowitz 1996）。

キースラー（Kiesler, D. J.）はこの理論を発展させ、コミュニケーションの相補性とその人の「メッセージの起こり方」の問題に焦点を当てた、コミュニケーションと対人関係についての入念なモデルを作り上げた（Kiesler 1979）。キースラーによると、治療者の仕事は、対人的問題を同定し、それがどのようにその人の対人関係のコミュニケーションスタイルに表れているかを明らかにすることである。それから治療者や他の人との問題のあるコミュニケーションを、その人の対人関係スタイルのメタ・コミュニケーションを通して、修正していく（Kiesler 1979）。また、クラーマン（Klerman, G. L.）とワイスマン（Weissman, M. M.）のIPTモデルには、キースラーとリアリー（Leary, T.）のような特有の言葉づかいはないし、対人的円

環技法や印象的なメッセージ技法（Kiesler 1983）もないが、治療技法はかなり似ており、対人関係から得られる満足度を変え、情緒的満足度を改善するために、(1) コミュニケーションを変えること、(2) 対人関係上の問題を解決すること、を目標としている点も同じである。うつ病を対人関係の視点から眺めると、その人とその重要な他者との間に起こるコミュニケーションの相互作用に焦点が当たる。コミュニケーションが変われば、それが対人関係のなかで引き起こしていた反応が変わり、関係のなかでの情緒的誘発性が変わり、結果的に抑うつ感が改善するという、IPTの目標と一致する。

　情緒の対人関係論は初期のアタッチメント（愛着）理論にルーツがあるが、それは対人関係療法でも同じである（Klerman et al. 1984）。ボウルビィ（Bowlby, J.）は、人には特定の他者との強い情緒的結びつきおよび強い情緒的体験（たとえば関係における別離や喪失）を必要とする傾向があり、それが抑うつを含む情緒的な苦しみをもたらすのだと述べている（Bowlby 1978）。思春期は、人生初期のアタッチメントが弱まり、新しい人に取って代わる時期である。こうしたアタッチメントの移行が妨害されると、うつ病につながりかねない。両親とのアタッチメントを残したままで、新たに友人たちとの対人関係を始め、拡げようとするなかで、両親と子どもの間に多くの葛藤が生じる。IPTでは、抑うつにおけるアタッチメントの重要性、役割を認識しており、クライエントの感情やアタッチメントの捉え方に影響し、うつ病の発症に関連するような対人関係上の葛藤、移行、悲嘆に焦点を絞る。アタッチメント理論では重要な他者との相互関係のパターンを探り、それらのパターンが他の人との関係でどのように繰り返され、どのように対人関係に困難をもたらし、特定のライフイベントに対してどのような反応として現れるかを重視するが、IPTはその流れを汲んでいる。これはクライエントにこれまでとは違ったコミュニケーションや交流の方法を教え、対人関係の情緒的体験を変えるという同じ目標につながる。

うつ病の社会状況的要素

　IPTは、理論だけではなく、うつ病の発症や経過と関連するストレス、ライフイベント、社会的機能障害に関する研究などの実証的な研究にも基づいて開発さ

れている。うつ病の女性クライエントの縦断追跡研究では、急性期のみならず、回復後にも社会的機能が障害されることが報告されており、成人期うつ病の継続する社会的な問題に、直接、治療的介入を行う必要性が浮かび上がってくる (Klerman et al. 1984)。Brown, Harris & Copeland (1977) は、生活のなかで負のストレスを受けたときには、親密な関係と社会的支援があればうつ病から守られること、良好な社会的な関係が情緒的な健康には重要であることを示した。

　Brown & Harris (1978) は『うつ病の社会的起源 (Social Origins of Depression)』〔未邦訳〕において、うつ病の社会的因子について論じており、生活するうえでのストレスへの脆弱性の形成においては、対人関係的な要素が重要であることが示されている。中でも、親密な関係の欠如と対人関係の葛藤が最も重要である。対人関係論の理論家は、うつ病になった結果として重要な他者からの支援を失い、うつ病になるようなフィードバックが返ってくるように周囲の人々に働きかけ、うつ病への脆弱性を高めること (Coyne 1976) を証明しようとした。幼少期に親を失うこと (Brown & Harris 1978)、親がうつ病であること (Weissman et al. 1997)、適切な養育がされていないこと (Parker 1979) といった人生早期の体験は、思春期やその後の人生においてうつ病発症の一因となり、そのことがこの治療法の成人マニュアルや思春期への応用の基礎となっている。興味深いことに、その他の研究によると、社会的機能が適応的であるとうつ病になりにくいことが証明されている。問題を避けるのではなく問題に向かい、直接、問題を解決するように努力し、勝手に想像するよりも直接情報を得ようとするストレス対処行動は、抑うつを引き起こす負のライフイベントの緩衝剤となる (Holahan, Moos & Bonin 1999)。このような防御的な技術は、IPT中期で焦点となることで、うつ病からの回復を促進し、再発、再燃を予防する有用な戦略である。

成人対人関係療法の始まり

　これまで、IPTによる成人外来うつ病クライエントの治療と研究が行われてきた。それは、外来うつ病クライエントを対象に、急性期の症状が薬物療法により軽減した後に再燃を予防する臨床試験のために1968年に行われたのに始まる

(Klerman et al. 1984)。1960年代中頃に、新しい抗うつ薬がうつ病の急性期症状を軽くするのに有効であることが明らかになった。睡眠、食欲、気分は通常、2～4週間のうちに改善する。しかし、再燃率は高く、どれだけの期間、服用を続けなければならないかが分からず、また、追加で心理療法を行う有用性も不明であった。初めの臨床試験で心理療法をマニュアルによって標準化したのは、治療者間でアプローチを一致させるためであった。新しい心理療法を開発する意図はなく、うつ病の実際の治療に最良で最も重要な要素とわれわれが信じていたものをまとめただけである。

IPTで概念化されたうつ病

IPTの枠内でのうつ病は三つの要素をもっている (Klerman et al. 1984; Weissman, Markowitz & Klerman 2000)。

1. 症状形成　心理生物学的、精神力動的、または双方によって引き起こされる抑うつ気分、兆候、症状を含む。
2. 社会的な機能　周囲の対人相互関係を含み、それは児童期の体験、今現在の社会規範、うつ病という結果に対して充実感や自己能力を高めようとする現在の個人的努力などによって学習したことに基づく。
3. パーソナリティ　より継続的な性質、行動。その人特有の反応や機能パターンを形づくる怒りや罪悪感への対処、総合的な自己評価で、症状発症の素因となる。

IPTが初めに開発されたときは、第1、2項目への介入であった。短期間で治療を行い、あまり心理療法的には介入を行わず、現在の抑うつエピソードに焦点を当てる、というものであり、パーソナリティといった継続的な側面を対象とはしていなかった。

事実、IPTは、急性期症状が色濃い治療段階では、パーソナリティ機能や性格的な病理に関する問題をわざと避けており、思春期での治療では、パーソナリティ的な性質に焦点を当てることは、さらに控えている。われわれの臨床経験に

よると、思春期のクライエントの急性期のパーソナリティ的な特性（依存、人を善悪に分けるスプリッティング、人間関係の不安定さ）は、症状の改善とともに解決される傾向がある。このような性格的なものは、I軸*12障害のうつ病による二次的なものであり、永続的なパーソナリティ病理というより、ライフサイクルのこの段階における対人関係に影響を与えるものであると考えられる。

　IPTには次の3段階がある。(1)特定の課題に向けた戦略、(2)それらの課題を成し遂げるのに使用される技法、(3)治療的スタンス、である。IPTは他の心理療法の技法やスタンスと似ているが、それぞれの課題に適用する戦略が異なっている。IPTの治療的戦略は、クライエントがうつ病における対人的な要素を学びとるのを援助するものであり、その戦略には、(1)教育、(2)感情や期待の明確化、(3)家族内、友人関係内、地域内での役割の明確化、(4)社会的な能力の促進が含まれる。技法としてはコミュニケーション分析、対人的問題解決、モデリング、ロールプレイが含まれる。

　IPTは、複数の急性期や維持期のうつ病治療研究で評価されてきた。これらの対照試験により、IPTを臨床実践に応用するための基礎が形づけられ、また、IPT-Aを修正する努力を重ねることで、他の臨床状態に適用するための基礎が形づくられたのである。IPTは単独あるいは比較研究、あるいは六つの研究では三環系抗うつ薬との併用でうつ病クライエントに行った研究、三つの研究では急性期に行った研究 (Elkin et al. 1989; Sloane, Stapes & Schneider 1985; Weissman et al. 1979)、三つの維持治療研究 (Frank et al. 1990; Klerman et al. 1974; Reynolds & Imber 1988; Weissman et al. 1974) で評価されてきた。五つの完了した研究では薬物療法と比較し (Elkin et al. 1989; Frank et al. 1990; Klerman et al. 1974; Reynolds & Imber 1988; Sloane, Stapes & Schneider 1985; Weissman et al. 1979)、四つの試験ではIPTと薬物療法の併用が含まれている (Klerman et al. 1974; Kupfer, Frank & Perel 1989; Reynolds & Imber 1988; Weissman et al. 1979)。これまでの研究や現在のIPTの適用についての総括的な総説は『対人関係療法総合ガイド (*A Comprehensive Guide to Interpersonal Psychotherapy*)』(Weissman, Markowitz & Klerman 2000　邦訳は水島広子訳、岩崎学術出版社、2009) をお読みいただきたい。

　IPTとその他の主要な心理社会的治療とは、治療期間を含めた複数の点において、類似点と相違点がある。クライエントの問題を過去、直近の過去、今現在の

いずれに見つけるのか、対人関係に見つけようとするのか、特異な治療技法を使用するのか、などである。短くまとめると、IPTでは、抑うつエピソードを発症するすぐ前後のクライエントのごく身近な社会的な状況に焦点を当て、過去ではなく現在の対人関係を取り扱う。過去の抑うつエピソード、幼少期の家族関係、過去の重要な他者との関係、友人関係は、クライエントの全体的な対人関係把握のために用いられる。治療者は、クライエントの現在の状況を内的な葛藤の表れや以前の家族内での不適応の再現として捉えるのではなく、現在のエピソードを対人関係のなかで探っていく。認知行動療法とは異なり、歪んだ認知ではなく、対人関係パターンの変化に取り組み、認知の歪みに対する課題は行わないが、対人的問題解決スキルが向上し、社会的、情緒的な達成感が得られるように支援する点では共通している。

IPTを思春期のクライエントに適用する根拠

　数多くの研究、発達との関連、コミュニティでの必要性などが、IPTを思春期のクライエントに適用する根拠となっている。上述したとおり、1970年代、1980年代に行われた研究によって、成人期うつ病にIPTが有効であることが確かめられている (DiMascio et al. 1979; Elkin et al. 1989; Weissman et al. 1979)。また、それと同時期に、思春期うつ病と成人期うつ病の症状は似通っていることが報告されている (Ryan et al. 1987)。慢性的で明確な心理社会的機能障害、対人関係の困難さが思春期うつ病と関連しており (Hammen 1999; Marx & Schulze 1991; Puig-Antich et al. 1993; Stader & Hokanson 1998)、それらは急性期に起こるが、回復後も続き、成人になっても続いている。大うつ病が子どもの学業、家族・友人関係、総合的な機能に悪影響を与えることは疑いのないことである。うつにより、アルコールや薬物の使用が増え、自殺未遂につながることもある。前思春期うつ病の研究で、Garber et al. (1988) は思春期うつ病が社会活動、家族関係、仲間関係に問題を生じさせることを明らかにし、その他の研究でも、うつ病の子どもは自分自身の社会的能力を低く評価していることが報告されている (Altmann & Gotlib 1988)。前思春期の子どもの研究では、Puig-Antich et al. (1985a, 1985b) は、抑うつエピソードからの回復が続き、学業は改善していても、なお家族関係や友人関係の問題があること

を報告している。すなわち、抑うつが解決してもなお、対人関係の欠陥が残されているのである。

　IPT-Aは、思春期うつ病と関連する対人関係問題に対する治療介入である。IPT-Aでは、思春期の子どもが最も関心をもち、重要である現在の対人関係を主な対象とする。対人関係の出来事を話し合うことは、思春期の子どもが関心をもてることであり、日々の生活でもよくしていることである。このIPT-Aでは、思春期における発達的な課題や能力に関連する問題領域にはっきりと照準を合わせた治療目標や戦略を設定しており、対人関係の悪化、特に家庭内での関係悪化を焦点にしている。思春期のクライエントを支えるため、家族関係をより直接的に変化させるため、家族内のコミュニケーションを効率よくするため、両親やきょうだいにも積極的に治療に参加してもらうことになる。このようにして、家族内の葛藤、社会的な能力、感情表出、効果的なコミュニケーションといったうつ病に関連する心理的な側面を効率よく取り上げることができる。家族内の対人関係は、家族外の親密な対人関係のモデルとなるものであり、家族内での対人関係を変化させるという戦略により、クライエントは家族外での対人関係についても想定できるようになるのである。IPT-Aはこれらの関連する症状、障害を取り上げ、現在のみならず将来の対人関係にも役立つスキルを提供しようとしているのである。

IPT-Aの基本姿勢の概略

　IPT-Aは週1回、12週間の治療を行い、治療目標は抑うつ症状の軽減と、うつ病発症に絡んだ対人関係問題に取り組むことである。治療は、現在の対人関係で起こった問題について、治療の焦点となる一つか二つの問題領域を特定し、対人的な側面を強調するといった、二つの主なアプローチによって進められる。治療は、(1) 初期、(2) 中期、(3) 終結期の3段階に分けられる。初期にはうつ病診断の確認、心理教育、クライエントの対人関係の探索、今後の治療で焦点になるであろう問題領域の同定がなされる。判然としない不快な症状が既知の障害の症状の一部で、種々の治療により改善される予後の良いものであることが分かる

と、症状は和らぎ始める。クライエントとの間で、うつ病発症と関連する主要な問題を同定し、その問題を解決してゆくことを明確に取り決めることができる。セッションで何を取り上げるかは自由ではなく、悲哀反応、親子の不和、友人との葛藤、ライフサイクル上の変化の難しさ、家族構造の変化によるストレス対処、コミュニケーションの問題といった特定のIPT-Aの問題領域が取り上げられる。

　治療中期では、より構造的に、一つか二つの問題領域における対人関係の困難さに対処するためのある特定の戦略に焦点が当てられる。たとえば、父親の不在、一貫性のない父親、デートの門限に対する葛藤などといった対人関係や生活状況における葛藤、失望に対する感情を表現できるようにコミュニケーションスキルが教育される。

　治療終結期では、将来に、抑うつエピソードが再発したときの警告症状[*13]を明らかにし、治療中期でうまくいった戦略について振り返り、将来に向けてスキルの般化を促し、新しい対人関係のスキルを充実させることの重要性を説き、さらなる治療の必要性を議論することを目標とする。

思春期版への改変

　思春期では、発達的側面が関連するがゆえに、IPTを思春期に適用させた。それでも、思春期うつ病の治療への治療モデルの適合性をさらに上げるために、治療マニュアルは複数の改良がなされてきた。IPTの最終的な目標や問題領域はそのまま用いられているが、IPT-Aでは、〔たとえば両親の離婚、再婚などといった〕家族構造の変化による役割の移行や、そのような場合に適した話し合いも含まれている。思春期に特有な役割の移行を一つの項目として論じたのは、そのようなことが思春期では珍しくなく、現実問題として抑うつ症状と関連し、対人的な困難さ、大変さがそのような状況と関連しているからである。二つめの改変は、両親への対応が治療プロトコルに加えられたことである。IPT-Aは個人心理療法であるが、思春期のクライエントの多くにとっては、親や保護者にある程度参加してもらうほうが、クライエントの健康度を高め、治療を成功に導くのに賢明で重要である。IPT-Aでは、親がまったく参加しない場合から数回参加するものまで柔軟

に対応するが、病気と治療についての教育を行うため、最低限でも治療初期には参加を求めるのが普通である。親や保護者の治療上の役割については、治療のそれぞれの時期ごとに述べるが、本章でも後述する。

治療目標は発達課題を考慮して多少変更されている。この時期の発達課題とは、個性を伸ばすこと、自立すること、将来の恋人となりうる異性の集団との対人関係を発展させること、初めて経験する死や喪失に対処すること、友人からの圧力に対処すること、などである。また、抑うつ症状を軽減し、対人的機能を向上させるために、思春期版は調整されている。自分自身で気分を1から10で評価する方法は具体的で、症状が改善したかどうかのチェックに有用であるし、基本的な社会的スキルや問題の解決にあたって白か黒かの二者択一的に考えてしまう考え方に代わって全体を見渡せるスキルを得ることや、親子関係の緊張を調整する方法など、思春期版の独特の技法が利用できる。登校拒否、身体的・性的虐待、自殺未遂、攻撃性、児童相談所の介入といった、治療のそれぞれの段階で生じる特殊な問題に取り組むために、家族と一緒に対処する戦略がつくられている。それらの技法については、思春期のクライエントの治療上の特殊な問題について扱った章で、くわしく取り上げる。

有効性の概括

IPT-Aの有効性は三つの無作為化対照試験で証明されている (Mufson et al. 1999, 2004a; Rosselló & Bernal 1999)。Mufson et al. の臨床試験では、IPT-Aは抑うつ症状の減少やうつ病寛解率、治療継続率において、臨床症状評価のみの群より有意に有効であった。加えて、IPT-A治療群は、症状評価のみの群より、社会的機能のある領域や対人的問題解決スキルにおいて、有意に改善していた。これらの結果は、Rosselló & Bernal (1999) の結果とともに、思春期うつ病へのIPT-Aの有効性を証明している。

現在、一般の治療施設で多くの種々のクライエントへの治療提供を目指して、IPT-Aの実際的な治療研究が行われている。より多くの10代のクライエントに治療が提供できるようにも改良された。三つめの臨床試験では、Mufson et al. は

都市の貧困地域において、学校を基盤とするヘルスクリニックでの通常の治療とIPT-Aの有効性を比較した。その結果、一般の臨床家にIPT-Aを効果的に実施できるように訓練することが可能であること、IPT-Aが通常の治療 (treatment as usual: TAU) より思春期うつ病のうつ症状の軽減と全体的な社会的機能の改善において有効であることを証明した (Mufson et al. 2004a)。Mufson et al. は小規模の集団IPT-Aの無作為化対照試験を行っているところであるが、もしこれが有効ならば、集団IPT-A (Mufson et al. 2004b) は費用対効果において優れていることになる。予備研究では、集団IPT-Aは最低限必要な有効性があり、有望なものである。思春期うつ病に対してより実践的で有効な治療を提供するという公衆衛生上の課題の解決となればよいと思う。

最後に

　対人関係論学派、そして、良好な対人関係がメンタルヘルスにとって重要であると彼らが強調したことが、IPTを生み出した。成人期うつ病の急性期、維持期にIPTが有効であることは、思春期うつ病にIPTを適用するきっかけとなった。重要なのは、IPT-Aの有効性が次々と証明されていることである。期間限定の短期間の、うつ病のための心理療法の開発は、心理療法研究の大きな進歩である。

　次章以降はこのIPT-Aの詳細な治療マニュアルである。ここ10年以上の、病院や地域の診療所、特に学校を基盤とするヘルスクリニックでの臨床経験をもとに改良されたマニュアルである。さまざまな職種の臨床家に研修を行うなかで、うつ病に苦しむさまざまなクライエントにIPT-Aを行った経験から得られた知識を共有できることを願っている。これまでの経験の蓄積が、われわれの治療指針、技法、治療過程をさらに詳細に記述している今回の改訂増補版のIPT-Aマニュアルにつながったのである。

第Ⅱ部
思春期うつ病の対人関係療法の実際

第3章
うつ病診断とクライエントの
対人関係療法への適合性

　IPT-Aの開始に先立って、現在の症状、精神科既往歴、家族歴、発達歴、病歴、社会歴、教育歴についての情報を集めて診断的評価を行う。診断的評価の目標は以下のとおりである。

1. DSM-IVの診断基準に基づき、現在の臨床診断を行う。
2. クライエントの心理社会的機能のレベルを確かめて、対人関係の問題領域を同定する。
3. クライエントにどの治療法が最も適しているかを評価する。

　この目標を達成するために、クライエント自身、その親およびその他の家族、教師と他の学校職員、小児科医や教会関係者のように世話をしてくれている人たちを含めて、可能な限りすべての情報源を利用するべきである。クライエントに関わっているさまざまな役割の人々から可能な限り多くの情報を得る重要性を本人と両親に説明し、治療者が本人の生活に関わる重要な他者と話せるように同意を得る。許可がなければ、治療者はクライエントと両親以外の人と自由に話をすることができない。

うつ病を診断する

　診断的な手続きには、本人と両親に対してクライエントについての臨床面接を行うこと、クライエントの生活における他の重要な人物と面接することが含まれる。本人が記入する自己記入式尺度も有用である。これらの尺度は研究目的のものであるが、一般的な臨床家にとっても有用である。得られた情報の質や性質を比較できるように、臨床家は複数の情報源から系統的に情報を集め、これらの尺度によって、障害を系統的に調べるための大枠が得られ、かつ心理状態の変化を細かく監視できる。これらは臨床的な洞察力の代用となるわけではないが、臨床評価と治療過程にうまく織り込むと、臨床場面でも最も効果的なものとなる。

　発達障害[*14]によりうつ病が複雑化している可能性があれば、面接に加えて心理テストを行うことが有用である。甲状腺機能低下症、ステロイドや避妊薬などといった薬の副作用のような器質的な原因を除外するために、すべてのクライエントに面接前に身体検査を受けておいてもらう。重要なのは、IPT-A開始前に、医学的な状態によって現在の症状が起きているわけではないということを確かめることである。

本人と親からの抑うつ症状に関する情報

　診断と機能の評価の最初のステップの一つは、症状の有無とその重症度についての情報を得ることである (Kazdin et al. 1983)。IPT-A治療者は、関心をもって、現在と過去の抑うつ症状、以前の精神疾患の誘因、型、経過を含めた現在のうつ病の病歴、心理社会的な経過と現在の心理社会的機能、家族歴、身体疾患の既往歴に関する情報を得る。通例、これらの情報は本人と両親から得る。得られた情報を評価する際に、情報提供者と本人の関係性を考慮することが重要である。

　子どもの精神病理の程度や性質に関しては、親と子ども自身の報告の間にかなりの差があることが知られている (Angold, 1988; Edelbrock et al. 1985; Kashani et al. 1985; Kazdin et al. 1983; Leon, Kendall & Garber 1980; Lobovits & Hendal 1985; Moretti et al. 1985)。親と子どもでは、ある行動について言及する価値があると判断するときの、行動の深刻さに関する判断基準が異なっており、親は、観察者として、子どもにとって

何が問題であるかを認識できないことがある。さらに、両親は、その回答にも表れるが、関心をもつ領域も異なっているものである (Kashani et al. 1985)。Angold et al. (1987) は、親は子どもが話さない症状については報告しないものであり、子どもは親が報告しない症状をしばしば話すことがあると結論づけている。このことは特に、自殺傾向、希死念慮、自殺企図に関する報告に当てはまる (Velez & Cohen 1988; Walker, Moreau & Weissman 1990)。

抑うつ症状はしばしば静かなものであり、誤って解釈されることがある。親や教師は、本人の静かさと孤独を「そういう時期だから」と考えてしまう。思春期には、易怒性と怒りが最初の症状として現れることがあり、本人の行動の根底にあるものが評価されていなければ、叱ったり罰を与えたりするような方法で取り扱うべき問題にすぎないと決めつけられてしまう。子どもの精神病理の全体像を把握するためには、注意深く、両親や教師を含めた可能な限り多くの情報源から情報を得ることが賢明だが、正確な情報は本人自身から得られることが多い。内的な感情状態についての全体像を正確に把握するためには、本人に直接面接することが重要である (Angold 1988)。

正確なアセスメントと診断を行うためには、情報を得て統合する臨床家の能力が重要である。明敏な臨床家は、ある情報提供者から得られた新たな情報を他の情報提供者に再確認することが多い。疑問点を明確にしようと試みているときに食い違いがあれば、それぞれの情報提供者と率直に話すべきである。新たな情報を統合し、それに応じて診断的評価を再定式化できるように、臨床家は治療期間を通して柔軟でなければならない。

いかに治療前評価をするか
ステップ1

治療前評価の間に、治療者は本人と治療に参加する家族メンバーの両方に会う。本人だけ、親だけ、それから両者と同時に会うといった初期評価の進め方や、治療者が評価するうえで調べておきたい点について説明するために、治療者は、まずは本人と一緒に家族と会うほうがよいことが多い。このような短い合同面接をまず行ってから、次の段階で本人とだけで評価を始めることを推奨する。

ステップ2

本人だけと会うとき、治療者は守秘義務の限界について説明する。具体的な内容としては、クライエントに自傷他害の危険があると治療者が判断しない限りは、セッションの内容は両親には伝えられないこと、しかしそれ以外の情報であっても、両親に伝えることが治療上有益な場合であれば、伝えることもあるということを説明する。そのような場合は、治療者はクライエントと守秘義務について話し合い、治療を進めるために情報を伝えるかどうかを一緒に決定する。

続いて、クライエントが治療を求めた理由、自殺傾向、物質乱用、反社会的行動といった、抑うつエピソードの最近の状態、抑うつ症状、心理社会的機能を尋ねる。治療者は、過去の抑うつエピソード、過去の躁病エピソード、軽躁病エピソードの有無、環境的あるいは対人関係的誘因、以前の治療あるいは解決法を検討する。うつ病によって社会的に、学業的に、また家族とはどうなったかについても探る。自殺企図は外来治療の禁忌であるかもしれないので、慎重に評価する（第15章参照）。これらすべての情報を得て、どの治療法が推奨されるか、IPT-Aが適した治療法かどうかについて治療者は決断することができる。この症状評価の際、治療者は症状の重症度と機能への影響の点から、薬物療法が必要かどうかを考えておく。

ステップ3

クライエントの視点から今の困難について把握した後、家族、特に両親が本人の困難についてどのように考えているのかを探るために両親と会うことは重要である。両親から、病型、罹病期間、社会的機能を含め、クライエントの症状の全体像を得る。両親が、クライエントの現在の奮闘について、価値ある視点を付け加えてくれることもよくあることである。それは、うつ病のような精神疾患になることが何を意味するのか、治療者が両親を教育する最初の機会である。また、この時点で学業成績や友人との社会的行動に関する情報を得るために、学校と接触する許可を両親から得ることも同様に重要である。

思春期のうつ病は、素行障害、不安症（パニック症など）、物質使用障害などの併存症によって複雑なものとなる。素行障害、不安症、物質乱用・物質依存、発達

障害といった併存症の症状の確認には、DSM-IVを参照のこと (American Psychiatric Association 2000a)。治療を始める前にこれらの障害の有無を評価することが必要である。これらの併存症のために、クライエントが予約時間に現れないことが繰り返されたり、治療作業に集中できなかったりするだけでなく、違法行為を含めたさまざまな人生上の危機が発生する。

クライエントのIPT-Aへの適合性を決定する

評価過程で不可欠なのは、診断、疾患の重症度、機能障害、家族環境の評価、治療意欲に基づいて、IPT-Aの適用が適切かどうか決定することである。われわれの臨床経験に基づくと、次のような特徴をもつクライエントが、IPT-Aによく適応する。

1. クライエントが、治療者と治療関係を確立する能力と、期間限定の治療において一対一の治療関係のなかで作業したいという希望をもっていること。
2. クライエントと治療者の間で、対人関係のあり方の困難さが現在の問題を引き起こしているかもしれないという合意があること。
3. 家族が治療を支持するか、少なくとも治療中断させるつもりがないこと。

治療者は、評価過程を通じて、クライエントのセッションへの参加の熱心さや、治療者に対して自分の感情を正直かつ率直に示そうとする様子から、クライエントの治療者と治療関係を築く能力を測ることができる。感情と問題について話し合うことを強く望み、感情、出来事、対人関係のつながりについて探索しようとするクライエントは、IPT-Aに特によく適応する。IPT-Aはおそらく、うつ病が急性発症で、生活史上、友人や家族との間に重篤な対人関係の問題がなかったクライエントに最も有効である。そのような事例では、多くはうつ病の同定可能な誘因が存在し、うつ病が対人関係の問題を引き起こしている。IPT-Aは、対人関係の問題が長期間続くクライエントにとっても助けとなりうるが、改善する度合

いは、より限局的であるだろう。

　IPT-Aは、急性発症の大うつ病のほか、気分変調性障害、抑うつ気分を伴う適応障害、特定不能のうつ病性障害といったより軽症の抑うつを有する12〜18歳のクライエントを対象にデザインされている。知能が正常で、差し迫った自殺リスクがなければ、クライエントにこの治療法を適用することができる。精神病症状がある場合、双極性障害、物質乱用、不安症、素行障害が主診断である場合は、クライエントがうつ病であっても、IPT-Aでは治療しない。クライエントが不安症、注意欠如・多動症、反抗挑発症が併存するうつ病である場合は、これまでもIPT-Aで治療されてきている。

治療前評価の結論を出す

　評価の結果、クライエントがIPT-Aに適していれば、治療者は、うつ病診断を本人と家族に伝え、彼らにうつ病という状態についての教育を行う。この教育には、症状と治療方法についての概括、症状への対処方法の指示と再保証が含まれている。この最初のガイダンスの目的は、クライエントのすでに問題に取り組み始めているのだ、という気持ちを育てることである。この気持ちが、今後の治療への参加や、治療関係への関与を促進する。

　治療者は、クライエントの問題を正確にアセスメントするために徹底的な評価を行ったことによって適切な治療が決定されたことの重要性を強調しておくとよい。同時に、クライエントがこれまでのセッションで、治療者にうつ病の全体像を伝えるために一生懸命努力したことや、治療の必要性を認識しているということについて賞賛する。他の心理療法も選択可能であること、うつ病に向精神薬が効く可能性があること、治療者は対人関係療法を始めたいと考えていること、といったふうに心理療法についての議論がこの時点でなされるはずである。本人と両親に治療理論について短く説明し、「治療プログラムを実際に始めるために、来週また来てください」と指示する。そして、うつ病についての教育、心理療法の焦点と経過についての教育が続くであろう。評価面接終了前に、治療者は、本人と両親に評価過程について質問がないか尋ねておく。

最後に

　治療前評価の目標は、実際にクライエントがうつ病であるかどうか、クライエントにIPT-Aが適しているかどうかを決定するために、クライエントの症状と対人的機能について、可能な限り多くの情報を集めることである。決断をするために、治療者は、家族歴、クライエントの既往歴、発達歴、教育歴に関する情報だけでなく、IPT-Aを治療選択肢から除外する理由になるかもしれない併存症の評価が必要である。治療前評価を行うことで、治療者は、両親のクライエントの精神的健康度に対する見方や、両親が治療に対してどれぐらい肯定的であるかを感じとることができる。治療者は、さらなる情報収集のために学校にも連絡をとる。徹底的な評価を行うことで、対人関係療法が実際に始まったときに、治療者はうつ病およびうつ病が及ぼす対人関係的影響にすばやく焦点づけることが可能になるのである。

第4章
初回セッション

⁂

　IPT-Aの二つの主な目標は、(1) 抑うつ症状を軽減させること、(2) 抑うつエピソードの発症に関係した対人関係の問題を改善することである。治療初期（初回〜第4回セッション）は治療前セッションとともに、うつ病を診断し、対人関係質問項目〔付録B参照〕を記入してもらい、一つ以上の問題領域に絞り、治療契約を行うのに費やされる。IPT-Aの初期では、治療者には七つの目標がある。

1. 現行の診断システムに従ってうつ病の診断を確認する。
2. うつ病と治療過程についての心理教育を完了する。
3. 対人関係質問項目を行って（すなわち重要な他者との関係を振り返って）、対人関係の文脈とうつ病を結びつける。
4. 一つ以上の主要な問題領域における対人関係の困難を同定する。
5. 対人関係療法の理論と目標を説明する。
6. 治療におけるクライエントと親の期待される役割を説明する。
7. 中期の作業のために段階を設定する。

　本章では、(1) 診断の確認（目標1）と (2) 心理教育（目標2）について解説する。(3) 対人関係質問項目（目標3）については第5章で詳述する。(4) 問題領域の同定、(5) IPT-A理論の説明、(6) 治療における役割の割り当て、(7) 治療契約（目標4〜7）については、第6章で取り上げる。

初回セッションの課題

　目標1と2の達成のために、初回セッションでいくつかの課題を完了させる必要がある。診断を確認するという最初の目標のために、まず治療者は、抑うつ症状について手短に詳細な検討を行う。さらに、目標2の心理教育のために、次の課題を行う。

1. クライエントにIPT-A治療を適用できることを確認する。
2. 思春期うつ病の特徴について説明する。
3. 治療選択肢について説明する。
4. 治療の間、限定された「病者の役割」を引き受けることについて説明する。
5. IPT-Aの基本原則を説明する。
6. 治療への同意を得られたら、第2回セッションの目標について説明する。

　この課題1～6を進めるにあたり、治療者は自らの知識と洞察力によって、親をいつどのように参加させるかを判断する。治療前の評価でそうしたように、初回セッションは、親同席、本人のみ、親のみの面接に分けて、親には初回面接に参加してもらうのが好ましい。可能であれば、治療セッションを、問題を扱うために必要な75～90分程度に延長できれば理想的である。それができなければ、治療者はクライエントとの第2回セッションの前に、親とだけ会う機会を設け、これに合わせて、課題1～6を行うことを試みるのがよい。

課題1――抑うつ症状についての検討

　クライエントの症状について詳細な検討を行うことには四つの目的がある。

1. 治療者がうつ病診断を確認する。
2. クライエントの抑うつ症状は、すでに解明され、効果的に治療できる既知の症候群の一部にすぎないことをクライエントに示す。
3. 症状を対人関係の文脈のなかに位置づけるのを助ける。

4. この治療では治療者の役割もクライエントの役割も積極的なものであることを説明する。

検討の結果、クライエントは、抑うつ症状は(1)時が来れば終息するものであること、(2)治療できる障害から生じたものであること、(3)治療を受けると良くなること、を理解することになる。

症状を検討することによって、治療者はDSM-IVの大うつ病診断(表4.1参照)と、治療前の評価で認められた併存症の診断を確認することができる。このために、以下の症状が検討される。

抑うつ気分

ほとんど一日中、悲しい、落ち込んだ、からっぽな、ふさぎこんだ、泣きたいような、不幸な気持ちだったことや、ほとんど一日中、つらく不幸な気持ちを抱えていたことはありますか。それは一日のどれぐらいの時間を占めていますか。長い時間ですか、短い時間ですか。午前中ずっとですか。午後ずっとですか。起きてからお昼までですか。もっと短い時間ですか。もっと長く続きますか。一日のうちで調子が悪いのは朝ですか、それとももっと遅い時間ですか。

アンヘドニア

ふだんと同じように楽しめなかったことはありますか。または、お友達と同じようには楽しめなかったことはありますか。それはどれぐらい続きましたか。そのときに楽しめたことはありましたか。ほとんどずっと退屈だったときはありましたか。それはいつですか。どうしてそう感じるのか分かりますか。それを変えることはできますか。楽しいことを何か見つけられますか。楽しかったこと、するのが好きだったことはありますか。

分離の問題

そういった悲しい気持ちは、あなたの○○［主たる愛着対象］や家族から離れたときだけ起きますか。あなたがそう感じたときや、あなたがそう感じる前、

表4.1　大うつ病エピソードの診断基準

A. 以下の症状のうち5つ（またはそれ以上）が同じ2週間の間に存在し、病前の機能からの変化を起こしている。これらの症状のうち少なくとも1つは、(1) 抑うつ気分、あるいは (2) 興味または喜びの喪失である。

注：明らかに、一般身体疾患、または気分に一致しない妄想または幻覚による症状は含まない。
(1) その人自身の言明か、他者の観察によって示される、ほとんど1日中、ほとんど毎日の抑うつ気分
(2) ほとんど1日中、ほとんど毎日の、すべて、またはほとんどすべての活動における興味、喜びの著しい減退（その人の言明、または他者の観察によって示される）
(3) 食事療法をしていないのに、著しい体重減少、あるいは体重増加、またはほとんど毎日の、食欲の減退または増加
(4) ほとんど毎日の不眠または睡眠過多
(5) ほとんど毎日の精神運動性の焦燥または制止（他者によって観察可能で、ただ単に落ち着きがないとか、のろくなったという主観的感覚ではないもの）
(6) ほとんど毎日の易疲労性、または気力の減退
(7) ほとんど毎日の無価値観、または過剰であるか不適切な罪責感（妄想的であることもある。単に自分をとがめたり、病気になったことに対する罪の意識ではない）
(8) 思考力や集中力の減退、または、決断困難がほとんど毎日認められる（その人自身の言明による、または他者によって観察される）。
(9) 死についての反復思考（死の恐怖だけではない）、特別な計画はないが反復的な自殺念慮、または自殺企図、または自殺するためのはっきりとした計画

B. 症状は混合性エピソードの基準を満たさない。
C. 症状は、臨床的に著しい苦痛、または社会的、職業的、または他の重要な領域における機能の障害を引き起こしている。
D. 症状は、物質の直接的な生理学的作用、または一般身体疾患によるものではない。
E. 症状は死別反応ではうまく説明されない。すなわち、愛する者を失った後、症状が2カ月を超えて続くか、または、著明な機能不全、無価値観への病的なとらわれ、自殺念慮、精神病性の症状、精神運動性の制止があることで特徴づけられる。

（『DSM-IV-TR 精神疾患の診断・統計マニュアル』医学書院、2003より）

あなたの人生で何が起こっていましたか。あなたを狼狽させるような何かが起きましたか。何かに悩んでいましたか。

悲哀反応
　あなたがとても親しかった方で、最近亡くなられた方はおられますか。最近ペットが死ぬことがありましたか。今のあなたの気持ちは、その人（またはペット）が亡くなったときの気持ちと異なりますか。

反応性の喪失
　悲しいときでも、何か良いことがあったら気分は晴れますか。

食欲と体重
　食欲がなくなったり、体重が減ったりしていますか。それはどれぐらいですか。ふだんよりもお腹が空いたり、体重が増えたりしていますか。それはどれぐらいですか。

入眠障害
　睡眠に問題はありますか。ふだん寝る時間と起きる時間は何時ですか。眠りにつくのが難しいですか。どれぐらいかかりますか。なぜ起きているのですか。布団に入るときに何を考えていますか。

中途覚醒
　夜中に起きて、その後すぐには眠れないことはありますか。

早朝覚醒
　起きなければならない時間よりも早く起きてしまいますか。目覚めたときによく眠れたと感じますか。起きるのが何時間早くなりましたか。

過眠
ふだんよりも多く眠ることはありましたか。どれぐらいたくさんですか。日中に昼寝をしますか。

焦燥
じっと座っていられなかったり、または歩き回りますか。

制止
ふだんよりも話し方や動作がゆっくりですか。

疲労
とても疲れていますか。ふだんよりエネルギーが少ないですか。

日内変動
午前あるいは午後が調子が悪いですか。すごく悪くなりますか、それとも少しだけですか。

離人症
自分の体の外から自分が何かをしていたり、話しているのを見ていて、自分がそれに関わっているように感じられないことがありますか。映像の中の自分を外から眺めているような感じでしたか。

妄想症状
人が自分のことを話しているように感じたことはありますか。その見知らぬ人はあなたのことを話していますか。誰かが、またはある人たちがあなたを傷つけようとしているのではないかと心配していますか。それは誰ですか。彼らは何をしようとしていますか。彼らがあなたを傷つけたがるのはなぜですか。

🍀 強迫症状

ある考えが、どこか分からないところから心の中に入ってきて、振り払うことが難しいことはありましたか。そのつど、同じ考えがわき上がりますか。それに困っていますか。必要がないと分かっているのに何度もしなければならないこと、例えば、ドアを施錠したかどうか確かめたり、繰り返し手を洗ったり、といったことはありますか。

🍀 過度の罪悪感

過去に起きたことについて罪悪感（嫌になること）はありますか。あなたのせいではないことで、あなたは自分自身を責めますか。今以上にあなたは罰せられるべきですか。自分が良い人間でないとか、価値がないとか感じますか。

🍀 集中困難

学校の勉強に集中したり、気をそらさないようにするのは難しいですか。成績は下がりましたか。成績が落ちないようにするためにたくさん努力しないといけなくなりましたか。思考が遅くなったように感じますか。

🍀 希死念慮や自殺行動

死についてよく考えますか。人生は価値がないとか、死んだほうがましだと考えたことはありますか。自殺について考えますか。自殺するつもりはありますか。自殺や自傷を試みたことはありますか。［第15章を参照］

🍀 性的症状

男子（あるいは女子）への興味は最近変わりましたか。ふだんよりも性的関心が少なくなったことはありますか。あなたは同性に興味がありますか、それとも異性に興味がありますか。あなたは性的な経験がありますか（そうだとしたら、質問を続け、そうでなければ次の質問へ）。あなたは避妊をしていますか。興奮しにくいですか。性交渉が少なくなっていますか。（男性に対しては）勃起したり、達したりしにくいですか[*15]。

🔹 無力感

　状況を変えることはできないと感じていますか。違う気持ちをどうしたらもてるのか分からないと感じていますか。ふだんのあなたであれば一人でできたことをするのに手助けが必要だと感じていますか。

🔹 絶望感

　状況は決して変わらないと感じていますか。将来あなたが心穏やかでいられることはほとんどありえないと感じていますか。

🔹 身体症状

　体のどこかに痛みがありますか。頭痛ですか。胃痛ですか。関節が痛みますか。トイレの問題がありますか。おしっこに行くことが多いですか。首は痛みますか。

🔹 幻覚

　誰もいないのに、あなた以外には誰にも聞こえない声が聞こえますか。それらの声はなんと言っていますか。それらはあなたに話しかけていますか。あなたに話しかけたり、名前を呼ぶだけですか。彼らを追い払うことができますか。あなただけにしか見えないものを見たことがありますか。

　クライエントは、自分自身の言葉や考えに基づいて、抑うつ症状を描き出すよう促される。例えば、ある人は自分の体験を「悪い娘だから神が私を罰している」と宗教的に語り、またある人は問題を、自分の言うことを聞いてくれない母親や、自分の行動を理解し許容してくれない友人など、他の誰かのせいにするだろう。治療者は、これらの感情についてさらに時間をかけて詳細に検討し、評価過程のなかで、その感情を後の治療のなかに適切に組み入れていく機会に恵まれることもあるだろう。治療者は、症状が家族との関係、友人との関係、学業などの全般的な機能に影響しているかどうかについて話を引き出す。これにより、うつ病がクライエントの生活全般に影響を及ぼしており、治療が必要であることを話し合

う機会となる。

課題2──治療適応の確認

クライエントがうつ病についての知識を得ることや、それが対人関係に与えている影響について話し合うことに積極的なら、まずは治療に適していると思われる。クライエントが治療に言語的に参加できるかどうかも確認する。併存症があるなら、うつ病を治療の焦点とするのが適切かどうかの判断が必要である。さらに、治療者が、クライエントは週一回の外来治療で利益を得られ、現在は、それより集中的な治療は不要であると、感じていなければならない。

課題3──うつ病の特徴についての教育

クライエントが抑うつ障害と現実に診断されるなら、最初の課題は、今の症状がその障害をクライエントが有している証拠であることを明らかにすることである。(小児科医によって行われた)身体的診察の結果で陰性であった場合、身体症状は身体疾患のせいではなく、うつ病のせいであることをクライエントに伝えて安心させる。重要なのは、クライエントが深刻な身体疾患にかかっているわけではないこと、クライエントが「気が狂いつつある」のではないこと、精神的な問題は治療できることを説明して安心させることである。治療者は、次のように本人と家族に明確に診断を伝える。

> あなたが述べた症状はすべてうつ病によるものです。食欲と睡眠習慣が変化し、一日中悲しく、一日中疲れていて、いつも日常でしていることをする気が起きません。ご両親や友達とけんかばかりするようになって、イライラすることが増え、学校の勉強に前と同じようには身が入らず、学業に集中できない。死ぬことを考えたり絶望を感じたりするかもしれませんが、それらはうつ病の症状なのです。

まず本人のみと治療者が面接し、その次に親のみと治療者が面接した後でこの話し合いを行うと、最も有用である。なぜなら、治療者はクライエントの症状と、

うつ病が家庭に与えている影響について完全に把握しているからである。もし親がセッションに来ることができない場合は、本人に対してのみこうした説明と概念化を行う。

課題4——治療選択肢についての説明

　四つめの課題は、うつ病の一般的な経過と治療についての情報を伝えることである。重要なのは、クライエントと家族が、予後が良好であると知ることである。何らかの理由で、IPT-Aが十分に効果をあげなくても、他の治療選択肢があることを伝えて、うつ病への薬物療法の可能性と、他の心理療法についても説明する。例えば、治療者は以下のように伝える。

> 　うつ病は、大人と同様に子どもや思春期にもよく生じます。男の子よりも女の子に多いと考えられています。ある3か月について調べるとうつ病の状態にあるのは若者の2〜5％です。現在、あなたの調子が悪かったとしても、うつ病は治療によって良くなります。うつ病を治療する方法はいろいろあって、最初の方法がうまくいかなければ、他の方法を試します。うつ病のほとんどは治療によってすぐに回復します。治療の結果として、あなたの気分は改善し、症状は軽くなり、今よりも学校や家庭で普通に過ごせるようになります。心理療法はうつ病に対する標準的な治療法の一つで、複数の研究で有効性が確かめられてきました。IPT-Aは、うつ病とあなたの大事な人たちとの関係に焦点を当てた治療法です。あなたがなぜうつ病になったのかを理解することや、その問題を解決する方法を見つけるお手伝いができればと思います。IPT-Aがあまり役に立たないと思われるなら、薬物療法のような他の治療法もあります。まずこの治療法でどの程度うまくいくか見てみましょう。

課題5——限定された「病者の役割」を与える

　この課題の目標は、クライエントと親にうつ病が日々の活動に与える影響について教育することである。クライエントが自分の症状について十分に検討した後に行う。クライエントと親に、疲労、気力不足、アンヘドニア（いつもは楽しかった

ことが楽しめなくなること)、集中困難が一般的な症状であることを説明する。それゆえに成績が落ち、さらには登校も難しくなることがあり、家でも何もしないので、親が文句を言うことも珍しくない。親と治療者は、抑うつ症状の一つとして、社会からひきこもろうとする傾向にあること、疲れているからという理由で社交的活動や学校での活動からの逃避を正当化してきたのと同じ症状を示す傾向にあることに注意する。そこで、治療者の目標は、うつ病が行動に影響することを説明し、限定された「病者の役割」をクライエントに割り当てることである。

　限定された病者の役割の目的は、日常的な社会的役割をうつ病になる以前のレベルで行うようにという圧力が軽減され、回復するまでの期間限定ではあるが、罰せられることなく、日々の生活を助けてもらえるようになることである。自分自身は治療中であり、病気のせいでやる気や行動の質に影響があるのだと考えるように促す。一方で、家族、学校、友人関係においてふだんどおりの社会的役割を維持するように促す。例えば、毎朝起床して学校へ行き、出来る限り宿題をして、可能な限り家の雑用をするようにする。ふだんどおりに活動することが困難であることは認めたうえで、可能な限り多くの通常の活動を行うように支援し、促すよう親に助言する。病者の役割の割り当てと心理教育を行うことにより、家族はクライエントに対し肯定的に対応できるようになる。「病者の役割」について親と話し合うことが重要であるが、そのときに親が懲罰的にではなく支持的に接する必要性について強調し、治療者は以下のように説明する。

　　お子さんは、ふだんしている活動の多くに参加したくないようです。この無気力はうつ病の症状であって、反抗やなまけではありません。治療を続けている間、お子さんが出来るだけ日常のことができるように、叱らず勇気づけて支えることが重要です。

本人に対しては、以下のように説明する。

　　友達と遊びに行ったり、勉強をしたりしたくないかもしれませんが、可能な限り、ふだんどおりのことを続けることが大事です。それが気分を改善するた

めの第一歩です。次の2、3か月を、あなたの気分を改善させるという目標に向かって、私たちは一生懸命一緒に作業することになります。いつもしていることができるように、治療によってもっとエネルギーを感じられるようになると思います。うつ病に関係する問題を理解し、それらを取り扱い始めるにつれて、気分がずっと良くなると信じられる根拠があります。

課題6——IPT-Aの基本原則の説明

セッションのこの時点で、クライエントにIPT-Aの基本構造について説明する。治療者は、治療の焦点が、抑うつ症状を軽減させること、うつ病と最も関連していると思われる重要な対人関係の困難を改善すること、であることを再確認する。そのために次の数セッションで、治療者は、これまでの対人関係において総合的に良かった面、悪かった面を取り上げる。それゆえ、治療者は数多くの質問をすることになる。クライエントの生活実態を正確につかみ、そしてクライエントの気分が対人関係にどれほど影響を与えたか、対人関係が気分にどれほど影響を与えたかを聞き出すのが目標である。治療の次の段階で、治療者とクライエントは共同して治療対象となる対人関係を同定し、改善のために戦略とスキルを実践し、結果として気分を改善させることができるようになる。ほとんどのセッションは治療者とクライエントのみで行うが、必要に応じて、治療中期の1、2回のセッションに親や重要な他者に参加してもらうように話し合う。

課題7——治療への同意を得て、第2回セッションの目標を説明する

治療者が、これがクライエントにとって適切な治療であると確信したら、本人とこの治療を試みるかどうかの決定について忌憚なく話し合うことが重要である。本人とどうするか話し合い、クライエントを尊重し、本人の意見を取り入れながら決心に至るようにする。望むべくは、話し合うことで、本人が治療過程により積極的に参加できるように促し、自分の意見が治療に取り入れられていると感じられるようにすることである。それが、治療者が望んでいる、クライエントとともにチームとしてうつ病と対人関係の困難に対処していく治療をやり遂げるための共同作業の下地をつくるのである。

「チーム」であることを強調することで、うつ病による孤独感が和らぎ、回復について話し合うことで、社会的機能改善のために本人自身の治療参加が必要なことが改めて強調される。治療者とともに本人自身が参加して、うつ病に先立つ葛藤を理解し、それを解決する方法を見つける治療であることをクライエントによく説明する。回復についての話し合いは、治療を通じて不可欠な部分である。

第2回セッションでは重要な他者との対人関係を取り上げることを伝え、初回セッションを終了する。さらに、次のセッションまでに調子を確認するための電話連絡をする約束をする。

初回セッションへの親の参加

可能なら、親も初回セッションで面接する。親面接を初回セッションに組み入れ、クライエントの抑うつ症状や治療の必要性について話し合う。特に、うつ病、限定された病者の役割、その他の治療法について親に心理教育を行い、薬物療法をするかどうかを話し合う。問題が出現すると、家庭や学校での変更の必要性について親と再び相談することが必要となる。治療者は、親に教育的、指示的であるべきである。理想としては、親が家庭で協力する共同治療者の役割を担うことである。例えば、以下のように伝える。

> 私はお子さんに毎週1回会って、特定の問題領域を見つけ、それらについて話し合います。あなたはお子さんとずっと一緒にいるので、あなたが教えてくださることは、私がすることと同じくらい重要です。お子さんの行動、新たな問題、その他、お子さんについて気づいたことは何でも私に知らせてくださることが重要なことになります。あなたに治療のすべてをお伝えできるわけではありませんが、そのことはご理解ください。治療がうまく働くためには、お子さんが、治療者と話したことの秘密が守られていると感じていることが非常に重要です。私たちの経験では、面接室が話をするのに安全な場所であると感じ、治療者に心を許せることが、若い人にとって助けとなります。お子さんが危険な状況となったときには、情報を隠すことはしませんし、治療の全体的な状況

については、お伝えするつもりです。お子さんの行動が、お子さん自身や誰かに危険をもたらすと感じたときは、そのことをお伝えして、その状況について話し合うつもりです。もう一つ付け加えると、お子さんとの話し合いの結果、ご家庭での変化をお願いするかもしれません。

　親に教えるのは、可能な範囲で日常を送るよう子どもを励ますこと、うつ病悪化の警告信号を察知すること、希死念慮の悪化や自殺企図のような緊急事態への対処を計画しておくことなど、子どものうつ病への対処法である。治療者は、これから先のセッションにおいて、うつ病に関連した問題に取り組む際に、必要に応じて来院を求めるかもしれないと伝える。セッションの頻度と1回あたりの時間、料金、セッションに来なかった場合のこと、治療期間といった、治療の具体的なことを伝えることも重要である。
　親自身が精神的な困難を抱えているかもしれないし、IPT-A治療者がついでに取り扱える範囲以上の指導を必要としているかもしれない。そのときには、精神医学的な評価や相談のために、親を別の治療者へ紹介するほうがよい。

親の参加困難

　親が治療参加を拒否するかもしれないし、クライエントが親の参加を拒否するかもしれない。治療初期なら、別個に親とセッションを行い、親が参加しないことで対人関係の問題の解決にどのような影響があるかについて検討することは重要である。親との個別セッションは、子どもの回復を親がどのようにして援助するかを教育する良い機会である。治療者はうつ病治療の専門家かもしれないが、親は本人と長い時間を過ごし、クライエントのことをよく知っている。クライエントの治療において、親の情報は治療者にとって欠かすことができない。治療者は、治療参加について親がどう思っているか率直に尋ね、親が治療参加を拒否している理由になっている、治療に対する何らかの誤解を解くように試みる。親が治療への参加を拒否した場合は、その拒否がうつ病と関連する対人関係問題が表れたものであるのか、本当に親が機能しておらず、クライエントの回復を援助することができないのかどうか、よく検討する必要がある。後者であれば、治療参

加を通じてクライエントの回復を助けることができる別の大人を見つけることが重要である。前者であれば、治療目標は、本人に自信を取り戻してもらい、この先のセッションで親とうまくコミュニケーションを行えるようになることになる。

学校、教師との連絡

多くのクライエントでは、学校とも治療同盟を確立するべきである。学校に役割を担ってもらう前に、治療者は学校の治療関与について親と話し合い、治療的側面について学校と話し合う許可を親と本人から得る。学校との連絡を家族が拒否すると、特にクライエントが学校場面で障害を起こしている場合には、回復に影響を及ぼすことになる。そのような場合、治療者は学校が回復のために何ができるのかを明確に示し、どの学校スタッフを連絡相手とするのか、そしてそれがどのような情報なのかを明らかにしたうえで、学校との連絡をとる許可を得る交渉をする必要がある。この合意は、治療の経過において、必要に応じて頻繁に変更される。治療者は、教師に抑うつエピソードが学校機能へ与える影響について教育し、学校に対して本人の権利を保護する役割を担う。登校拒否がうつ病と関連しているなら、子どもがゆっくりと回復できるように、治療者が学校と適切な計画を立てることが重要である。これには、授業時間数を減らす、一人の教師に本人の世話をお願いする、回復するまで学校が一時的に本人の目標水準を緩やかにする、といったことを含む。生徒のどんな変化であれ、治療と関係があると思われた場合、学校から治療者に連絡するよう促す。

最後に

初回セッション終了までに、治療者はDSM-IVによるうつ病診断と、IPT-Aがこのクライエントに効果的な治療手段であることを確認する。併存症、家族構造と家族関係、そして、病歴、診断的評価ツール、医学的精査、治療関係形成によって分かったクライエントの個人的特徴によって、IPT-Aが適しており、推奨できるかどうかが決まる。すでにこの時点で、治療作業は始まっている。本人と

親に抑うつ障害について教育し、IPT-Aの原則と期待される治療経過の概要について説明する。親と本人は「限定された病者の役割」の概念と、それを実際に日常の行動と責任にどのように適用するかを学ぶ。親に対しては、うつ病クライエントの雑な行動に不満を募らせ、批判するのではなく、勇気づけるよう教育する。本人と家族に、これからの12週間の治療の方向性と見通しについての決意を新たにしてもらい、初回セッションを終了する。この基礎作業が、第2回セッションで重要な対人関係について検討するための準備となる。

第5章
対人関係面接の導入

❖❖❖

うつ病の対人的側面

　第2回セッションの治療の焦点は、うつ病の対人的文脈を理解することに移る。特に重視されるのは、抑うつエピソードを引き起こしたかもしれない出来事、現在治療を求めている理由、症状の出現に関係しているかもしれない重要な他者との対人関係に起きた出来事などである。これらの作業は第2回〜第4回セッションで行われ、治療の焦点として一つ以上の問題領域が同定される。

　対人関係質問項目の開始に先立ち、治療者は翌月のセッションの構成について説明する。治療者は、各回のセッションが抑うつ症状と自殺傾向の簡単なチェックから始まることを本人に伝え、また、1〜10の点数で気分を評価する方法を教える。1が最高の気分（最も幸せ）で10が最悪の気分（最も悲しい）となる。そして、本人は過去1週間の気分を評価する。治療者は、たった今評価した過去1週間の全体的な気分よりも気分が落ち込んだことがこの1週間であったのかどうか、また、それが何点であり、そのときに何があったのかを尋ねる。それは、治療者がクライエントの日常生活に起きた出来事と本人の気分を結びつける最初の機会となる。治療者は、気分が悪化している期間に自殺の危険性が増加したのかどうかを判断し、週1回の心理療法を続けることが安全かどうかを再評価しなければならない。気分の点数と対人関係上の出来事を結びつける過程を通じて、どうやって過去1週間を振り返って考えるか、症状が機能にどの程度影響を与えている

か、どんな出来事や人々が気分と相互作用するのか、といったことをクライエントは学びとる。治療者とクライエントは、初期のセッション終了までに、これらの関係のうち、どれを治療の標的とすべきかを分かっていなければならないので、これらの関係を同定することは重要である。

対人関係質問項目

　まずは、治療者が、クライエントと重要な他者との関係について、過去・現在にわたって詳細に評価することが必要である。現在の対人関係が重要だが、クライエントの社会的関係や対人的機能の完全な見取り図を描くと、クライエントの対人関係における相互作用やコミュニケーションのパターンを理解しやすい。IPT-Aでは、これを対人関係質問項目と呼ぶ。抑うつ症状の完全な評価に相当する対人関係的症状の診断的評価であるとみなしてもよい。対人関係質問項目のほとんどは、最初の数セッションで行うが、治療の進行に従って情報が集まると、その内容は更新されていく。

　対人関係質問項目の最初の作業は、クライエントの人生における重要な対人関係の完全なリストを作ることであり、治療者は、それを作るにあたって、親密度円環図を使うとよい。親密度円環図は、同心円状に円が描かれており、その中心がクライエントである (付録A参照)。治療者は、クライエントのまわりにある円は親密度を表しており、クライエントの重要な対人関係をその円環図の適切な場所に配置することが目的である、と説明する。結果として、クライエントの周囲を取り巻く重要な他者や、その位置に応じた気持ちのうえでの関係の強さの見取り図ができる。治療者は以下のように話す。

　ここに何重かの円を書いた紙があります。中心があなたです。これから、あなたの生活で重要な人たちのリストを作り、それぞれを親密だと感じる順番にそれぞれの円に書いてもらいます。中心により近い人はより親密、またはつながっていると感じている人です。たとえそれが時には良い感情でなくてもかまいません。より外側に近い人は、あなたが重要だと感じているけれども親密だ

とは感じていない人であり、または、関係を変えたいとあなたが感じている人たちです。この図の中に全員を配置した後で、私たちはこれらの人々との関係をあなたがどのように思っているのか、どのように付き合っているのか、誰を信頼しているのかなどを話し合っていきます。

円環図を完成させたら、次に、治療者は重要な対人関係についてもう少し踏み込んで話すように促す。最初に誰のことを話すか、本人に決めてもらうほうがよい。クライエントは、円環図に挙げた対人関係の中から、あまり問題が生じていない関係を選ぶことが多い。肩慣らしとして、対人関係の性質の詳細を探索し、話し合うリズムに乗ることを可能にするので、悪くない選択である。治療者は質問項目を次のように始める。

　あなたの生活で重要な人物についてあなたとお話ししたいと思います。あなたのお父さんやお母さん、きょうだいや親友、彼氏や彼女、他の親しい友達についてです。あなたのうつ病はあなたに近い人たちとの関係に影響していますか。またそれはどのように影響していますか。あなたは他の人との関係に問題を抱えていると考えていますか。またそれはどんな問題でしょうか。どの関係についてまずお話ししたいですか。

クライエントの生活における家族、友人、教師などの重要な他者に関する質問は、以下のようにしてもよい。

　人と親密だと感じることはできますか、それとも誰かを信じることは難しいですか。家族のなかでは誰が最も親しいですか、誰を信頼し、誰に助けを求めますか。なぜその関係が特別なものだと感じますか。家族のなかで、誰と親しみを感じられないですか。その人との関係の何が問題でしょうか。その関係の何を変えたいと思っていますか。家族以外で特に親しく感じられる人は誰ですか。なぜその人と親しく感じられるのですか。親密でない友達はいますか。なぜその人と親しくなれないのでしょうか。先生や教会の人、親類や家族の友人

などで他に親しい人はいますか。今、話し合った人たちが、あなたの親しく感じている人たちすべてですか。大切な人たちとの日常の関係を良くするために、あなたは何を変えればいいのでしょうか。

　治療者はクライエントにこれらの質問すべてを行う必要はない。治療者がこのガイドラインを使って尋問のように面接しないことが重要である。これらの質問をする目的は、クライエントが重要な対人関係をまるで舞台で演じているかのように、現在の日常生活の話を語れるよう促進することである。質問は、本人の語りを促すためのものであり、格式ばった質問・返答のやりとりにしてはならない。治療者がクライエントの対人関係をつかみ始めると、特定の領域についてより詳細に探索していくことになる。付録Bには、ある特定の問題領域を探るための質問のリストがある。一般的には、治療者は、これらに関する情報の多くを本人自身から得ることになる。

　対人関係の問題に関する情報のいくらかは、治療前の評価やIPT-Aの初回セッションにおける親との初期の面接ですでに得られていることが多い。これらの話し合いによって、親は、うつ病が対人関係にどう影響するかについての見通しを得ることができ、また、繰り返されてきた対人関係の問題を、解決可能である抑うつエピソードの流れのなかに位置するものであると理解できるようになる。治療前の評価で得られた親からの情報、可能なら教師からの情報は、本人から直接得られた情報を補足するために使われる。治療者は臨床判断によって、本人から得られた情報の歪みや誤解を修正する。

　第2回セッション以降は、本人が祖父母、友人、彼女、彼氏などの重要な他者との関係についての多くの情報を提供してくれるものである。それぞれの対人関係について、以下のような情報を集める。

1. クライエントとの相互的なやりとり。どれぐらいの頻度で会い、何を一緒にして、何を楽しみ、何を楽しめなかったのか。
2. その関係の間柄または関係への期待。満足していたのか、変わっていったのか。関係の結末への影響をどのように感じていたのか。関係は続い

ているのか。そうでなければ、終わり方はポジティヴなものか、ネガティヴなものか。
3. 関係のポジティヴな面とネガティヴな面について具体的な例を挙げながら話し合う。
4. クライエントがその関係のなかで起こしたいと思っている変化。クライエントはすでに何か変化を起こそうとしたのか。何を試みたのか。どのようにやったのか。何がうまくいって、何がうまくいかなかったのか。自分自身や他の関係者にそのような変化を引き起こすために他に何かできることはあったのか。
5. うつ病はクライエントの対人関係にどのように影響し、他の関係にどのように影響したのか。

　対人関係質問項目を使用する際に重要なことは、対人関係について、不足しているところや弱いところだけでなく、強いところについても描き出すことである。短期治療では、標的とする対人関係での変化を促進するために、治療者は本人が今もっている強さを強化する必要がある。クライエントに不足しているところしかないというメッセージを与えないことが重要である。関係を構築し、その結果として気分を改善するための強さがあるのだというメッセージをクライエントに与えることを通じて、変化は起きうるという希望と楽観的な感覚を養うことが治療戦略の一つとなる。

うつ病に関連するライフイベント
　DSM-IVでは、大うつ病の診断に際してその誘因の同定を必要としていないが、クライエントと話し合ううちに分かってくることが多い。本人はそういった出来事について、最初は必ずしも気づいていないが、しばしば聞き出すことができる。治療者は、(1) 家族構造の変化、(2) 学校での変化、(3) 引っ越し、(4) 死、病気、事故、外傷、(5) 性への関心と性的関係の始まり、といったことについて調べていく。治療者は本人とストレスの大きかった出来事について話し合うなかで、クライエントの対人的機能についてかなりのことを知ることができる。健康

的な方法で援助を求めているのか、頼れる人を怒らせて遠ざけているのか、日々の生活のなかで自分の感情を率直に周囲の人に伝えているのか、くよくよして、ひきこもってしまうのか、最も親しい人と直接交渉するのか、自滅的、自己破壊的な間違ったやり方で感情を表すのか、親しい関係で傷つき失望したとき、社会的・情緒的にひきこもって、それによってうつ病が増悪しているのではないか、といったことである。このような探索から治療者が見いだしたものは、本人にとってはすぐには明白にならないかもしれないし、はっきりと認識できない性質のものかもしれない。うつ病の誘因かもしれない出来事の時系列を整理するために、治療者は次のように述べることもある。

　あなたは1か月ほど前から抑うつ的になり始めたとおっしゃいましたが、それは彼氏と別れたのと同じ時期ですね。彼氏と別れたあたりから、悲しいと思い始めたのですか。

　時系列を整理することによって、治療者はクライエントが抑うつ症状と対人的な環境や出来事を結びつけられるように促していく。この結びつきが、治療の標的となる問題領域を同定するのに必要である。
　抑うつ症状を評価し、うつ病について教育するとき、最初から対人的機能とうつ病との関連を強調しておくことが重要である。本人が対人関係の問題が気分に影響していることに気づいていることもあるが、その問題は自分自身の生来のものであるとか、対人関係における他者とは関係がないとか、気分の落ち込みを他者のせいにしているかもしれない。結果として、彼らは自分自身を出来損ないであるとか欠陥があると考える。別の可能性として、クライエントの対人関係上の問題が彼らにはまだ明らかではなかったり、関係からすでに遠ざかってしまったので、変化する希望をもてていなかったりする。このような場合は、対人関係とうつ病を関連づけることが本人にとっては難しいので、本人がその関連に気づくことができるように、はっきりと説明することが治療者の役割となる。

　うつ病の本当の原因は分かりませんが、環境による影響と生物学的影響が知

られています。さらには、うつ病は親、友人、親類、教師といった人との対人関係が困難であることともよく関連しています。対人関係の問題とうつ病のどちらが先かははっきりしていません。うつ病が対人関係の問題を引き起こしたり、悪化させることもあれば、対人関係の問題の結果、うつ病が生じることもあるからです。大切な人との関係の問題は、気分を落ち込ませます。さらに、うつ病の人は、問題に適切に向き合い、対処法を考えることが困難になりがちです。この治療では、あなたの対人関係においてあなたが期待していることを理解し、現実的な期待を達成し、非現実的な期待に対処できるように助けます。

クライエントの対人関係質問項目に対する態度には二つあり、一つは感情についてのみ語り、出来事と結びつけようとはしない。もう一つは出来事についてのみ語り、感情と結びつけようとはしない。前者に対しては、「気分が良くない」と評価した日に何があったのか気づけるように治療者は強く働きかけなければならない。「気分に変化があった日に、何がありましたか」といったオープンエンドの質問を繰り返してもあまり意味がない。最も抑うつ的であった日の一部またはすべてについて、一つひとつ何があったのかを確認していく作業が必要であり、例えば、次のように述べる。

　あなたの気分に影響を与えているかもしれない何かをはっきりさせるために、あなたが何をしていたのか、一つひとつ振り返ってみましょう。まず、朝起きたときのことから始めましょう。何時に起きましたか。いつもの時間に起きましたか。起きたとき、誰があなたに話しかけましたか。朝食はどうでしたか。朝食を食べているとき、どんな会話をしましたか。（など）

クライエントが一日を振り返るのを手伝っていると、抑うつ気分の一因であったり、気分を悪くさせた会話や対人的行動が明らかとなることが多い。

　自分の情緒をラベル付けすることが苦手なクライエントの場合は、治療者は本人が報告した対人関係の出来事を再現し、要素ごとに分け、それぞれの要素に対する情緒的な反応を描写するように促す。例えば、以下のようにする。

治療者　あなたのお話では、その日、お母さんと門限についてひどい言い合いをされたのですよね。そのとき、どう感じましたか。

クライエント　何も感じませんでした。母が何を言おうと気にしませんでした。

治療者　本当に何も感じなかったのですか。ここでその会話を再現し、違う視点から、あなたが会話にどう反応したのかを見てみましょう。その会話をする前までは、どんな日でしたか。良い日でしたか、悪い日でしたか。

クライエント　そのときまでは、まあ良い日でした。それで母が言い始めたのです。「ところで、土曜日にあなたが行くつもりのパーティーは、12時までに帰ってこなくちゃいけませんよ」と。

治療者　お母さんがそう言って、あなたは何を言って、どうしたのですか。

クライエント　椅子から立ち上がり、自分の部屋に行きました。そして自分でドアを大きな音をたてて閉め、母のうるさい小言が聞こえないようにしました。

治療者　あなたが今言ったことを考えてください。あなたは部屋に入り、ドアを大きな音をたてて閉めたと言いましたよね。ドアを大きな音をたてて閉めるとき、普通はどんな気持ちなのでしょう。

クライエント　怒り。

治療者　ドアを大きな音をたてて閉めたときに、あなたが怒りを感じていた可能性や、あなたの怒りの感情がしばしばその後悲しみに変わっている可能性はないですか。

　出来事を分解し、クライエントに行動を描写させることによって、治療者は、行動が特定の気分や感情を引き起こすのだとクライエントが理解するのを助けることができる。これらの戦略の目的は、クライエントが、自分の気分と重要な他者との関係で生じる出来事を結びつけるよう促すことである。

対人関係質問項目施行に際しての困難

- 対人関係の情報がほとんどなく、クライエントが質問に答えるのを嫌がると

きにはどうするべきか。

　こういった場合、質問攻めより、話題とすべき人と過ごした記憶（良いものも悪いものも）をたどるほうがよい。感情について聞かれるより、具体的な状況について聞かれたときのほうがよくしゃべるものである。

- クライエントに重要な他者との対人関係がない場合はどうするべきか。

　このようなことは滅多にないが、最終的に対人関係の欠如があると定式化されるクライエントには、こういった対人関係の乏しさが認められることがある。このような場合は、話し合うべき対人関係が過去において、より多く存在していたかどうかを確認すべきである。さらに、親密度円環図に加えたい人、すなわち、対人関係から失われつつあるが、再び親密になりたい人について話し合うこともできる。

- どのようにして、3回のセッションですべての情報を引き出すのか。

　先に述べたように、クライエントの人生におけるさまざまな対人関係について、多くの話を引き出せるように質問項目は行われなければならない。

　治療者は事実に関する若干の質問から始めて、語られたものをまとめ、特定の人に対する感情や、それを誘発する状況、最後には問題を解決しようとした過去の試みや、現在の変化への希望について話し合う（付録B参照）。関係において生じた日々の出来事の細部を把握するのではなく、問題領域の同定を促進するような際立った情報に焦点を当て続けることが重要である。ポジティヴな例やネガティヴな例が一つか二つあれば、クライエントの抑うつの持続に重要な役割を果たしている関係について理解するのに十分である。

最後に

　対人関係の詳細を振り返るにあたっての第一の目標は、クライエントのうつ病の発症や増悪に関連する対人的問題の同定である。治療者は、あらゆる葛藤と対

人関係上の問題だけでなく、変化が期待できそうな領域を同定すべきである。問題領域は、慢性的なうつ病により悪化した対人関係上の問題の結果であったり、重要な他者との間で生じた問題となってうつ病を誘発した出来事であったりする。第4回セッションの終了までに、治療者は対人関係質問項目をすべて完成させて、対人的状況と抑うつ気分を結びつけ、問題領域という枠組みのなかに位置づける定式化を行い、セッションを終了することになる。

第6章
問題領域の選択と治療契約

❖❖❖

　IPT-A初期の最後の作業は、クライエントにうつ病の対人関係の定式化を示し、治療契約を結ぶことである。対人関係の診断的評価の完了とともに、それまでの話し合いの自然な流れの結果として、問題領域の定式化がなされる。対人関係の問題領域の定式化によって、治療中期での作業土台ができる。

抑うつ症状を問題領域と結びつける

　質問項目の完了に際して、治療者は、うつ病の文脈から問題のある対人的状況をどのように理解したかを具体的に説明する。クライエントがこれまでの数セッションで自分の対人関係について述べた重要な点を治療者が要約することから始め、さまざまな関係において繰り返し生じている独特なパターンを一通り指摘しながら、それぞれの関係の物語を一つの大きな対人的な物語に織り上げることが有用である。これを行いながら、本人にそれぞれの論点についてそうだと認めたり、理解や同意ができないことを示す機会を与え、要約に対する本人自身の意見を探る。対人関係は不断に変化し続けるものであることは強調しておかなければならないが、これこそがクライエントの対人関係が現時点においてどう現れているか、ということなのである。

主な問題領域の同定

　問題領域を明確に定義することで、治療者はその文脈における対人的機能を改善させるための戦略を練りやすくなる。治療を短期にするためには、問題領域が二つありそうな場合でも、一つの問題領域に焦点を当てるのが最良である。その場合、まず初めにどちらの領域に焦点を当てたほうがよいかという視点で優先順位を決める。問題領域は四つあるが、抑うつ障害の基礎となる力動をすべて網羅しているわけではない。そうではなく、四つの問題領域に絞ることで、治療を特定の対人的状況に対して焦点づけ、変化や改善の可能性が導かれ、他の状況にも般化が可能であるという点で有用なのである。治療を短期にするための現実的な目標を設定するための根拠となる問題領域は、(1) 死別への悲哀、(2) 友人、教師、両親、きょうだいといった対人関係上の不和、(3) 進学（小学校から中学校へ、中学校から高校へ）、思春期の始まり、初めての性交、きょうだいの誕生、親になること、親の病気などによる役割の移行、(4) 対人関係を始めたり維持することが困難であったり、感情交流が困難であることによる対人関係の欠如である。

対人的な定式化の提示

　これらのセッションでクライエントと話すとき、本人自身の言葉で体験を語り、また、クライエントが治療者に傾聴されているという感覚を得られるように、オープンエンドな聞き方をすることが重要である。初期の目標は、クライエントが、重要ではあるが、葛藤や困難を伴っている対人関係を見つけられるように手伝うことである。鍵となる関係が同定されると、治療者とクライエントは、現実的な困難、その対人関係を変えられる可能性、変化のための戦略について取り組むことができるようになる。重要なのは、治療者が、状況と感情と社会的機能の関係を示し、それらをクライエントが理解できるように援助することである。以降のセッションの焦点を明確にするためにも、例えば、以下のように、これらの関係を明らかにするべきである。

これまでの話し合いから考えると、あなたはご両親とうまくいっていないようです。その頃から気持ちがうつになってきていますので、その問題が関係している可能性があります。うつ病のせいで、問題が大きすぎるように感じて対処できないこともあります。それは、気分が落ち込んでいるせいであって、本当に状況を変えられないのではありません。気分が良くなるにつれて、状況に対処する他の方法が見つかるでしょう。次の1、2週間は週に1回お会いして、問題となっているこれらの状況について話し合い、その状況に対処する他の方法を探ってみましょう。今のところ、あなたの症状を軽減するために薬が必要だとは思えませんが、この先もずっと症状が継続するようなら考えましょう。

治療契約における困難

問題領域の重複

　二つ以上の問題領域を治療対象とするべきであることが時にある。こういうことが起こる理由には、うつ病の大半の人は対人関係が欠如しているように見えることがある。しかし、すべてのクライエントが対人関係の欠如という問題を抱えているのだと考えるべきではない。通常の社会的環境への参加の仕方や社会的な支援の受け方、友人関係のつくり方がうつ病のために分からなくなり、社会的ひきこもりに陥ってしまったクライエントのために、対人関係の欠如という問題領域は用意されている。対人関係上の不和や役割の移行を経験しているであろうクライエントもしばしば同様の問題を抱えており、コミュニケーションや問題解決スキルの改善が必要となることはまれではないのである。しかし、不和や役割移行に対するスキルの欠如が潜在しているからといって、対人関係の欠如を第二の問題領域とする必要はない。むしろ、最初の問題領域の治療に取り組んでいく間に、それらは向上、改善のターゲットとなってくるのである。

　対人関係の問題が、不和と役割移行の両方、またはそれら二つのさまざまな程度の組み合わせであることもある。その場合、「これが一次的な問題領域で、これがおそらく二次的な問題領域だろう」と分けて考えるのがよい。何を優先するかを決めるために、治療者は、クライエントの対人関係問題の描写の仕方、クラ

イエントが出来事を位置づける枠組みを聞きとる。例えば、関係における葛藤についてクライエントが最もよく口にしていたら、一次的な問題領域を役割における不和とするのが合理的である。もしクライエントが新しい状況に適応することに困難さを感じており、それが葛藤を引き起こしている、と話しているのであれば、役割の移行を問題領域とするのがよい。結論を言えば、関係を描写する際に本人自身が使った言葉に沿った見立てを用いて、クライエントと一緒に作業するのが最も生産的である。ある対人的戦略は複数の問題領域に有効なので、期間限定の治療であっても、不和をまず治療して、次に役割の移行を治療することも可能である。

問題領域の不合意

問題領域や対人的問題について治療者とクライエントが合意に達しないときや、クライエントと治療者が適切な治療焦点について合意できない場合がある。そのような不一致は、特定の対人関係的問題とうつ病が関連していることについて否認したり、自らの葛藤を過小評価しているせいであるかもしれない。典型的な否定的反応を四つ挙げると、

1. 精神的なことが問題の根底にあることを認めなかったり、（うつ病の）症状は、何らかの身体の病気のせいであるとする。
2. 自分の症状あるいは社会的機能と苦痛な出来事との間に関係がある可能性を認めたがらない。
3. 症状の存在を完全に否認する。
4. 問題に対する責任をいくらかでも引き受けるのではなく「親や先生さえああじゃなかったら、自分は元気なのに」と周囲や人のせいにする。

そのような否定的反応は、IPT-Aでは本当にごくまれであるが、これらの反応の扱い方について論じてみよう。評価が注意深く包括的に行われていたら、治療者との間で問題の定式化は似たものとなる。もし異なっている場合には、いくつかの選択肢がある。

1. クライエントが問題についてより理解できるようになるまで、問題領域や目標を同定するのを先延ばしにする。
2. まずはごく一般的な目標から始め、治療者がクライエントの困難について理解するにつれて、焦点化を強める。
3. まずクライエントの関心のあることを取り扱い、その後に治療者の関心のある領域を取り扱うことについて同意を得る。
4. クライエントが正しいときは、治療者は治療計画を見直す必要がある。

　クライエントが対人的な定式化に否定的な反応を示したり、治療への参加を拒絶するときは、両親を治療に参加させることが有用なこともある。クライエントが問題を異なった視点から見ることができるように、本人と親の合同セッションをそれぞれの視点について話し合えるように行う。このときの治療者の役割は、本人や両親を説き伏せて彼らの意見を変えることではなく、むしろ治療者は、クライエントの症状についての体験を受け入れ、症状がどのように社会的機能に影響しているかということに対する本人の視点を認めたうえで、治療の有益性について話し合う。クライエントが治療者の状況評価に反対し続けるなら、どのように症状が体験されており、どのように治療者が助けられるかについての理解をさらに深められるように、来週のセッションにも来るようにクライエントに約束させるべきである。例えば、次のように言う。

> あなたはとても悲しい思いをし、眠れず、頭痛や胃痛がして、大変苦しい思いをしていらっしゃることと思います。それがどうして起こるのかについて知りたいでしょう。あと数週間、私にそのお手伝いさせてください。次の1週間をあなたがどのように過ごしたか知りたいですし、さらに話し合いたいと思います。

　クライエントの感じていることについて、どこが賛成でどこが反対かについて振り返るのもよい。

ほとんど毎日のように悲しい思いをして、眠れず、食欲がなく、以前のように友人と過ごしたいと思わないということについて、私たちの意見は一致しています。しかし、どうしてそのようないろいろな症状が出るようになったのかということについての私たちの意見は異なります。私は、あなたがご両親と対立していることが抑うつ気分と関係していると思います。あなたはそれに賛成ではないようですが、最近のあなたの様子について、さら2、3週間かけて話し合いましょう。

　それでも治療者とクライエントが共通の目標を見つけられないのであれば、IPT-Aはこのクライエントにとって、またはこの時点では適切な治療法ではないかもしれず、治療者は他の治療法を紹介するべきである。クライエントにとって、治療者が本人の視点に同意しない、または理解しないということは、非常に不満のたまることである。このような不満は、予約を守らない、遅刻、治療中断といった治療に対する行動化として表れるかもしれない（これらの問題については第14章で論じる）。重ねて言うが、問題領域の不一致は比較的まれなことである。しかし、それが起きた場合には、これまでに述べた方法が役に立つかもしれない。

IPTでのクライエントの役割を教えること

　問題領域を同定し、問題のある関係に対する治療目標を設定したのであれば、次は、クライエントに治療の一般的な方法を説明することになる。クライエントは積極的に治療に参加しなければならない。セッションの焦点は過去ではなく、現在の困難であることを理解してもらう。セッションでは、過去1週間の出来事と感情が今現在の感情とどのように関連するかを話し合うことになる。

　IPT-Aの治療者は、初回セッションでは症状を振り返り、対人関係の歴史を明らかにし、治療目標を立て、治療契約を結ぶことに積極的、指示的であるが、治療中期は、それまでに比べると積極的、指示的ではなくなる。そこで、治療中期に入るに先立って、これからのセッションでは、クライエントが話し合う話題を選ぶ責任があるということを治療者は強調しておく必要がある。これからは、治

療者が、初期のセッションに比べると受け身になるが、同定された問題領域が取り扱われているかどうか確認するためにそばにいると伝え、治療者は初めの頃のように多くの質問をしたりしないが、それは興味を失ったり、関与するつもりがなくなったためではないことを明確にしておく。むしろ治療者は、クライエントが問題領域に関連した主題や感情を自由に持ち込んでくることを望んでいるのであり、治療中期に入る心の準備をしてもらうために、次のように促す。

　これまでのセッションで、あなたの抑うつ症状や、大切な人との関係について話し合い、ある問題領域を焦点にすることで意見が一致しましたね。これからのセッションでは、この問題領域に関係する出来事や気持ちを取り上げていきます。出来事、そしてあなたの気持ちがどのように対人関係に影響しているのかについて話すことがあなたの仕事です。変化しようと決めた目標に向けて状況を話し合っていきます。それらの点について話し合うにつれて、問題領域と関係している他の状況、気持ち、話し合うべき点が出てくるでしょう。これらの話題についてはあなたに自由に話していただいたほうが、うつ病との関係を探りやすいです。出来事だけでなく、そのときの気持ちについても話すことが大変重要です。大切な人との関係や、何があなたに影響を及ぼしているのかについて最もよく知っているのはあなたですから、自分の気持ちを見つめ、自分の気持ちを楽にする話題を選択するのは、あなた自身です。あなたの気持ちと関係している限り、話題に正しい、間違いはありません。あなたを混乱させたり、困らせていたりしている考えや気持ちを共有することが重要なのです。治療そのものや私、または私たちの関係に対しての感情を自由に話し合うということも含まれます。

セッションにおいてどのような行動を期待しているかをクライエントに示し、治療者に対するクライエントの期待を受け入れるこの話し合いは、治療契約の交渉の一部である。この経験は、他の対人関係の文脈のなかで、関係のあり方に関する交渉をするための良いモデルとなる。

治療契約をする

　治療契約をするということは、治療におけるクライエントや両親の役割をおおまかに説明し、治療目標を設定し、期待される治療を明らかにし、治療の要点を説明する、といったことを含んでいる。対人的な機能の改善と抑うつ症状の軽減の両方が同程度に重要であり、ほとんどの場合は同時に起こる。クライエントが治療を通じて達成や進歩を感じられるように、治療者とクライエントは、短期治療でも達成可能な目標を設定するべきである。

〈症例〉
　12歳の少女が中等度のうつ病を治療するために母親に連れられてきた。学業成績低下、母親や姉妹との葛藤、社会的ひきこもりの悪化があった。さらに、父親はアルツハイマー病で、母親やヘルパーが終日父親の世話をしていた。少女は初回面談で、父親の病気の重大性、悪影響、自分の生活に与えている影響を過小評価しようとし、解決しなければいけない問題があることを否認していることが明らかとなった。友人からの孤立や、母親や姉妹との葛藤の悪化を認めたがらなかった。

　治療者は、治療契約に際し、普通の12歳の子が経験する困難より大きな困難を彼女が抱えていることを説明した。アルツハイマー病の父親と暮らしていること、そのために友達に違和感を感じて孤立していること、夫の世話に忙殺されている母親からネグレクトされているように感じていること、といったストレスフルな出来事によってうつ病が誘発された側面があるということについても説明した。治療者は一次的な問題領域を役割の移行とした。クライエントは何の問題もない家族の娘から、機能する父親を欠き、病気の父親の世話に忙殺される母親をもつ娘にうまく移行できないでいたのである。そこで治療者は彼女に次のように伝えた。

　あなたは、子どもから、もっと自立した人間に変わらなければならなくなってしまいました。二つめの問題は、友達が遊びに来られない状況でどうやって

友達をつくるか、また、あなたの家の状況をどのように友達に説明するかということです。三つめの問題は、あなたのお父さんに対する気持ち、つまりお父さんが病気になったことへの悲しみ、お父さんが負担になっていること、家が無茶苦茶になったことに対する怒り、お父さんに手をとられてしまい、以前のようにあなたに気をかけられなくなったお母さんへの怒りにどのように対処するかということです。他にはありませんか。

　治療者は、問題の定式化に際して、本人に反駁や、何かを付け加える機会を与える。定式化の包括性を確認するためや、本人自身の考えを定式化に統合するために、クライエントが自身の言葉で問題について再び語ることは有用である。この場合の治療者側の見方は、役割移行のストレスが、クライエントと母親の間に葛藤を引き起こしているというものである。クライエントがそれに同意したのであれば、治療者は、これは緩和できる問題であり、気分も改善していくだろうという楽観的な見通しを伝える。治療者はクライエントの父親を治すことはできないが、家族内においてより満足感を得られるようにクライエントの役割を変更したり、クライエントの父親に対する感情や家庭と家族関係の崩壊への対処方法を見つける手助けをすることはできる。具体的には、このような困難な状況下で自分の感情を伝えたり、窮地に立たされたときに代わりとなる解決策を見つけられるような新しい方法を学ぶことによって、クライエントの症状が改善するだろうと説明するのである。

変化できる可能性を強調する

　治療途中でクライエントが小さな達成感を感じられたり、進歩、変化してきている徴候を実感できるように、回復という大きな目標に向けた一歩一歩について捉える見方も重要である。例えば、自分の対人関係の問題についてより適切な見方ができるようになり、気分が良くなるにしたがって、2、3週間後には日常生活をより熱心に、精力的に送れるようになっているであろうことを伝えることである。次のステップは、対人関係がお互いに満足できるものとなるように、クライエントが対人関係を変えようとすることである。治療者とクライエントはこれ

らの変化のための実戦的な方法を探っていくことになる。治療の進行に応じて、クライエントは抑うつ気分がだんだんと軽くなっていくことを次第に期待できるようになり、以前の活動を再開したり、新しい活動や関係に身を置くことさえできるようになる。個々のクライエントに即して考え、このクライエントにとって何が現実的であるか、クライエントとその周囲の環境から考えて、達成にあたり、どのような限界があるのかについて留意しておく。

対人関係問題を治療者がどのように理解したかについて話し合い、治療の焦点についてクライエントが同意した後、実際的なことを話し合う。クライエントの家族との関わり、セッション時間、セッションの頻度、料金、キャンセルの取り扱い、電話連絡の方法などを教える。週1回、12週間、合計12回のセッションを予定していることを伝える。セッションに来られなければ、電話でキャンセルし、新たに予約する。守秘義務と限界についてもう一度確認し、治療者との電話連絡のとり方、治療関係において正直に話してもらうことの重要性を確認する。最も重要なのは、口頭での治療契約である。治療契約を結ぶ際の留意点は以下のとおりである。

正直に話してもらうことの重要性

私といて楽な気持ちでいて欲しいし、私のことを信頼して欲しいけれど、それには時間が必要だと思います。一緒に4週間治療を続けていれば、そのように感じられるようになると思います。お互いによく知り合えるようになってきたら、あなたが感じていることや考えていることをすべて教えて欲しいです。そうすることで、私はあなたにとっての一番の助けとなれるかもしれません。もしあなたが感じていることを私に話せないと思っているなら、そのことをお話しして欲しいのです。

相互の秘密の制限

私たちが話し合っていることは、私たち二人の秘密であり、あなたの行動があなた自身あるいは他の人に危険を引き起こすと思わない限りは、あなたのご両親には話しません。もしご両親に話す必要があると思ったときは、話す前に、

まずあなたにお話しします。あなたと話し合い、もし話して欲しくない理由がもっともな理由であるならば、ご両親にはお話ししません。それでも必要であればお話ししますが、そのときも、どのようにご両親にお話しするかについても話し合います。

🌀 対人関係への介入

あなたのうつ病は対人関係の影響を受けていて、うつ病が対人関係に悪い影響を与えていることには納得しましたね。次の数週間は、さらに日々の生活や対人関係で起こりうるストレスや葛藤とうつ病の関係を探っていきましょう。

🌀 心理療法の短期性：週1回、1回45分、約12週間

私たちは週1回、12週間お会いすることになります。1回は約45分間で、あなたの対人関係で起こっていること、また、対人関係の困難があなたのうつ病とどのように関係しているかについて話し合います。あなたが対人関係を変化させ、気分良く過ごせる方法を一緒に見つけていきます。

🌀 電話連絡

治療の最初の4週間の間は、気分がどのような状態であるかの確認のために、次のセッションまでにお電話します。また、次のセッションまでにあなたが話しておいたほうがよいと思ったときは、いつでもお電話をください。約束の時間に来られないときは、いただいたお電話でも多少の連絡ができますから、必ず再予約の電話をください。お電話をいただいたときにすぐに出られないかもしれませんが、お互いにとって都合が良い時間にまたお電話します。

最後に

これで治療初期、評価段階が完了する。治療はすでに始まっている。治療者はうつ病の対人関係の定式化を提案し、一つの優先問題領域を治療の焦点にすることで合意を得る。治療期間や予約キャンセル、守秘義務などといった治療の明確

な枠に基づいた治療契約を行う。治療過程におけるクライエントの役割について概説し、クライエントと治療者は治療中期に向かっていくことになる。治療中期に関しては次章で、個々の問題領域については各章で詳述する。

第7章
治療中期

治療中期の概要

　治療契約がなされ、問題領域が同定され、治療者とクライエントがそれに合意すると、治療中期が始まる。それは典型的な12回セッションのIPT-Aでは、第5回セッションまでに始まり、第8回セッションまで続く。抑うつ症状の軽減や対人的機能の改善といった治療目標の達成のため、治療中期のセッションでは、治療初期に同定された問題領域に焦点を当てる。

　すべてのクライエントにとっての治療中期の目的は、(1) 問題領域のさらなる明確化、(2) その問題に取りかかるための有効な戦略の同定、(3) 問題解決をもたらすための介入の実行、である。どの問題領域を選択したかによって目的とする課題は異なるが、すべての問題領域に共通する一般的な課題がある。治療中期の一般的な課題は、

1. 抑うつ症状を監視し、症状が改善しないか悪化するときは、薬物療法などの補助療法を考慮する。
2. 同定された問題領域と関連する話題についてクライエントが話し合えるようにする。
3. 話し合われている出来事や治療関係に関連するクライエントの感情に注意を払い、クライエントが自分の感情の状態を開示できるように促す。

4. 親との面会や電話連絡を定期的に設定し、相談や心理教育を行う。
  5. 治療を支え続けてもらえるよう、親との協力関係を維持する。

上述したように、治療中期では各々の問題領域ごとに異なる課題がある。これらの課題は次章以降に紹介する。

治療中期を指揮すること

　IPT-A治療の中期を行うにあたって、重要な部分や問題点について論じる前に、治療中期という時期の特徴をいくつか取り上げてみたい。IPT-Aはマニュアル化された治療法ではあるが、各回のセッションの構造化の程度や禁止事項において、他のマニュアルとはいくぶん異なっている。治療の構成要素はいくぶん流動的になるように意図されており、クライエントの進歩の程度や治療の焦点によって、課題を複数のセッションに分けて行うことができる。IPT-Aの初期のセッションは中期より構造的であり、治療者はセッション中に特定の課題を達成しなければならないが、セッションのタイミングや流れについては、いくらかの柔軟性が許容されている。治療中期では、セッションの禁止事項がより曖昧なものとなり、クライエントと問題領域によって課題をさまざまに組み合わせて進めることができる。この治療中期にも明確な目的、課題とそれを達成するための指針はあるが、症状や対人関係の診断に有意義な情報を体系的に収集してきた初期とは異なり、対人関係上の問題を完遂していく過程に重きが置かれる。課題や手順の流れはくわしく説明されているが、クライエントは一人ひとりが個性的であるので、回復への流れやパターンはクライエントごとに異なるだろう。治療中期でのこの作業も、取り扱われる問題領域によってある程度異なる。それゆえ、治療者は、治療中期には、治療中期について紹介している本章だけではなく、それぞれの問題領域について書かれた各章も参照しながら治療を行う必要がある。

治療における役割

　初期のセッションで、抑うつ症状を評価したり、クライエントの対人関係と抑

うつ症状との関連を確認している間は、治療者は指示的な立場をとる。治療中期における治療の焦点は、同意された問題領域に関連した現在進行形の情報を治療セッションに持ち込むというクライエントの責任に移っている。同定された問題領域に関連した情報を、クライエントはより積極的に治療に持ち込まねばならない。

　治療中期では、クライエントの役割は、病歴を提供することから問題の解決策を積極的に探すことへと変化する。これまでの治療経過で、クライエントは自己開示に慣れ、対人関係や感情について以前より気楽に話し合えるようになっているはずである。クライエントは問題領域に関連した先週の出来事や、それらに関連した感情を語るように促される。この作業を通じて、治療者とクライエントはこれらの出来事を同定された問題領域、さらには抑うつと関連づけることができる。それから、治療者は、クライエントが問題を明確化し、状況を改善する方法や、状況に対するクライエントのアプローチについて話し合うのを助けることになる。治療者は、戦略や技法の使用における進歩、抑うつ症状の軽減について継続的にフィードバックを与えて、クライエントが話し合いを進めるのを勇気づける。機能の変化は常に確認され、クライエントに返される。他者とのやりとりを今までとは違うように変えていったり、環境に適応していこうとする際に、ポジティヴなフィードバックは自尊心や達成感を高めることになる。

　初期から中期にかけて、治療における治療者の役割も変化する。全体としては、セッション中の治療者は積極的であり続け、クライエントと治療者は一緒に治療の焦点を決定し、前の週の出来事や気持ちについて話し合い、葛藤を明らかにし、解決策をつくり出す。毎回、治療者は抑うつ症状の改善を観察する。治療者は治療の焦点の変更が必要かどうかを判断するために、クライエントの自己開示を観察し続けなければならない。治療者はクライエントとチームとして共同作業し、クライエントが問題を定式化し、感情を明確化できるように促していく。治療者の役割は治療のこの時点で徐々に移り変わってきており、セッションでの話題を指示したり体系的に情報を収集したりする役割から、現在の対人的状況について傾聴し、問題を分析し、解決法や新たなコミュニケーション方法を一緒につくり出す役割へと変化する。クライエントが出来事や感情について報告する責任が増

すにつれて、治療者の役割は以前に比べてやや積極的ではなくなる。このように役割を変化させる程度は、より積極的な役割をとるためのクライエント自身の能力によって大きく異なってくる。

中期セッションの構造と焦点
　中期では、対人関係質問項目や詳細な治療契約を行ううちに主題が見いだされ、治療の焦点が必然的に定まっていく。話し合いは一般的な問題から具体的な期待と状況認識へ、別の解決法を見いだすことへ、そして最終的には行動変化や新しい解決法を試行する努力へと進む。

　治療中期では、治療者とクライエントは治療によって成し遂げられる変化が最大となるように、対人的問題の最初の定式化の正確さを繰り返し検証する。治療者は、クライエントの話が同定された問題領域から離れないようにしなければならない。このことが困難であると徐々に分かってきた場合は、その特定の問題領域を選んだ理由について、治療者とクライエントは再検討し、焦点を当てる問題領域を変更する可能性について話し合う必要があるかもしれない。

　セッションは、問題領域に関連した話題を選択するようにクライエントを促すことから始まることが多い。クライエントが話を始めるのを待つか、「前回お会いしてから、この1週間にどんなことが起こりましたか」「先週はどんな感じでしたか」などのように、前回のセッションから起こったことについて一般的な質問をするなどして、治療者はセッションを始める。クライエントが黙っていたり、セッションを始めづらかったとしても、問題領域に関連する場合以外は解釈しない。例えば以下のように始める。

　　前回お会いしたとき、お母さんと彼氏のことで口論になったことについてお話しし、このような状況が次に起こったときにどう対処するかについて話し合いました。前回お会いしてから、何か起こったでしょう。何が起こったか、お話ししてください。

　通常、治療者はセッションで引き出された主題の要点を挙げて、同定された問

題領域との関係について述べてセッションを締めくくる。

　中期のセッションは、治療セッション外で起こったことに焦点づけられることが多い。クライエントは話し合ったことを、セッション外の状況に応用し始めるだろう。例えば、交渉のやり方について話し合った後、クライエントは家でそのやり方を試し、次の週には成功したとか難しかったとか報告するかもしれない。問題点や改善点についてのより良い見通しを得るために、治療者はクライエントの治療外での社会的機能を観察する。学校での現在の機能や家庭での進行度を評価するために、学生指導カウンセラーや家族と定期的に連絡をとり合う。クライエントの対人関係についての新しい情報が手に入ったときは、治療の焦点を修正する必要がある。

治療者－クライエント関係の利用

　中期では、治療者は、自身のクライエントに対する感情や治療の進行度に注意を払うべきである。同定された問題領域が対人関係の欠如である場合は、このことが特に当てはまる。

　クライエントに対する自分自身の反応を監視することによって、治療者は、クライエントの対人的な困難についてより深く理解することができる。セッション中に治療者に対して用いられた対人的戦略をセッション外での関係における対人的戦略と結びつけるのは、治療者の役割である。治療者－クライエント関係において見られる対人的スタイルがセッション外の対人的スタイルと問題に関連している場合のみ、治療者はそれを取り扱う。治療者との関係において対人的な問題に取り組むことによって、クライエントはロールプレイをしたり、コミュニケーションを明確化したりするための安全な機会を得ることができる。この戦略は、転移や逆転移を取り扱うことに似ているが、力動的心理療法では治療者－クライエント関係を特に取り上げて治療を行うという点で異なっている。力動的心理療法では、転移の発展を促進させるが、IPTでは、このような感情がすぐに明らかにされ、同定された問題領域の困難と関連づけて話し合われる。それゆえに、その感情はより早期に、よりあけっぴろげに話し合われ、現在の対人的機能に直接結びつけられる。

セッションへの他者の参加

治療中期の1、2回のセッションに、家族や重要な他者に参加してもらうことがあるかもしれない。例えば、対人関係上の不和の場合、クライエントおよびクライエントと対立している人に同席してもらい、話し合うのを支援したり、その人がその関係に何を期待しているかを明らかにする。こういうやり方が特に役立つのは、クライエントと家族が不和にある場合である。家族は治療初期に治療者と抑うつや治療の進め方について話し合っているので、準備ができている。これらのセッションでは、すべての参加者が同定された問題領域に集中し、破壊的でなく建設的に話し合えるように、治療者は注意を払う。

短期治療の枠組みの維持

この時期の治療で最も重要な側面の一つは、短期間での治療という特異な時間的枠組みを維持することである。治療者は、治療計画、戦略、目標を時間的枠組みのなかに位置づけて、クライエントにあと何セッション残されているのかを意識させる。短期間での治療が持続すると、それにつれてクライエントが進歩する割合が変化していくことが報告されており、最も重要な変化は、最初の第8回セッションまでに起きることが明らかとなっている (Garfield, 1986; Howard et al. 1986)。

クライエントが治療を完遂できるように、治療者は、行動の変化や対人関係理解におけるクライエント自身の役割を強調するべきである。初期のセッションに比べると、治療中期は流動的で過程指向的であるが、目標は明確であり、それはクライエントと共有されるべきである。治療目標から曖昧さを排して、可能な限り明確にすることは重要である。クライエントが改善された対人的スキルを使い続けられるように、うまくやれているという感覚を植えつけ、達成感を最大にすることが目標となる。対人関係療法のそれぞれの段階〔初期、中期、終結期〕は以前の段階の上に構築されるので、治療者はクライエントが次の段階の準備をするのを手伝わなければならない。

治療中期の諸問題

クライエントが持ち出した周縁的な話題への対応

重要な主題が避けられ、セッションに周縁的な話題が持ち込まれたら、話し合われたことが、問題とある程度関連しているかどうかを見定め、話題がそれてきていることについてクライエントの注意を喚起する。より重要な主題へと焦点を戻していく前に、話題が脱線したことそれ自体についてクライエントと話し合うべきである。クライエントがその話題を話し始めたときは、重要な主題との関連性が分かりにくいことがあるので、関連性を探索するための時間をとることは重要である。実際、同定された問題領域と関連していないことを話している場合には、次のように述べる。

> 今日は、あなたは○○[ある話題]についてお話ししていますが、その話題は、○○[同定された問題領域]とあなたの問題に関して話し合われてきた今までの話題と関連しているとは、私には思えません。あなたは、二つの話題が関係していると思いますか。関係していないとすると、どちらの話題のほうが、あなたが今、患っているうつ病により関連していると感じますか。うつ病に最も関連しているように思える話題に集中しましょう。

関連を明らかにするために、治療者は、クライエントが話していることに再び焦点づけて、治療の焦点として今までに話し合ってきた問題との関係を探索すべきである。

はじめは些細な問題について語っていても、治療が進むにつれて、より関連のある問題に焦点づけられていくことはまれではない。逆に言えば、クライエントが話し合いを尻込みし、抑うつに最も関連している問題領域を過少に報告するのもまれではない。これらの反応は、自分についてくわしく話すことの不快感、問題の理解の欠如、治療関係に対する不信感などから生じているのかもしれない。この場合、治療中期の初めに治療契約を見直し、再調整する必要があるかもしれない。

危機管理

重要な他者との関係に対する感情を明らかにしたり、同定したりした結果、危機が生じることがある。クライエントと重要な他者との間のコミュニケーションが増えると、感情が強烈になることがある。同時に、クライエントの抑うつ感や怒りが強くなり、その結果として、行動化や希死念慮を引き起こすかもしれない。行動や話し合いの結果や治療者に開示することで生み出されるかもしれない感情について、クライエントが予想できるように支援する必要があり、治療者はこのような危機をあらかじめ予想しておく。予想される結果に対する準備をクライエントに整えさせると、あらゆる言葉や行動から受ける衝撃が減じられ、心をかき乱されることなく、危機的な状況が生じにくくなるだろう。これが失敗して危機が生じたときには、その危機は優先的に対応されるべき治療の焦点となる。危機と同定された問題領域を結びつけることができれば有益であるが、必ずしもすぐに可能であるとは限らない。危機を迅速に解決するために、しばらくの間はより頻回にセッションをしてもよい（くわしくは第16章を参照）。

治療の焦点を対人関係に維持すること

臨床家によって最もよく報告される治療上の困難の一つは、治療で対人関係への焦点づけを維持することである。治療中期の構造化がやや乏しいことが、困難を生じさせる理由の一つである。われわれの経験では、特に地域で仕事をしている臨床家は、時間と実務上の制約のために、セッションのスーパーヴィジョンを受けたり、治療過程を検討する機会が制限されていることが多い。前回のセッションの焦点について再考するために、セッションの前に時間を確保すること、そして、対人関係プロセスに焦点を当てることを維持し続けるために、この治療中期のセッションで導入したい戦略について考えることが必要である。

治療者は、次のような質問を自分自身に投げかけてみるとよい。(1) 問題領域や治療中期全般に関連する課題や目標のうち、どれを今日は達成したのか、(2) 今日の話し合いはどれぐらい問題領域に関連していたか、(3) 関連する目標への次の合理的な一歩は何か、(4) 残りのセッション数でクライエントが目標を達成するのにどのように支援したらよいか。

そのセッションの焦点を要約して、問題領域や治療経過とどのように関連しているか示すことは、治療アドヒアランスを確実に発生させるための重要な方法の一つである。

クライエントの治療経過への欲求不満の対処

治療と変化は容易なものではない。治療初期には高いモチベーションをもって参加していたクライエントが、変化のペースやスモールステップの必要性、それらの変化をもたらすために懸命に努力しなければならないことに対して欲求不満を示すことを、われわれはよく経験する。これはクライエントの家族にも当てはまる。治療者は、それがどんなに小さかったとしても、クライエントや家族に生じた変化や改善点を強調しなければならない。しばしば必要となるのは、コミュニケーションスタイルの非常に小さな変化でさえも、症状や機能に大きな変化を引き起こす可能性があるとクライエントに繰り返し説明することである。あるいは、治療中期は変化への抵抗がより明らかになることも多い。治療者はこのことに注意を払い、抵抗が生じたら必ず探索すべきである。これについては第14章で詳述する。

最後に

治療中期では、治療者は治療の焦点を特定の問題領域に狭め、戦略を生み出す手助けをし、クライエントの問題を明確にして解決できるような技法の適用を提案する。クライエントを支え、導きを与えるような課題について、治療者とクライエントは共同し、お互いが活発な役割を演じる。治療中期で策定された戦略は、セッションの内外での重要な他者（例えば両親）の関与を必要とするかもしれない。治療予定期間が12週間に限られていることを強調すべきである。クライエントの有能感を増すために、観察された変化を継続的に振り返ることも重要である。治療の全期間を通じてクライエントへの教育を続け、同定された問題領域のプロセスに光を当て、問題点を明確にし、戦略を生み出し、問題解決のために戦略を適用し、スキルを得ることによって、対人関係での自信が増し、対人的機能の改

善を目指す。これらのステップを中期の最後と終結期の初めにクライエントとともに見直すことにより、対人的問題解決スキルをクライエントが将来的には独力で使いこなせるような力を治療者は育てていく。

　第8章では、IPT-Aで用いられる技法の詳細な説明と技法の実際の紹介のために症例を提示する。第9章から第12章ではIPT-Aの四つの問題領域に焦点を当てる。つまり、悲哀、対人関係上の不和、対人関係上の役割の移行、そして対人関係の欠如である。それぞれの問題領域に関連した特有の課題については、各章で詳細に説明し、述べていく。

第8章
治療技法

　IPT-Aに用いられる技法が決して特別なものではないことを心に留めておくことが重要である。技法自体は他の治療法でも使われている。IPT-Aに特有なのは、その技法がIPT-Aの治療の枠組みのなかで、同定された問題領域に用いられることである。本章では、IPT-Aによる治療で用いられるさまざまな技法について述べる。技法について読者に理解してもらうだけではなく、これらの技法をクライエントに対して用いる際の問題についても取り扱うことが、本章の目的である。そのため、技法の実例を数多く提供するつもりである。

探索的技法

　IPT-Aでは、非指示的探索と指示的探索の組み合わせが用いられる。簡単に言うと、非指示的探索には、イエス・ノー式でないオープンエンドな質問や、特定の答えを念頭に置かない非指示的な語りかけが含まれる。支持的に認めること、話し合われている話題を拡げること、受容的沈黙、が非指示的探索に含まれているが、これだけに限らない (Weissman, Markowitz & Klerman 2000)。これらの技法は、治療者側の考えをセッションに持ち込むのではなく、クライエントが自分の考え、洞察、感情、意見を自ら探索できるよう促すような方法で構成されている。指示的探索技法には、より狙いを定めた質問や面接が含まれている。指示的探索の例として、クライエントの抑うつ症状に焦点づけた臨床面接や、対人関係質問

項目が挙げられる。治療者は、質問することで生産的な方向へ導かれていくように、現在の治療目標を念頭に置いておく必要がある。

探索的技法を用いるべき時期と対象

治療者は、どの技法を採用するかを決定するにあたって、自分が到達しようとしている治療上の目標、治療の段階、そのクライエントの性分、スタイルを考慮しなければならない。治療者が限られた情報しかもっていなかったり、ある仮説を立てていない部分について探索しようとするときには、非指示的探索技法が最も有用である。これらの技法では、クライエントは傾聴され、尊重されているように感じるので、治療初期の治療関係を築くうえでも、時々使うことは有効である。短期療法では特定の目標に到達するために限られた時間しか割り当てられていないので、指示的技法は非指示的技法と同様に重要となる。治療上の目標を達成し、クライエントの安全を保証し、クライエントの臨床的状態を解明するために特定の情報が必要なときには、指示的技法を使うことができる。

非指示的技法が最も効果的なのは、言語化する能力が高く、洞察的で、まとまっていて、混乱してしまうことが少ないクライエントである。これらの技法は構造化されておらず、明確な指示を与えないため、より重症の抑うつ状態のクライエントや情緒を取り扱うことが困難なクライエントは、不安が誘発されて、混乱してしまうかもしれない。整理できていないクライエントや、混沌とした人生を送ってきたクライエントは、構造化されていないと「迷子」となって、セッションごとにさまざまなストレスや危機の話を転々として、非生産的な時間を費やすことになるかもしれない。このようなクライエントの場合は、指示的探索技法のほうがより有益だろう。

思春期特有の問題

クライエントは自分の話に耳を傾けてもらう機会を必要としているし、ふだんの生活のさまざまな課題や対人関係と同様に、治療状況に対する統制感や達成感を感じる機会を必要としている。クライエントにセッションの一部を担当する機会を割り当てるという非指示的技法によって、治療過程において尊重され、力を

もっているという感覚を提供することができる。同時に、クライエントは明らかに構造を必要とする。彼らはその瞬間、瞬間を生きている。面接室にやって来て、ある日には何も言わないかもしれないし、ある日にはたまたま話したかった出来事をしつこく話すかもしれない。多くの出来事は、ある程度は治療過程に関係しているが、それらの一つひとつを詳細に聞くことが治療セッションのより重要な部分を占めてしまうと、治療の開始時点でそうであったように、クライエントは圧倒されて、抑うつ的なままになってしまう。クライエントにとって、治療過程が極端に異質で恐ろしいものに感じられるかもしれないのである。治療者は、適切なときに治療を構造化し、指示的技法を用いることで、治療過程での不可解なこと、治療中にクライエントが感じているかもしれない混乱を減らすことができる。

実施のための主な問題
- 治療を進めようとして指示的な質問をすると、クライエントは「はい」とか「分からない」とか、一言しか言いません。クライエントが話すのに任せておけば、心に浮かんできたことをあれやこれやと話し続けます。「悩みを打ち明けている」ようにも見えますが、私が再び指示をしようとすると、むっつりとして不機嫌になります。どうしたらよいのでしょうか。

　これはよくあるジレンマであり、より非指示的で支持的な治療に慣れた治療者が陥ることが多い。生産的な方法で治療を進めていく一方で、クライエントによく話をさせて、関係を構築していくことは、繊細なバランスの上に成り立っているが、このバランスは重要である。われわれ治療者の多くが述べていることだが、このバランスを構築する方法が分かると、治療はより生産的なものと感じられ、単に「その日の危機」を扱っているのとは異なり、実際に何かが達成されるのである。
　どちらかというと治療に抵抗的なクライエントに対しても、このバランスを見つけようとするなかで出来ることはたくさんある。まず、非指示的探索を続け、クライエントの心のなかにあるものを共有する時間をもつ一方で、話し合いのための適度な構造を提供することである。例えば以下のように提案する。

あなたは、心のなかにたくさんのことを溜めこんで、ここに来られているようなので、話したいことを話すまでは、私たちが設定した治療目標について取り組むのは難しいようです。そこでご提案なのですが、毎回、セッションの最初の5分間を使って、あなたの日常の出来事を話して、あなたが何を溜めこんでいるのか教えてください。その次に、私たちが何に取り組んでいるのかを確認して、あなたが話したことが治療目標と結びついているのかいないのか、考えることにしましょう。

重要なことは、治療者がどのようなタイプの質問をしているのかに注意を払うこと、指示的探索の最中にもオープンエンドな質問を使い続けることである。そうすると、クライエントは会話を一言で断ち切ってしまうことが難しくなる。

感情表現の励まし*16

感情表現の励ましとは、クライエントが自らのさまざまな感情状態を表現したり、理解したり、取り扱うのを助けるために使われる治療技法のことを指している。感情表現の励ましには、(1) 出来事や問題に関する苦痛な感情を認め、受け入れるのを促進すること、(2) クライエントが自分の感情体験を利用して対人的な変化を起こせるように手伝うこと、(3) 新しく望ましい感情の発達を促すことで成長と変化を促進すること、などが含まれている (Weissman, Markowitz & Klerman 2000)。IPT-Aの重要な考え方の一つは、クライエントの感情状態とそれが生じた対人的文脈を結びつけることである。このことはIPT-A治療のすべての局面で行われ、治療的変化を進めるために不可欠である。より正確に言うと、IPT-Aの治療者は、クライエントの感情状態、感情体験、対人的出来事の結びつきを聞き出し、それにコメントしていく。治療の主題が、クライエントの関係者の誰であれ、治療者はそれを対人的相互作用の他の面にも関連づけるように努める。

この種の技法は治療全体を通じてさまざまな形をとる。感情表現の励ましに関連したIPT-Aの特有の技法の一つが「うつ病円環図 (depression circle)」である。治療初期が終わる頃にクライエントと話し合い、対人関係における出来事とクライ

エントの体験した感情、特に抑うつ気分との結びつきを図式的に説明できるようにうつ病円環図を作成する。円環図によってクライエントのある経験が語られ、抑うつの円環を打ち壊すために介入すべきところが明らかになる。うつ病円環図の例を図8.1に示す。例えば、治療者は以下のようにクライエントに説明する。

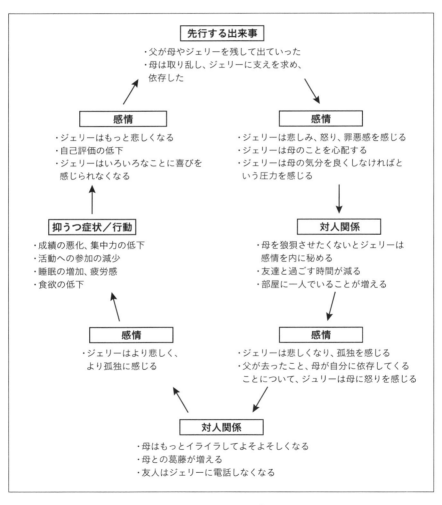

図8.1　ジェリーのうつ病円環図

ジェリー、ここ数回の面接で私たちが話し合ってきたパターンを、この円環図が示しています。食欲がないこと、疲れやすいこと、集中力が落ちたこと、といったうつ病の症状だけでなく、落ち込んだ気持ちや怒りの気持ちが、あなたの日々の生活での対人関係での出来事に関連していることが示されています。最初から見てみると、2年前にお父さんがあなたとお母さんを残して出ていきました。お母さんはとても取り乱したので、あなたはお母さんの心の支えとして振る舞い、家事もたくさんしなくてはならなくなりました。あなたはお父さんが出ていったことを怒り、悲しみ、また自分が何かしてしまったのではないかと罪悪感を感じたのに、お母さんのことを心配して、自分の気持ちを抑えこんでしまったのです。あなたは友達を遠ざけ、一人で過ごすことが増えました。人と離れて過ごしているうちに、あなたの孤立感や悲しみは強くなりました。あまりに多くの家事をして、さらに『お母さんのことをよく心配しないといけない』ので、お母さんに対する怒りも感じ始めました。お母さんはあなたが離れていくように感じて、さらにイライラして、よそよそしくなりました。あなたの友達は、あなたが自分たちと一緒に時間を過ごしたいと思っていないのだと感じたので、以前ほどは電話をしてこなくなりました。このことはあなたをもっと悲しませ、もっと孤立させました。成績は下がり、昔は楽しかったこともしなくなりました。その理由の一つは、あまりにも悲しいと感じているからということです[*17]。成績が低下したことにより、自分を最低であると感じ、楽しいと感じることをしなくなって、さらに孤立感を強めました。日々の生活の中で家族や友人との間で起こっていることが、あなたのうつとどのように関連しているか、分かりましたか。何か納得のいかない点はありませんか。何かこの円環図に付け加えたいものはありませんか。もう一つ理解してもらいたいことは、この円環図やパターンに変えることができる点が数多くあり、このパターンがずっと続くことはないし、あなたの気分も良くなるということです。

　このセッションとその次のセッションでは、クライエント自身の言葉でうつの円環について述べさせるのが望ましい。

感情表現の励ましの時期と対象

　感情表現の励ましの技法を用いる時期について、いくつかの点について考慮しておく必要がある。まず、治療者は、感情を表現させる方向性に関して明確な目標を決めなければならない。IPT-Aでは、構造や目標もなしに単純に情緒を表出することが有益であるとは考えない。感情表現をすることによって、情緒についての、また、情緒が対人関係に及ぼす影響についての理解が進むようにするべきである。次に、クライエントが自分自身の感情表現に耐える能力、必要に応じて感情表現を調整する能力を治療者は考慮しなければならない。一部のクライエントは、このような体験によって圧倒されたり混乱したりするかもしれない。クライエントに感情に対する自らの反応を取り扱えるように助ける適切なサポート体制がないときはなおさらである。そのような場合には、感情表現をゆっくりと進める必要があり、加えて、感情の激化を防ぐ効果的なコミュニケーション戦略などのスキルの訓練を併用する。

　他の良いやり方、より肯定的な感情体験をクライエントが身につけたり、気づいたりするのを手助けするために、治療者は「感情訓練」と呼ばれるものを必要とするかもしれない。この訓練には、対人的な文脈の中において自分の感情を同定するやり方をクライエントに教えることが含まれる。さまざまな感情が描かれた「感情カード」[*18]を使う治療者もいて、その感情を一般の人々が経験するときのことや、クライエント自身が経験するときのことや、そのように感じているときにどのように振る舞うかといったことについて話し合う。最小限の訓練しか必要としないクライエントもいるが、セッションごとにより徹底的な訓練を繰り返す必要がある者もいる。

思春期に用いることでの特別な問題

　われわれの経験では、感情体験の点で思春期のクライエントは二群に分けられることが多い。まず、自分の感情を強く経験していて、容易に表現することができるクライエントである。彼らは、人生における出来事、特に対人関係の出来事と感情状態が関連するかもしれないということがあまり理解できていない。そのようなクライエントは、診察室に入った時点で自分の感情を表現する準備ができ

ているが、それらの感情状態がどこからともなくやって来るかのように経験している。感情と関連して何が起こっているのか尋ねると、彼らはよく分からずにぽかんとすることが多い。彼らは出来事を思い出すのが苦手で、感情との関連を理解するのはもっと苦手である。このようなクライエントは、自分の感情を「制御不能」なものとして経験している。

　もう一つのタイプのクライエントは、ここ数日や今週のあらゆる出来事を詳細に話すことができるが、感情的な体験にはまったく言及しない。そのときにどう感じていたのか尋ねると、「分かりません」「悪くないです」と答えたり、肩をすくめたりするかもしれない。このタイプには、まずその状況でどのように行動したのかを尋ね、その次に、そのような行動に最も関連している情緒は何かを尋ねるとよい。例えば、あるクライエントが父親とけんかしたときの感情について「特に何も。気にしていません」と答えたとしよう。しかし、口論の最後に何があったかを聞くと、彼は部屋に帰って自分の枕を殴りつけたという。そこで、治療者は「口論の後に枕を何度も殴りつけている人は、たいていはどんな気持ちでしょうか」と尋ねてみる。クライエントは自ら「怒り」の感情と答えるかもしれないし、治療者が「枕を殴っている人は、たいていは怒っているか、動揺しているか、その両方ですね」「口論の後に怒りが生じたり、怒りが突然悲しみに変わったのではないですか」と言って、感情にラベル付けするのを手伝うこともできる。情緒をクライエントから引き離し、そのクライエントではなく一般の「人々」について話すことによって、初めて感情を認めることもある。どちらのタイプのクライエントであっても、感情表現の励ましには、感情表現を育む標準的な治療技法だけでなく、情緒の同定とラベル付けを教育することが含まれる。

コミュニケーション分析

　コミュニケーション分析は、クライエントのコミュニケーションがうまくいかないときや、目標を達成できないときに、どのようにうまくいかないのかを突きとめることを狙いとしたものである。この技法の目標は、クライエントの明快さ、率直さを高めて、より効果的な方法で他者とコミュニケーションする方法を教育

することである。治療者は、ある言葉によって伝えられる感情を、違う言い方をしたときに生み出される感情と対比して、自分の言葉が他者に与える影響についてクライエントが理解できるように援助する。

非効果的なコミュニケーションは五つのカテゴリーに分類され、介入する領域となる。クライエントは、(1) 率直に言わず、曖昧で間接的な非言語的コミュニケーションを使ったり、(2) 自分がコミュニケーションをしたという間違った憶測を抱いていたり、(3) 不必要に間接的な言語的コミュニケーションを使ったり、(4) 沈黙したり（しばしば若者や親に「ダンマリ戦術」と表現される）、(5) やりとりをしている相手から敵意や消極的な反応を引き出すような敵対的なコミュニケーションを使ったりするかもしれない (Weissman, Markowitz & Klerman 2000)。

コミュニケーション分析では、クライエントと他者の間でなされた特定の会話や口論についての徹底的な検討が行われる。もちろん、治療者はやりとりの詳細や、その内情に通じているわけではないので、クライエントの記憶力と報告する技術を信頼することになる。そこでIPT-Aの治療者は、治療セッションのなかでやりとりをクライエントが再現するのを手伝うのに熟達する必要がある。これには、クライエントが特定の重要なやりとりを同定するのを助ける、クライエントがやりとりのすべての側面を含む詳細（例えば、言語的・非言語的コミュニケーション、生じた感情、相手の反応）を思い出して報告するように促すといったことが含まれる。クライエントがこれに自然に熟達するようであれば、そもそもコミュニケーション分析の助けは要らないだろう。それゆえ、治療者は刺激したり、手がかりを与えたりといったことをかなり行う必要がある。コミュニケーション分析の目標は、(1) 自分の言葉が他者へ与える影響、(2) 言語的・非言語的コミュニケーションで自分が伝える感情、(3) 言語的・非言語的なやりとりで生み出される感情、についてクライエントが理解することであることに留意する。この章のはじめに紹介したうつ病円環図の全体的な部品を形成しているネガティヴで非効果的なコミュニケーションの円環を、コミュニケーション分析を通じて治療者が破壊することを目指している。図8.2は、効果的なコミュニケーションによって、どのようにうつ病円環を阻止することができるかを図示している。

コミュニケーション分析では、(1) 感情と意見を直接伝えること、(2) 思いや

第8章　治療技法　91

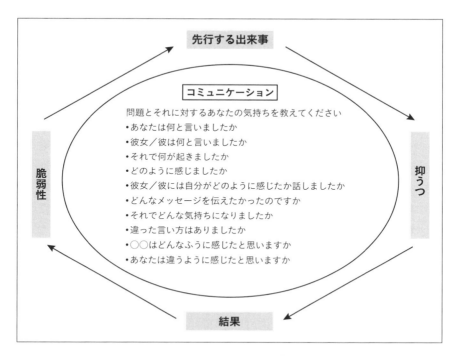

図8.2　コミュニケーションの機能分析

りを示すこと（例えばギブ・アンド・テイク）、(3) 他者の視点を理解するためにその人の立場になって考える、といった異なるコミュニケーション戦略を教えることもある。コミュニケーション分析には、コミュニケーションを別々の発言に分割してくわしく調べたり、後で述べるような行動変化技法も含まれている。

〈症例〉
　以下は、治療の中期に行われたコミュニケーション分析の一例である。

治療者　メアリー、これまで私たちは、あなたとお母さんの関係について、また、お母さんが他の子たちのように映画に行ったり近所でぶらぶらしたりすることを許してくれないので、お母さんはあなたを大事に思っていないのではないかと感じている、といったことを話してきました。この1週間に

もあなたとお母さんの間で大変なことがあったのではないかと思うのですが。

クライエント　いつもあります。

治療者　この1週間でお母さんと口論したときの具体的な状況を思い出せますか。

クライエント　2日前です。

治療者　お母さんとの口論について、出来る限りたくさん私に話してくれますか。誰が何を言ったのか、誰が何をしたのか、いつ何が起こったのか、あなたがどう感じたのかというようなことを話してください。まず、どのように口論は始まりましたか。

クライエント　友達のジュリーと電話をしていたら、お母さんが近づいて来て、家のことを何もしていないとわめき始めました。

治療者　お母さんがわめき始める前に何かありましたか。

クライエント　いいえ。お母さんは仕事から帰ってすぐにわめき始めました。いつもそうです。私が電話中であることを知っているのに、困らせようとするのです。私に友達がいてほしくないんです。

治療者　では、お母さんは入って来て、正確には何を言ったのでしょうか。

クライエント　私を見もしないで、台所を片づけていないとか、学校の用具が居間にほったらかしだとか文句を言い始めました。そして電話を切るように言いました。

治療者　分かりました。でも、私が聞きたいのは、あなたとお母さんがお互いに言った言葉の一つひとつです。

クライエント　正確には思い出せません。

治療者　がんばって思い出せる限りのことを話してください。

クライエント　ええ、はい。お母さんは「メアリー、なぜ電話なんかしているの？　家の中が散らかったままじゃないの。台所は片づいていないし、本や靴がリビングに放りっぱなしだし。電話を切って片づけなさい!!」と言いました。

治療者　そう言われてどう思いましたか。

クライエント　気が狂いそうになりました。だって、とても楽しく話をしていて、いい気分でいたのに、お母さんが入って来てめちゃくちゃになったからです。お母さんは私が何もしないといつも言います。

治療者　お母さんに何と言いましたか。

クライエント　電話を切ると言って……。でも切らなくて……。まだ話したかったんです。

治療者　あなたが何をどのように話したのか、正確に思い出して、そのときと同じように私に話してください。

クライエント　私は「はい、はい、切るよ」と言ったと思います。でも、お母さんが部屋から出て行くまでそのままでした。

治療者　お母さんはどう感じたと思いますか。

クライエント　私が、お母さんが言ったことを気にかけていないと感じたと思います。

治療者　次にお母さんはどうしましたか。

クライエント　お母さんは私を見て……。それで私は電話を切って、荷物を持って自分の部屋に行きました。

治療者　お母さんは他に何か言いませんでしたか。

クライエント　いいえ。その夜は何も話しませんでした。私はお母さんがいないみたいにしていました。

治療者　では、違う言い方をしていたら、その場面が違う形で終わったり、その場面について違う感じ方ができたのかどうか、振り返ってみましょう。お母さんが帰ってきて、電話を切るように言われたら、異なった会話の流れや気持ちにつながっていくようなことを言えましたか。

クライエント　あまりイライラさせないような言い方で、「はい」と返事をして、電話を切ると言えたかもしれません。

治療者　そのあたりから始めてみましょうか。でも、出来事全体を変えられるかどうかは疑問ですね。そう言っていたら、どう感じたでしょうか。

クライエント　たぶん実際に起きたことと同じです。お母さんをイライラさせて悪かったと思わずに済んだかも。でも、お母さんがものすごく怒って電

話を切らせたから、私は怒ったでしょうね。

治療者　他の言い方はなかったでしょうか。

クライエント　えーと、電話している間はお母さんと話をしなければよかったかもしれません。

治療者　では、電話を切った後のお母さんとの会話では、他の言い方はなかったでしょうか。

クライエント　お母さんが落ち着いてから、お母さんに「お疲れさま。台所が全部片づいてなくてごめんなさい。でも今日はもう家のことをたくさんやったから、もう少し友達と話をしたいの」と言えたらよかったと思います［共感］。

治療者　私のことをお母さんだと思って、そう話してみてください。

クライエント　お母さん、お疲れさま。せっかく帰って来たのに、台所が片づいてなくてごめんなさい［他者の視点］。でも、私が片づけたところに全然気づいてくれないのはちょっといやだな。電話が終わったら台所を片づけます。あと少しだけエリカと話したいの。彼女に電話をかけ直して、話が終わったら残りを片づけるけど、それでいいかな。

治療者　あなたやお母さんはどう感じるでしょうか。

クライエント　私もお母さんも少しはましな気分になって、私はお母さんの気持ちが少し分かるかもしれません。

治療者　お母さんはどう反応すると思いますか。

クライエント　たぶん、お母さんは電話をかけ直してよいと言ってくれるか、少なくとも他の掃除をしたところはちゃんとできていたと言ってくれると思います。大声で怒ったのを謝ってくれるかもしれません。

コミュニケーション分析を用いるべき時期と対象

コミュニケーション分析は、多くのクライエントにとって非常に有用である。最も一般的には、治療中期で、治療者とクライエントがある問題領域における特定の目標を取り扱うときに用いられる。問題領域を明確化しようとしているとき、特に役割における不和が問題になっているときには、対人関係質問項目の最

第8章　治療技法　　95

中にコミュニケーション分析をうまく使うこともできる。しかし、治療初期はコミュニケーションに介入する段階ではなく、クライエントが感情や意見をやりとりするスタイルに関する特定の情報を集めるために治療者がこの技法を使うときには慎重にする。問題領域における終点や目標が明確に設定される中期まで介入は差し控える。コミュニケーション分析は、すべての問題領域にとって有効な戦略となりうるが、役割における不和で最も有用である。なぜなら、クライエントと重要な他者との間の多くの困難は、非効果的なコミュニケーション、特につたない交渉技術の結果として生じているからである。

思春期のクライエントに用いるための特別な問題

　典型的なクライエントの連想は「彼が言った、彼女が言った」というものになるが、コミュニケーション分析は、多くのクライエントにとって容易で楽しいものである。しかし、人によっては、特にやりとりの詳細に注意を払うことに慣れていない場合は、やりとりの詳細の探索は苦痛であることがあり、練習が必要なこともあるかもしれない。幼かったり、抽象概念の扱いが苦手な場合は、すべての情報を頭で追いかけるのは困難なこともある。その状況で、誰が何を言ってどう感じたのかといったことを示す図（幼い場合は漫画でもよい）を描くのが有用かもしれない。

実施のための主な問題

- 私のクライエントは、話し合うべき特定のやりとりについて、考えることが全然できないのです。または、何か思いついたとしても、それは漠然としていて、詳細を述べることができないのです。どうやってコミュニケーション分析をしたらいいでしょうか。

　こうしたクライエントの場合は難しい。想像力を働かせ、一歩離れて見て、やりとりの構成要素（例えば、言語的・非言語的な）や、その詳細に注意を払う方法など、基本的な技術をまず教える必要があるかもしれないことを念頭に置いておくとよい。クライエントが情報をより迅速に記憶できるように、治療者が記憶法を考案

する必要があるかもしれない（本章後半の「付加的な技法」を参照）。クライエントの助けを借りて、質問のリストを作ることもできる。そうすると、クライエントはより迅速にやりとりを追うことができるようになるだろう。もう一つの方法として、クライエントと治療者の間のやりとりから始めることもできる。この場合、治療者はやりとりの詳細を完全に知っているという点で有利である。クライエントが週のうちに起こった出来事をうまく報告できるようになるための教育的素材として、比較的簡単なやりとりから始めるのがよい。

行動変化技法

指示的技法

　行動変化のための指示的技法には、教育、助言、限界設定、モデリングが含まれている (Weissman, Markowitz & Klerman 2000)。クライエントに対して行動変化技法を使うとき、これらの技法は特に重要だが、治療者側の積極性を抑えて、クライエントがより主導する介入となるようにバランスをとらねばならない。IPT-Aの教育的側面は、クライエントが知識、能力、スキルを身につけることを目指している。クライエントが関係において抱えている問題だけではなく、対人的スキルとしてもっている強さを同定することによって、治療者はそれを達成させることになる。助言には、より直接的な提案をすることも含まれる。IPT-Aの治療者は、治療者に対する依存を助長するのを避けるために、この技法を控え目に注意して使う。これは短期療法では特に重要である。モデリングはいろいろなやり方で行動変化を引き起こすために使う。治療者は、感情表出、効果的なコミュニケーション、意思決定戦略、その他多くの有用な対人的スキルのモデルとなりうる。

〈症例〉
　ラナは16歳の女性で、気分変調性障害を3年間患っている。ラナは対人関係において受動的で、その結果として不適切な扱いを受けやすい状況に身を置いていることが多い。治療初期の時点で、ラナが友人に影響されて、かなり希薄な関係にある祖母からお金を盗んだことを治療者は知った。このとき、治療者はより

指示的な介入が必要であると感じた。

　治療者　ラナ、この4週間で、私たちはあなたの関係について多くのことをここで話してきました。あなたは自分には何も選択肢がないとか、人生で起きるものごとに対して自分は何も出来ないかのように感じているとよく話していましたね。この一部は、うつ病によるものです［教育］。最初のセッションを思い出してみると、ある人が抑うつ的に、特にあなたのようにかなり長くそれを感じているとき、その人は自分の人生において何も変わらないのだという絶望感を感じるものだと私は説明しましたね。その人たちはどうやっても何もかもそのままで、何をしても変わらないと感じる。あなたにもそのように感じることがありますか。
　クライエント　いつもそのように感じています。
　治療者　あなたが本当に友達をつくりたいと思っていること、でもどうやって友達をつくったらいいのか分からない、ということは分かります。彼らと一緒にいるのが楽しくなかったとしても、一緒にいることが、彼らが友達でいてくれる唯一の方法なので、そうしなければならないと時に考えているのだろうと思います。これが、おばあさんからお金や物を盗んでこいとあなたに命令する新しいクラスメートとの間で起こっていることのように見えます。
　クライエント　よく分かりません。
　治療者　えーと、あなたはおばあさんから本当に物を盗りたかったのですか。あなたはここに来たとき、おばあさんに自分をもっと信頼してほしい、おばあさんともっと良い関係を築きたいと言っていましたよね。
　クライエント　盗みたくはありません。でも、他にどうしたらいいか、分かりません。友達が盗みの話を始めると、何を言ったらいいのか分からなくなります。それに、たいした額じゃないし。
　治療者　［助言］私は、あなたがおばあさんから物を盗むことをやめて、代わりに友達やおばあさんとの問題を解決する別の方法を見つけられるように、あなたと一緒にやっていこうと考えています。あなたがどうしたらいいか

分からないのは理解しています。それを見つけていくことを一緒に目指してみましょう。

指示的技法を使うべき時期と状況

指示的技法はIPT-A治療全体を通じて使用されるが、治療初期に最も頻繁に使われる。すべての問題領域において使用され、限られたサポートシステムしかなく、それゆえに人生における指針の乏しいクライエントに特に役立つ。これらの技法は、より混沌として、より厳しい生活環境出身のクライエントにとって不可欠である。彼らが治療から利益を得られる可能性があるなら、交通手段、住居、経済的問題といった実際的な問題のマネジメントを通じて、彼らに指示を与えることはしばしば重要である。治療者がケースワーカーになるべきだというわけではないが、クライエントがケースワーカーと接触したり、家族と再びつながって切迫した事態に対処できるように助けてもらうといったときに、治療者が上記の技法を使用してクライエントを手伝うことが重要である。

思春期のクライエントに用いるための特別な問題

クライエントは治療が進むにつれて、治療にしっかり取り組んで、積極的な役割をとるように促される。IPT-Aが期間限定の治療であることを考えると、クライエントがより主導権を握り、本人が必要としている変化について本人自身が責任をもつことは不可欠である。IPT-Aの教育的要素は、依存（dependence）よりも、独立（independence）や相互依存（interdependence）の発展に力を注いでいる。特定のスキルを教えたり、模倣させるとき、治療者はクライエントに答えを教えるのではなく、本人自身で答えに到達できるように導くような質問をすべきである。このやり方は、最初は治療者により多くの作業を要求するが、後半のセッションではクライエントのスキルの習得を加速させることになる。治療者自身が指示的技法に過度に頼っていることに気づいたり、クライエントがいつも指示を待っているように思われる場合、治療者は自分が使っている指示的技法の量と型を再評価すべきである。指示的な助言をあまりに多く与え過ぎることの弊害は、クライエントが自分自身で使うべき戦略を学ばなくなることである。

決断分析

決断分析は、クライエントが何らかの形で問題領域と関連した決断に直面したときに使用される。治療者の役割は、クライエントが選択可能な代替的行動を考えるのを助け、それぞれの行動から予想される結果を評価することである。決断分析に含まれる一般的な手順は、(1) しなければならない決断を確認すること、(2) 目標を決めること、(3) 代替的行動のリストをつくること、(4) クライエントが意思決定をする際に見失いがちな選択肢やパターンを強調すること、(5) 結果を考えることによって選択肢を評価すること、(6)「最良」の選択肢を実行すること、(7) その結果と二番目の選択肢を選ぶ必要性を評価すること、である。

最初の段階である決断または二者択一を迫られるジレンマの同定は簡単なことのように見えるが、抑うつ的なクライエントにとってはこれがどれほど難しいかということに驚く人もいるかもしれない。彼らは自分自身を無能で、制御できず、無力な存在として経験している。そのような考え方のときに、人生には選択肢があるのだと考えるのは難しいことである。決断をする前に、それについてクライエントに語らせるというのも難しいことである。最初の段階には、治療者は、クライエントが決断をすでに成しているのだと気づけるように焦点を当て、それらがどうして「決断」であるのか理解するのを助けることもある。クライエントが決断を認識することに熟達すればするほど、行動を実行する前に治療の場に決断のことを持ち込んでくるようになる。

二番目の段階は、クライエントが達成したいと望んでいる最終的な目標が何なのか、実行前に正しく決定できるように援助することである。クライエントは、目標を現実的に定めて、関連する感情を含めた目標のすべての要素を考慮する必要がある。第三段階と第四段階は同時に起こる。治療者はまずクライエントが代替的行動を同定するよう促し、次に、本人がまだ考えていない代替手段を理解できるように助ける。治療者は、クライエントが代替的行動を考えるやり方の中に現れてくるパターンと、本人が考慮する代替手段のタイプと考慮しないタイプは何かということに注意を払う。これらのパターンは、将来、本人が、より効果的な決断ができるように教育するために、強調しておくべきである。次に、クライ

エントはそれぞれの代替的行動によって導かれそうな結果を考慮して、それから目標に到達するという点で最も成功しそうな選択肢を選ぶ必要がある。治療者は、さまざまな行動に関連しそうな対人的、感情的な結果を考慮するよう促す。最後の段階は、実行し、成果を報告して、解決法を変える必要性や二番目の選択肢を選ぶ必要性を考慮することである。

〈症例〉
　ホセは、6回めのセッションにやって来たが、非常に怒っており、イライラしているように見えた。ホセは、かつて仲の良かったクラスメートの一グループと激しく対立していた。ホセによれば、彼らの一人であるテレンスが、体育の時間に女の子が持っていた音楽CDを盗み、その女の子はホセが盗んだと言って彼を責めた。体育教師はホセを校長室に呼んだが、そのとき、テレンスは何も言わなかった。校長はまだホセと話ができる準備が整っていなかったので、ホセはこのセッションに行くことを許され、セッションの後で、校長室に戻らなければならないことになっている。

　クライエント　学校が終わったらテレンスを見つけ出してぶちのめす。あいつらには、ぼくがいい加減に扱っていい相手でないことを分からせなければ。
　治療者　ホセ、君は取り乱しているように思う。少し時間をとって、よく考えて、選択肢を考えてみよう。
　クライエント　選択肢なんかない。先生だって、自分のことをいい加減に扱ったらいけないことを人に示さないといけない。あいつは、ぼくのことで嘘をついて、バカな女がそれを信じた。みんな許せない。
　治療者　校長先生にはなんて言うつもりかな。
　クライエント　問題ない。校長はどうせぼくの言うことは信じないし、罰を受けるだけだ。そうなったらテレンスを後悔させてやる。
　治療者　君はここで決めていく必要があると思う。何も選択肢がないと思っているのだろうけど、そうじゃないし、私は君にそのことを考えてほしい。君がこうなったらいいと思っていること、最後にどういう気分になりたい

のか、ということについて話してみてほしい。

クライエント　ぼくはあいつらに、ぼくが男であって、いい加減に扱っちゃいけないってことを知ってほしい。

治療者　他にはないかな。

クライエント　ぼくのことを信じて欲しい。

治療者　それは重要だね。友人関係という点ではどうかな。この2、3週間、君は何人かの友達を失ったということや、孤独が君を抑うつ的にさせている原因の一部だということを、ここで話していたね。ここで何が起こるのを見たいのかな。

クライエント　もうテレンスとは友達でいたくない。あいつは本当のことを話さなくちゃいけない。

治療者　了解、それは分かった。でも、君のまわりの他の人についてはどうかな。また友達に戻りたいのかな。

クライエント　うん、そうなったらいいと思ってる。でもどうしたらいいか分からない。

治療者　えーと、この状況で君が選べる選択肢について考えてみようか。どうせ信じてもらえないだろうから、校長先生には本当のことを言わない、放課後にはテレンスにけんかをふっかける、とさっき君は言ったよね。今すぐそうしようと思うことでなくてもいいんだけど、他の行動を思いつかないかな。

クライエント　うん、校長に本当のことを言うことはできる。でもそうするとぼくがチクったことになる。あるいは本当のことを言わずに罰を受けて、テレンスともけんかしないか。そうする以外に方法がない。

治療者　いくつか選択肢があるね。もう少しないか考えてみよう。自分はやっていないと校長先生に言えるけど、誰がしたかを言うのはいい気持ちじゃない。君はテレンスのところに行って、自分がしたことを認めるように要求して、責任をとらせることもできるね。

クライエント　うん、ぼくがそうしようと思えばできるのは分かるんだ、でも分からない……。

治療者　難しいね。君は大人にも仲間にも自分のことを信じて欲しいし、自分がしていないことで罰を受けたくもないから、簡単な答えはない。君は他の子に弱いやつだとか、自分がそんなことをする人間だとは思って欲しくない。これが大変な状況であることは分かるけど、私たちが次にしなければいけないのは、それぞれの行動を実行した場合に予測される結果について考えることだと思う。テレンスとけんかすることから考えてみようか。彼とけんかしたら何が起きるかな。

クライエント　えーと、停学になって、自宅謹慎になる。でも、みんな、ぼくをいい加減に扱ってはいけないことが分かる。

治療者　はい、じゃあそうしたら、みんなは君を信用してくれて、君は友達をつくれるだろうか。その選択肢を選ぶと、良くない結果がたくさん起きて、特にご両親に君を信頼してもらうのが大変になる。ご両親はどう感じると思うかな。

クライエント　ぼくを信用せず、本当に怒り狂うと思う。

治療者　その選択肢を選んだ君は、どう感じることになると思うかな。

クライエント　耐える。けど、親が困るから寂しくて、どこか悲しい。

治療者　だろうね。寂しさと悲しさを感じるだろう。関係についてはどう感じるだろう。私たちの治療の主な目標は、ご両親や友達といい関係をつくることだったね。この選択肢は、君の対人関係をましなものにしてくれるだろうか。

クライエント　たぶんそうならないだろうね。

治療者　じゃあ、別の選択肢を見てみようか。校長先生に真実をすべて話すのはどうだろうか。そうしたら何が起きるだろうか。

　治療者は、それぞれの選択肢について、ホセにできる決断のすべてと、それぞれの選択肢の対人的、情緒的な結果を考えさせている。治療者は、ホセが治療目標、そしてそれぞれの決断が目標に対して、または目標に反してどのように働くかを見失わないように助ける必要がある。治療者は、関係がうまくいくと、気分と抑うつが改善するらしいということをホセに理解してもらいたいのである。関

係がうまくいくためには、自分の決断に主導権をもつこと、生活一般に関する主導権をもつことが必要である。治療者はホセのさまざまな選択肢を取り扱い、これらの目標に結びつけた。最後に、治療者は状況を取り扱うための行動の方向性をホセに選ばせた。決断分析が終わったら、治療者はホセと重要な決断に至った道筋をたどりながら、決断の過程がどのようであったか、確認していく。

決断分析を使うべき時期と対象

この技法は治療中期に最もよく使用されるが、治療初期であっても取り扱わねばならない差し迫った重要な決断が生じることはある。IPT-Aの終了後に、クライエントが他の治療法の選択肢が必要であると考えたときには、治療の終結期でも有用なことがある。治療が効果的であるなら、治療の終了が近づいたとき、クライエントは決断分析や自分がたどるべき道筋を確認することにかなり積極的なはずである。

認知的に限界のあるクライエントや、資源とサポートを欠いたクライエントは、代替的行動をあまりたくさん増やし過ぎないほうがうまくいくかもしれない。多過ぎる選択肢は、クライエントを困らせることになる。

思春期のクライエントに用いるための特別な問題

発達的に、クライエントは将来について限られた視点しかもっておらず、現在の行動が未来の人生へ及ぼす影響については過少評価していることが多い。治療者はクライエントとともに、本人が現在の行動の結果であると信じているものを見いだすようにする。決断が未来に影響するあり方についてのより広い視点をもつことは重要かもしれないが、その結果は十分なものにならないかもしれないし、行動に本当に影響するような現実的なものとはならないかもしれない。診察室の中では、治療者と一緒に決断について論理的に評価できるクライエントもいるが、それらの決断を実際の生活で実行するのはかなり難しいだろう。クライエントがなした決断が実行されるのを何が妨げているのか、治療者が評価することは重要である。多くの場合、決断を実行すること自体を治療場面で練習することが重要である。行動リハーサルのより詳細な検討については、次のロールプレイ

の項目を参照のこと。

実施のための主な問題

クライエントは「白か黒か思考」をしがちで、決断分析が苦手である。選択肢を考えるときに「グレーゾーン」を考えるのが非常に苦手なクライエントもいる。全か無か、はいかいいえかのどちらかしかないこともある。治療者は、すでに分かっているものよりももっと多くの選択肢があることを認識できるように、クライエントにグレーゾーンについて教えてみるべきである。

理想に近い選択肢が限られている、または存在しないといった状況も問題となる。このような場合になすべき決断は、限られた選択肢と資源を前にして、現在の状況で最良の方法が何かということである。このような場合では、なすべきある種の決断が常に存在しているという事実についてクライエントを教育することが最も重要である。例えば、自宅謹慎や停学といった否定的な結果が避けられない状況では、この結果を受けとめたり、それについて他者に伝えるとき、「どのように」決断するかということが中心となるかもしれない。

非常に絶望していたり、何をしても何も変えられないと感じているクライエントへの対応が、最も大きな問題である。その時点では変えることができない大きな問題があるとしても、小さな変化は常に起こりうる。治療者はクライエントに、うつ病は小さな変化を起こすことからも改善できると教育すべきである。一つの小さな変化はもう一つの小さな変化を導き、これらの小さな変化の積み重ねは、クライエントの気分やその他の抑うつ症状を大きく変化させるのである。

ロールプレイ

ロールプレイは、他人とうまく接する新しい方法を練習し、クライエントの感情や他人とのコミュニケーションスタイルを探るために使われる行動変化技法である。ロールプレイは、治療のなかでクライエントが学んだスキルを練習し、治療場面の外で使う前に、スキルを微調整するのに必要なフィードバックを受ける安全な方法となる。さらに、ロールプレイによって、クライエントが新しいスキルを使用するのを妨げるかもしれない障害を同定し、それについての対処法を練

習することができるし、クライエントに自信をもたせる機会も得ることができる。

　ロールプレイは能動的な技法である。治療者は、ある戦略や新たなスキルが使えそうだ、ということについて話すだけではなく、むしろ、治療者とクライエントが実際にそれを演じてみるのである。ロールプレイを行うのは、治療者を含めて、たいていの人が緊張するものなので、その結果、実際にそれを演じてみるのではなく、それについて話し合ってしまう。クライエントは治療者がいやだな、と思っていることを感じてしまうので、必要があれば、スーパーヴァイザーや同僚と一緒に練習して、まずはやってみるようにとクライエントを説得する準備を整えることが重要である。もう一つの選択肢は、実際にロールプレイを行う前に、クライエントとシナリオについて話すことである。これは効果的な戦略ではあるが、目標はロールプレイを実際に行うという次のステップに進むことである。

　ロールプレイを行う際、治療者は治療に関係のある話題を選び、初めてロールプレイをするクライエントにとって難しすぎないような、小さくて取り扱いやすい課題を選択する。次のステップは、ロールプレイを行うための環境を整えることである。可能な限り、クライエントにとって魅力的で楽しくなるようにする。あたかもそれが遊びであるかのようにロールプレイをすることに肯定的に反応するクライエントもいる。ほとんどすべてのクライエントが、学校である種の劇をしたことがあるものである。治療者は、セッション内で演劇をするようなものだとクライエントに言うこともできる。彼らは劇のなかで役割を割り当てられて、次に台本に目を通す必要がある。自分の台詞を確かめ、その言い回しになじむように、しばしば役者たちは台本を通読する。台詞を練習すると、次のステップは、衣装を着ての舞台稽古であり、彼らは自らの役割を担い、その劇の対人的な相互作用を演じる準備をする。最後の舞台は、セッション外の場面でクライエントがその役割を演じるときであろう。セッションで主に焦点を当てるのは、ロールプレイの準備およびロールプレイそれ自体である。クライエントが慣れてきて、新しいコミュニケーションスタイルを手に入れたと感じるまで、セッションで数回のロールプレイをするのが一般的である。ロールプレイが終わったら（時にはその最中でも）、治療者はクライエントをほめたり励ましたりするようにする。それが

どうなったと考えているのか、異なる選択肢はないと考えていたのか、また、その状況のなかで、どのように感じていたのか、治療者がどのように感じていると想像していたか、といったことを、治療者はクライエントに尋ねる。いくらか建設的な意見を返すと、彼らは再びロールプレイを試そうとするはずである。クライエントが役になじんだら、セッション外でこのやりとりを演じるうえでの想像上あるいは現実の障害物を取り扱う方法を同定し、問題を解決することが必要である。

〈症例〉
治療者　あなたは学校にいて、座って話している二人の子の仲間に入れて欲しいと思っているのだとしましょう。私たちのどちらかがその二人の役で、もう一人があなたの役です。役割は交代することもできます。あなたはどちらになりたいですか。
クライエント　自分になりたいです。
治療者　了解。それでは、その子たちの仲間に入るためにできることを考えてみましょう。あなたは何が言えますか。試してみてください。
クライエント　どう話しかけたらいいのか分かりません。
治療者　思いついたことをやってみるだけでいいですよ。私たちがちょうどそこにいるのだと考えてみて、リラックスして、あなたのなかに生まれるものを見つめてください。そう、私はこちらにいて冗談を言い合っている二人の子です……。
クライエント　やあ。元気？　何話してんの？
治療者　さっきの理科の時間にあったことを話してるんだ。君、ぼくと一緒の授業に出てたよね？
クライエント　うん、数学で一緒だよね。君の二つ前の列かな。
治療者　ああ、そうだ、そうだ。この前の、代わりの先生のこと、どう思う？　はい、少し止めましょうか。あなたはどう感じましたか。
クライエント　ちょっと緊張した。でも、ただの先生なんですよね。
治療者　ええ、ただの私なんですけど、違いますよね。でも、練習するにはい

いですね。ちょっと緊張したと言うけれど、あなたはそれを乗り越えて、話し続けることができました。あいさつができて、仲良くなれたのは、たいしたものだと思いますよ。この会話について、どう思いましたか。

クライエント　かなりいい感じ。でも、本当にぼくと話してくれるとは思いません。

治療者　何が起きると思いますか。

クライエント　ぼくをちらりと見て、たぶん笑うと思います。

治療者　あなたが言うことはおかしくはありません。上手だと思いますよ。あなたが「何話してんの？」と尋ねたとき、彼らがあなたが割り込んできたと感じるかもしれませんが、実際は人によるでしょう。では、他に言い方はありますか。

クライエント　分かりません。

治療者　じゃあ、役割を替えて、他の戦略を試してみましょうか。

🕮 ロールプレイを使うべき時期と対象

　ロールプレイは、役割における不和、そして対人関係の欠如の問題領域に取り組むときには、特に有用な技法である。役割における不和では、ロールプレイは、クライエントが不和にある人物とうまくコミュニケーションができるように練習する手段となる。対人関係の欠如では、ロールプレイは、クライエントが身につけようとしているスキルを練習するための場を提供する。一般的には、これらのクライエントにはセッションでの練習が重要である。

　この技法はすべてのクライエントに使うことができるが、社交不安の強いクライエントには特に注意して用いるべきである。これらのクライエントには、ロールプレイに徐々に導くことが肝要である。まず、ロールプレイのことをざっと話して、適切な構造をクライエントに提供する。クライエントが最も気持ちよく演じることができる役割を与える。自分自身を演じることは新たに獲得されたスキルをうまく使うように要求されていると感じるかもしれず、それはクライエントをさらに不安にさせるので、自身を演じないということが含まれることもある。

🎀 思春期のクライエントに用いるための特別な問題

多くのクライエントは本質的に自意識が強いものである。演じようとするのは格好が悪い感じがするので、最初はロールプレイを嘲笑したり、回避したりすることが多い。治療者がクライエントにがんばって欲しいと思うなら、ユーモアのセンスの良さと、治療者自身がロールプレイを嫌がらずにすることが助けになるであろう。緊張をほぐすために効果的な戦略は、最初は馬鹿げていると言ってもいいぐらいに治療者が大げさに役を演じることである。クライエントには少し笑ってもらって、治療者のアプローチでは効果がないというフィードバックをさせるという成功体験の機会を与えるのである。

🎀 実施のための主な問題

- 私はロールプレイをすることに対してものすごい抵抗を示すクライエントと治療に取り組んでいます。ロールプレイをすることにしばしば同意してはくれるのですが、実際にはしてくれないのです。

ロールプレイはうまく使えると効果的な戦略ではあるが、すべてのIPT-A治療で行う必要はない。抵抗を示すクライエントに接しているとき、治療者はこの抵抗が治療への全体的な抵抗を反映したものなのか、社交不安によるものなのか、この技法に心地悪さを感じているだけなのか、いずれであるかについて気づかなくてはならない。より全般的な治療抵抗については、後ほど取り扱う。社交不安の取り扱いについてはすでに論じた。問題がこの技法に限定されるのであれば、同じ目標を達成するために他の技法を使用する。そのクライエントに有効だと考えられるのであれば、単に「ロールプレイについてよく分かるまで話す」という宿題を出す。繰り返すが、多くの場合、ユーモアを使ったり、治療者がロールプレイをしてクライエントにモデリングをさせることによって、クライエントはロールプレイを受け入れるようになるのである。

治療者もまた、ロールプレイを施行する際に、自分のやり方について綿密に評価すべきである。ロールプレイのために選ばれた題材が、大き過ぎたり、過度に抽象的であったり、威圧的であるかもしれない。重要なのは、小さなことから始

めること、具体的な題材を取り上げることである。限定された社会的ネットワークしかもたず、孤独感を感じ、人生の多くをあきらめているクライエントにとって、ロールプレイが、人生において一人でいることやあきらめていることをどのように感じているかについて誰かに語る、というようなものになってはならないのである。むしろロールプレイは、友人と映画に行ったり、お昼ごはんを一緒に食べることを計画したり、といったことを練習するようなものがよい。扱いやすく、クライエントがいくらかの成功を体験できる可能性を高めるような課題を選択する。

治療関係の利用

　心理療法のあらゆるアプローチと同様に、治療関係はIPT-Aの重要な要素である。関係についての詳細は、治療初期に関する章で述べている。この節では、治療関係を技法として使用することについて検討していく。IPT-Aでは、治療関係は小さな実験室として機能し、クライエントの関係の実例となり、かつスキルを練習してフィードバックがもらえる場を提供する。それらは特に治療の目標に関係するので、IPT-Aの経過全体にわたって、治療者は、関係のなかでの経験について質問し、コメントすることになる。

　IPT-Aを施行する際、治療者に対するネガティヴな感情は、転移現象として理解されるが、力動的な考え方を用いて取り扱うことはない。治療者はクライエントのその感情を放置せず、その感情がさらに大きくならないようにする（Weissman, Markowitz & Klerman 2000）。代わりに、治療者はクライエントが現実をどう捉えているかに介入し、それを吟味する。治療者はこう言うかもしれない。

　　あなたは、今日は怒っているように見えますね。怒っていますか。誰に対して怒っていますか。このセッションであなたを怒らせるようなことがありましたか。もしそうなら、それについて話し合うことは重要だと思います。一緒に話し合うことで、どのようにそれが起きたのかを私たちは理解して、誤解があるとすればそれを明らかにして、うまく一緒に作業し続けられるように私たち

の関係をはっきりさせられます。このような誤解は他の人との間でも起きたことがあるのではないかとも思います。

　治療者は、支持的な雰囲気のなかで、クライエントが治療者に対するネガティヴな感情についてよく考えてみるよう勇気づける必要がある。そのように感情を直接探索することによって、治療の中断に結びつくような誤解を防ぐことができる。このコミュニケーションはいくつかの目的をもっており、二人の間で自分の感情について直接話し合うコミュニケーションについて学んだり、他の人を意図せず怒らせてしまい、その過ちを認めるのがよいということからは率直さを学ぶことができる。また、セッションのなかで起きたことを、他の関係で起きた同様のパターンと結びつけて考えられるようになる。それは、ある関係のなかで痛み、怒り、失望を表現することは、破滅的な結果を導くものではなく、実際には関係の改善を導きうるのだということをクライエントが理解する機会となるのである。

治療関係の利用を用いるべき時期と対象
　この技法は、その問題領域が対人関係の欠如であるとされたクライエントにとって、特に重要である。スキルを練習すること自体が、一部のクライエントにとっては非常に難しく、またスキルの使用について報告する能力が貧困である。開放的なコミュニケーションを練習して、彼らのやりとりに関連したフィードバックを治療者と交換することは、非常に有益である。この技法は治療の早過ぎる時期に使用するべきではなく、もちろん中期になる前であってはならない。なぜなら、治療関係の基礎がよく確立して、ある水準の心地良さが治療関係においてまず達成されていることが重要だからである。

思春期のクライエントに用いるための特別な問題
　クライエントはおそらくこの型のフィードバックを初めて経験するので、治療者は、ゆっくりと注意深くフィードバックを提供すべきである。可能であれば、最初にフィードバックをするときにはユーモアを織り込み、治療者が他の状況でクライエントのなかに見いだした強さに基づいた、改善のための前向きな助言か

ら必ず始める。治療者が、クライエントが強さや良い資質をもっていることを強調し、他の状況でどのようにこれらを使えるかについて理解できるように援助すると、クライエントはフィードバックを受け入れやすくなるのである。

実施のための主な問題

多くのクライエントは、心的外傷や虐待を受けたことがある場合は特に、治療者との信頼関係を構築するのは難しい。開放的で素直なやり方で前向きなフィードバックを経験することさえ難しいことがある。そのような場合、治療者は、それぞれのクライエントについて、フィードバックによって終結前に治療中断を引き起こさないように、ここでフィードバックを心地良く受ける気持ちの準備があるかどうか、注意深く判断するべきである。

付加的な技法

IPT-Aは、毎週のセッション間に、治療外の対人関係においても、治療セッションで行ったことのいくつかを実行できるようになると、最も効果的なものとなる。これによって、治療で得られたものが、治療場面の外や変化が必要な生活領域でも般化して使えるようになる可能性が高くなるのである。一般的には、IPT-Aの治療者は、セッション間に家庭（または学校や他の場面）で行うべき作業を割り当てる。その作業には、セッションの焦点となった特定のスキルの練習が含まれているのが普通である。治療者は、そのクライエントのスキルの水準や、その課題を処理する情緒的な能力を考慮して、本人にとってその割り当てが適度なものであるかどうかを確かめるべきである。「自宅実習」の例としては、クラスの仲間と会話を始めること、母親に土曜の夜に友人と映画に行くと話すこと、などがある。割り当てる際、治療者は、クライエントが課題について感じるであろう心配ごとについて話し合うのに十分な時間をセッション中にとるようにする。治療者とクライエントは、課題に対して必要であればいくらか調整を行い、クライエントが課題を実行するのに障害となるものを同定し、その障害の解決策を考えておいてもよい。治療者がクライエントに治療外で何かするように求めたので

あれば、次のセッションで割り当てた課題の結果をクライエントと一緒に確かめるようにする。

〈症例〉
ブランディは13歳の女の子で、2年前、彼女が中学校に入学したときにうつ病を発症した。彼女が中学校に入る前の夏、ブランディの両親は別居したが、彼女はまだ父親と定期的に連絡をとっており、以前とまったく同じではないにしても、両親をどちらも愛していた。ブランディは小学校時代には友人が多かったが、中学校になると人と仲良くなれなくなった。彼女は家庭の変化を悲しんでいて、友人のグループの多くの変化（すなわち排他的な派閥の増加、恋愛関係への興味など）に圧倒されていた。

治療者　ブランディ、私たちはあなたが中学校でもっと友達をつくりたいとどれほど思っているかについて、よく話し合ってきました。最近、あなたは私に、理科のクラスに非常に感じのいい、友達をつくるのに前向きな女の子がいると話してくれましたね。前回のセッションでは、私たちは彼女への自己紹介と、一緒にお昼ごはんを食べていいかどうか尋ねる練習をしていました。あのときのロールプレイでは、あなたはとても上手で、たくさんの自信をつけたように見えました。そのことについてどう思っていますか。
クライエント　最初は難しかったけど、今は簡単に思えます。最初は戸惑ったけど、今はなんて言ったらいいのか少し分かります。少しだけですが、緊張しなくなったように思います。
治療者　彼女に自己紹介をしてみるには、今週がちょうどいいのではないかと私は思っています。もしまだ準備ができていないと感じるのであれば、昼食に誘う必要はありません。授業の前後に彼女に話しかけてみたら、と思うのですが。試してみるのはどうですか。
クライエント　うーん、分かりません。困ります。どう言ったらいいか忘れてしまうと思います。

治療者　あなたはそう思うでしょうし、それを試すことを考えると、あなたが緊張するのは分かります。でも、あなたはうまくやっていましたよね。あなたが昔は友達をつくれていたことを思い出してみましょう。あなたがまだ友達をつくることができる、と私には分かっています。ただ、あまりそうしてこなかっただけなのです。あなたはとても人当たりが良くて面白いし、人をイライラさせない尋ね方や話し方を知っています。
クライエント　そう思います。でも、私は何を話すのでしょう。やっぱり分かりません。
治療者　彼女に話したり、尋ねたりしようと思っていたことは、何でしたか。
クライエント　えーと、どこに住んでるの、とか、彼女が持っているバックパックがとてもいいね、とかなら話せます。理科の先生が好きかどうかも聞いてみようとも思っていました。
治療者　どれも会話を始めるにはいいですね。試してみましょうか。
クライエント　はい、そうしてみます。
治療者　それをするのに何が邪魔になると思いますか。
クライエント　えーと、ものすごく緊張してしまったら、とか、彼女が学校にいなかったら、とか。
治療者　うん、彼女がいなかったら、次の機会まで待てばいいですね。ものすごく緊張してしまったときはどうしましょうか。
クライエント　ここでどんな練習をしたかということと、もし彼女に話しかけられたら気分が良くなるだろうということを思い出せたら、と思います。
治療者　どれもいい考えですね。話しかけるのを今週試してみて、次のセッションでどうだったか話しましょう。他に質問はありますか。

「自宅実習」を用いるべき時期と対象

　自宅実習は、あらゆるクライエントとすべての問題領域において、治療の中期に行うのが最も適当である。クライエントが治療にとりわけ積極的に参加しているというわけでもなく、治療外の作業を続けていないようだという感覚を治療者がもっているのであれば、クライエントがもっと積極的に参加するようになるま

で、この技法の使用を延期することを考慮すべきである。生活が著しく混沌としているクライエントも、割り当てられた課題をこなすのは難しいかもしれない。このような場合は、治療者はこの作業を奨励することによって得られる利益とかかるコストとを、はかりにかけるべきである。治療者がまだ利益があると感じるなら、非常に扱いやすいものを割り当てるように注意すべきであり、割り当てる前に、それをするのに実際に起こりうる障害について取り扱うべきである。

思春期のクライエントに用いるための特別な問題

クライエントは、「宿題」を連想させるものに対してかなりネガティヴで強い反応を示すことがある。治療者は、学校に困難を抱えているクライエントの場合は特に、学校での経験を決して連想させないような言葉、口調で話すべきである。「自宅実習」はセッションの文脈から自然に出てくるべきであり、より楽しく、ネガティヴな意味合いが最小限になるような「対人実験」として構成されるべきである。それは科学の実験室で実験をすることにたとえられる。つまり「期待しているとおりの結果が出るかどうかは分からないが、どちらにしても学ぶものがある」のである。正しい答えや間違った答えはなく、代わりに、何を話してどう振る舞ったら、どのように人々の行動と感情が変化するかということを探る。その目的は、特定の状況と関係について検討するためのさらなる情報を得ることであり、それによって、最終的にはクライエントの気分を改善する解決に導かれることになる。

実施のための主な問題

クライエントが抑うつ的であるときは、言われたとおりに行うこと、また、一歩を踏み出すことがしばしば難しい。「自宅実習」の割り当てが終わらないこと、治療者が意図しているようなやり方では終わらないことが時々起きる。IPT-Aの治療の初期で割り当てられた「限定された病者の役割」と同じように、治療者は、作業を行おうと試みただけであっても、それを勇気づけ、支持するようにする。クライエントが作業ですることを覚えていて、それをしようと考えただけでも（実際にはしていなかったとしても）ほめる。作業を完了できないことが、終結前の治療

中断を引き起こすような不安の種となってはならない。割り当てられた作業を実行できなかったことは、冷静に扱い、無批判に話し合い、クライエントのうつ病の全体像を概念化するためのさらなる情報とすべきである。

第9章
悲哀

　抑うつ症状の始まりが重要な他者との死別に関連しているとクライエントが述べたとき、悲哀が問題領域として選択される。必ずしもうつ病の発症が死別の直後である必要はなく、喪失から遅れて、または歪んだ反応としてうつ病が生じることがある。クライエントと故人の関係の重要性は、対人関係質問項目の聴取時にすでにくわしく話し合われているだろう。

成長的観点からの悲哀

成人における悲哀
　正常な悲哀で起こることはうつ病の症状に似ている。例えば、悲しい気分、涙もろくなる、睡眠や食欲の障害、日常的機能における障害、過度の自責感といった症状が現れる。複雑化していない正常な悲哀であれば、機能障害は最小限に留まる。正常な悲哀反応では、症状や機能障害は特に治療をしなくても普通は6か月以内に回復する。しかし、このような自然回復が生じなければ、悲哀は複雑化しているか、病理性がある。病的な悲哀は、(1)悲哀の過程の抑制、抑圧、または欠如、(2)正常な悲哀でも生じうる行動や症状の過剰または歪み、(3)正常な悲哀の遷延によって特徴づけられる (Raphael 1983)。病的な悲哀はうつ病のような気分障害を引き起こしうる。

思春期における悲哀

　思春期の死別の経験の研究は数少ないが、成人と思春期の喪の体験は、類似点のほうが目立つ結果であった (例えば、Osterweis, Solomon & Green 1984)。Horowitz (1976) が大人の悲哀の研究で取り上げたテーマは、悲嘆に暮れる思春期の臨床研究でも報告されている (McGoldrick & Walsh 1991)。悲哀のなかでクライエントが述べるよくある感情は、(1) 関係を現実に失ったことに向き合わなければならないことについての悲しみ、(2) 故人としたかった、またはしたくなかったことに関する過度の罪責感、(3) 故人を失ってこの世に残されたことに対する怒り、(4) 別れを言うことができなかったことに関するさまざまな思い、(5) 何か違ったことをしていたなら、その人とまだ一緒にいられたのではないかという責任の感覚、(6) 同じことが再び自分たちに起きるのではないかという心配、(7) 故人が存在しているという感覚を保ち続けるための故人との過度の同一化、である (Raphael 1983)。さらに、思春期特有の発達課題や移行が、悲哀の必要性やその影響と相互に作用し、喪の過程を複雑にするかもしれない (Balk & Corr 2001)。

　思春期早期における最も強烈な悲哀反応は、親の死に関連して出現する。よくある反応は、ひきこもり、抑うつ気分、否認、偽りの成熟[*19]、故人との同一化、ケアを引き出そうとする行動などである (Raphael 1983)。思春期では成人とは異なったやり方で悲しむかもしれない。思春期の悲哀は持続的というより時々起こるようなものであるかもしれない。日常生活を続けられているにもかかわらず、身体化症状、怒りの爆発、学業成績低下が生じることもある (Schoeman & Kreitzman 1997)。男子と女子とでは反応が異なり、男子は盗みをしたり、薬物に走ったり、ひきこもり、女子は失われた愛着や温かさを取り戻すために、姉妹とべったりと密着したり、仲間関係を性的なものとする傾向がある (Osterweis, Solomon & Green 1984)。親の死に伴って生じた社会経済的な損失が喪の過程に悪影響を及ぼすことがあり、経済的に苦しい家庭の子どもは特にそうである (Schilling et al. 1992)。亡くなった親を恋しく思うかもしれないが、もともとの関係の性質や、すでに達成されていた心理的な分離の程度、死がどれだけ突然だったかによって、その強さは異なるだろう。

　愛する人の死の衝撃をクライエントにおいて評価する際には、(1) その死の前

後における家族システムまたは友人グループ内でのクライエントの役割、(2) 失われた関係の性質、(3) 残存している社会または家族の支援ネットワーク、(4) その死を経験した時点におけるクライエントの心理的成熟度や対処スキルの程度を考慮しなければならない。Gray (1987) は、思春期では親の死にどのように反応するかについて研究し、親の死後にソーシャルサポートを十分に得られなかったり、生き残ったほうの親との関係が以前から悪かった場合は、抑うつが重いことを報告した。Raphael (1997) によると、喪失に関連した主たる感情は抑うつであり、不安、悲しみ、孤独感を伴うことも多い。

親友、祖父母、教師などの死が思春期に与える影響は、関係の強さや死をどの程度予期していたかによって異なる (Raphael 1983)。突然の予期しない喪失は、喪の過程を複雑にし、慢性的な心理的苦痛のリスクを高めるかもしれない (Raphael 1997)。Sklar & Hartley (1990) は、親友の死によって引き起こされた苦痛は、家族の誰かを失ったときと同様、また時にはそれ以上の苦痛を引き起こすことがあると報告している。家族よりも友人が焦点となる発達段階に到達していることは、苦痛が高まる原因の一つである。また、若者の死は、自然死ではなく、事故や自殺により突然にもたらされることが多い。未来へのさまざまな不安は思考において、重要な役割を果たしており、死、分離、喪失という出来事は、未来に待ち受けている最悪の恐怖を裏づけるのみである (Rutter 1979)。故人への切実な思いを抑圧することは、喪の過程を病理的にするかもしれない。IPT-Aでは、異常な悲哀反応に関連した抑うつを治療するが、死別後の、通常の追悼の時期における悲哀の過程がうまく進むよう促すこともできる。これについては、本章の後半で詳述する。

異常な悲哀

悲哀が不完全だったり、未解決であると、抑うつや日常生活の機能不全に陥ることがある。異常な悲哀反応とは何か、悲哀反応がどの時点で本当のうつ病となるのかを定義するのは難しく、研究者はこれらを明確に定義しようと試みてきた (Weller et al. 1991; Brent et al. 1993; Geis et al. 1998)。Clark, Pynoos & Goebel (1994) は、

病的な悲哀は、実際に現れる症状の組み合わせよりもむしろ、症状の頻度、程度、期間とより関連があるかもしれないと述べている。単純な悲哀と大うつ病に至る悲哀を区別するとされた症状には、無価値感、精神運動性の制止、社会的機能の障害などが含まれていた (Brent et al. 1993)。異常な悲哀の指標とされた症状は、正常な悲哀の時期にも出現しうる。例えば、故人の命日や故人の親類に会うことなどが引き金となって、将来においても水面下から現れるかもしれない。

　病的な喪の代表的な三つのパターン、すなわち、歪んだ悲哀反応、遅延した悲哀反応、慢性の悲哀反応は、抑うつ的な思春期の若者においてもよく見られる (Raphael 1983; Middleton et al. 1993)。喪の種類は成人と同じであるが、成長によって現れ方が異なる。例えば、思春期における悲哀は、仕事の問題ではなく怠学につながるかもしれない。本人が死にまつわる感情を認めて、表現できるように援助することが、異常な悲哀を取り扱う治療者の主な仕事である。治療者は、喪失がクライエントの他の対人関係に与えた影響や、新たな文脈において対人関係を新たに始める方法も理解できるように支援する。

異常な悲哀の種類

　「歪んだ悲哀反応」は、さまざまな異なる形をとりうる。それは、悲しい気分というよりも問題行動によって特徴づけられるかもしれず (Raphael 1983)、死の直後にも、死から少し経った時期にも起こりうる。歪んだ悲哀は、見捨てられたという感情が解決されていなかったり、罪悪感が攻撃的な怒りや自罰的行動につながるときに生じうる。それは、故人に対する罪悪感を繰り返し思い出すこと、怒り、ファンタジーから構成されているかもしれない。薬物やアルコール乱用、性的逸脱、怠学、その他の問題行動も起こりうる。症状が身体的なものであれば、(第3章で論じたように) 症状の心理学的な性質を評価するのに先立って、症状の生理学的な根拠 (例えば、甲状腺の問題[*20]) を除外することが必要である。

　「遅延した悲哀反応」はその名前が表しているように、死別と正常な悲哀の期間が過ぎ去った後に生じるものである。喪失があまりにも圧倒的であったり、恐ろしすぎるために、適切に哀悼することができないことがある。また、安全な対人関係を得られて、支援されていると感じられるまでは、喪の作業は始まらない

かもしれない (Raphael 1983)。悲しみの感情が遅れて始まっているので、クライエントは現在の抑うつ症状と過去の喪失を結びつけることができない。二次的な喪失を含めたさまざまな種類の体験が、遅延した反応の引き金となる。遅延した悲哀反応があるかどうかを判断するために、故人との関係や死に関連して現実に起きた出来事について、治療者は完全な生活歴を聴取しなければならない。しばしばあるのは、葬式のような死にまつわる儀式からクライエントが外されていて、喪の作業が遅れてしまうということである。

「慢性の悲哀反応」は、愛する人の死に際してかつて経験した悲しみなどの情緒が、長期間の間、しばしば反復的に、引き起こされることである。クライエントが悲哀や関連した情緒を表現することが困難であったり、故人に対する未解決の感情のために生じていることが多い。慢性の悲哀反応のパターンの一つは記念日反応であり、その喪失が起きたのと同時期に、毎年、深い悲しみを繰り返し経験する。過去の喪失と現在の症状の関連を意識していないにもかかわらず、クライエントは、慢性の不快感、ひきこもり、身体症状、抑うつそのものを経験するかもしれない。

異常な悲哀反応の評価

クライエントが経験しているものが異常な悲哀反応であるかどうかを評価するために、対人関係質問項目で重要な他者との関係について詳細な評価を行うところから始める。現在の関係だけでなく、故人やもう接触のない人との過去の関係についても聴取する。故人との関係について聴取するときには、その出来事（すなわち死）にまつわるクライエントの情緒、現実に起きた出来事それ自体、出来事が生活に与えた影響に関する情報を得ることが重要である。評価の過程で以下のような質問を尋ねるとよい。

　重要な誰かが亡くなりませんでしたか。その死について話していただけませんか。それは、いつ、どこで、どういう状況でしたか。どうやってその死について知りましたか。それを伝えられたとき、あなたはどのような反応をしましたか。泣きましたか。学校を休みましたか。それはどれぐらいですか。気分が

良くなってきたのはいつ頃からですか。家族はその死についてどのように対応してくれましたか。

出来事にまつわる感情について、クライエントが語ることができるようになるのに先立って、治療者がよくある感情についてはっきりと話しておくことがしばしば重要である。治療者は以下のように伝えてもよい。

> 身近な人が亡くなったとき、非常に悲しくなることは普通のことです。その気持ちは、数か月またはそれ以上続きます。そういった気持ちを表現して話し合うことは、○○さんを哀悼するのに重要で、あなたの生活の一部であった○○さんなしで過ごす生活に慣れるのに重要なことです。失った人を哀悼しないと、うつや不安になったり、これからの対人関係に問題を生じたり、人と親密になることを恐れたりするかもしれません。自分の気持ちを話すことは、最初は難しいかもしれませんが、そうすることで、元気を取り戻すことができるでしょう。

異常な悲哀を取り扱う際のIPT-Aの治療目標と戦略

問題領域が悲哀であると同定されたクライエントでは、治療の目標は、遅延している正常な喪の過程を促進することである（表9.1参照）。この目標の一つとして、

表9.1　悲哀における目標と戦略の要約

目標	・喪の過程を促進させる
戦略	・故人との関係を詳細に見直す
	・感情と哀悼の過程について保証を与える
	・(特に歪んだ悲哀反応で) 死にまつわる感情と現在の行動を関連づける
	・(特に慢性の悲哀反応で) コミュニケーションスキルを向上させる
	・他の支持的な関係を発展させる
	・社会に再参加させる

クライエントは現実に起こった喪失（例えば、思春期の分離個体化という発達過程を通じて慈しみと安心を提供してくれていた親を失うこと）に対処し、故人との関係の良い面と悪い面を整理し、失ってしまった支え、慈しみ、親交、保護を与えてくれるような新たな関係を見つけたり、今までの関係を改善したりしなければならない。

いくつかの戦略がこれらの目標を達成するために用いられる。個々の戦略には、数々の技法が使用される。それぞれの戦略に最も関連する技法を以下に示す。第8章で、これらの技法とそれを施行する際の実際例を解説している。

故人との関係を詳細に見直す

障害を引き起こしてしまっている故人への愛着からクライエントを解放するために、故人とクライエントの関係を治療者が詳細に見直すことが戦略の中心となる。そうしていくなかで、故人との関係のポジティヴな面とネガティヴな面、関係における葛藤、関係の特別な性質といったことを治療者とクライエントは見直していく。故人に対する怒りや敵意について話したり、認めたりすることをクライエントはためらうかもしれないし、死に対するいくらかの責任を感じているかもしれない。

治療者は、直面化を避けながら、感情を探索して表現するようにクライエントを励ます。クライエントがネガティヴな感情を表現し、話し合えるように治療者は導きを与えるが、クライエントの罪悪感や不安を高めてしまわないように徐々に進める。感情を開示すると、よりポジティヴな感情と故人への理解が生まれて、故人との関係やその人生への影響をさらに分析することができるようになることを教育することが重要である。故人に関する感情を引き出すこと、故人とクライエントのやりとりを探索することは、感情の開示を促進する。治療者は以下のように伝える。

> ○○さんとの関係について話してください。どういったことを一緒にしましたか。○○さんの好きなところを話してもらえないですか。人との関係では良いときと、悪いときがあるものです。付き合っていくことが難しいと感じたときはありましたか。何があったのですか。どういうふうに感じましたか。その

人が病気になったこと、亡くなったことを知ったときのことを話してくれませんか。どんなふうでしたか。どのように感じましたか。

　喪失について考え、死にまつわる出来事とそのことが与えた情緒的な衝撃についてくわしく話すようにクライエントに求める。
　関係を整理することの目的は、その人の死の時点で経験したつらい感情を踏まえて、関係の複雑さに関するよりよい理解を育てることである。正常な喪の過程にクライエントが戻ることができるように関係を明確化する機会であり、クライエントが心地良く感情を表現できるように助けるとよい。治療者は以下のように伝えてもよい。

　　普通、人に対してポジティヴな感情とネガティヴな感情の両方をもつものです。気持ちは、状況や時期によって変わります。○○さんに対して、あなたが異なる気持ちを経験していることを把握することが大事です。大事なのは、○○さんが亡くなってもなお、あなたのなかにネガティヴな気持ちがあることを把握して、それらが、他の重要な対人関係を発展させるにあたっての障害とならないようにすることです。

　この戦略には、技法として、感情の探索と感情表現の励ましが含まれている。この過程を促進するのに探索がどの程度指示的か、治療者がどの程度積極的であるべきかは、そのクライエントが人前で発表するときや、人とやりとりをするときのスタイルに大きく依存している。クライエントは、最初は話したがらないことが普通であるが、治療者が支援すると故人との関係について話し始め、喪失が残した傷を癒す治療的プロセスが始まる。

保証を与える

　対人関係のポジティヴな面とネガティヴな面の両方を探索する際に、家族のなかで長い間話し合われることがなかった出来事や、他人に話さないように命じられていた出来事に言及するのを、クライエントは嫌がることが多い。故人以外の

生きている人から罰を受けることをクライエントは恐れているのかもしれない。そのことについて話し合ったり、まだ生きている誰かの気持ちを傷つけたり、出来事について話しているときに、情緒の制御を失ったとき、ある人から罰せられるとクライエントは恐れていることがある。治療者は、クライエントに対して、そのような恐れをもつのは普通のことであると保証すべきであり、また、情緒の制御を失うことは何を意味しているのかを探索し、情緒に圧倒されることを防ぐために治療者が選択できる方法について話し合う。その方法とは、話し合いのなかで、クライエントの感情に注意を払い、感情を開示していく早さと深さを指導していくことである。治療者は以下のように伝えてもよい。

> あなたのお母さんが亡くなったこと、お母さんとの関係について話すことは、少し怖いのですね。自分の気持ちがコントロールできなくなることを心配し、圧倒されてしまうことを恐れ、自分が壊れてしまうのを怖がっていますね。そう感じるのは普通のことですが、私は、あなたがそれを乗り越えられるようにお手伝いするつもりです。話す準備ができたことから、少しずつ話していきましょう。私はあなたが話すことでいっぱいいっぱいになっていないかどうか、見守るつもりです。話を続けることについて、あなたが「大丈夫」と感じられているかどうかを確かめながら進めていきましょう。私から見て、あなたがもう限界だと感じているように思われたときや、あなたがやめて欲しいと私に告げたときは、少し休憩して、準備ができてから再開することにしましょう。私が保証しますが、今は話すことさえ難しいことであっても、時が過ぎると、話すことは容易になり、話しているうちに不安が和らいでいることにあなたは気づくでしょう。最終的には、話すことはあなたの気分を改善していくでしょう。

死や喪失にまつわる感情と現在の行動を関連づける

歪んだ悲哀反応を治療する際、それが適切であるなら、現在の問題行動と死にまつわる感情をクライエントが関連づけられるように治療者は支援する。例えば、あるクライエントは成績が下がり始め、怠学するようになったが、ちょうど1年前に兄が亡くなっていた。このクライエントには、学校での行動や機能の変

化と、同時に生じている抑うつの再燃との関連を理解できるよう支援する。治療者は以下のように伝える。

　あなたと指導係の先生のお話を総合すると、この1か月ぐらいは学業をこなすのが少し難しくなっているようですね。試験の成績も良くなかったし、数日、学校を休んでしまいましたね。私たちは、もう1か月すると、お兄さんが亡くなってからちょうど1年経つことを話し合ってきました。一周忌が近づくようなときには、人は悲しみを感じ、その人が亡くなったときと同じ気持ちが再び生じるものです。あなたも最近、そのように感じたのでしょう。うつの症状も悪化しているのに気づきましたか。それは、最近の学校での振る舞いとどのように関係しているのでしょうか。悲しみだけでなく、お兄さんや他の人に少し怒りも感じているのでしょう。時に、人は気持ちを話す代わりに、行動で表します。治療を始めたとき、あなたは気分が落ち込んでいて、生活のなかで起きた多くの出来事について、罪悪感をもっていました。あなたが、また同じように感じ始め、学校で問題が起きてしまったのでは、と心配しています。私は、学校でうまくいくことがあなたにとってどれほど大切か理解しています。あなたが現在抱いているかもしれない気持ちと症状について話し合うことが、学校であなたがうまくいかないのを何とかして、気持ちを改善するために重要です。

　このように関連づけることで、クライエントは、感情だけではなく具体的な行動に喪失が影響していること、それらの行動はより問題を悪化させて抑うつを増悪させていることを理解するようになる。関連がいったん確立すると、治療者は、故人に関する話し合いのなかで、情緒と行動にうまく焦点を合わせることができるようになる。行動と情緒の関連づけを促進する技法は、問題となる相互関係での「コミュニケーション分析」「気分のモニタリング」「感情を出来事と結びつける」である。

コミュニケーションスキルを向上させる

　悲哀反応が慢性化したクライエントを治療するときは、慢性化した悲哀によって障害された対人関係を改善することを目的として、コミュニケーションスキルを高め、かつ重要な他者にそのスキルを使用することを重視したほうがよいことが多い。治療者は、クライエントが有害な対人関係のパターンを展開させていないかどうか監視すべきである。治療者とのセッションにおいて、現在の対人的相互関係に「コミュニケーション分析」が適用され、使用されたスキルが監視される。治療者は、「ロールプレイ」によって、新しいコミュニケーションスタイルをクライエントが実践するのを支援し、治療経過を通じての改善を観察できる。「コミュニケーション分析」「ロールプレイ」のような行動変化技法、セッション内で観察されたコミュニケーションにフィードバックを与える「治療関係の利用」が、コミュニケーションスキル向上のために用いられる技法である。

他の支持的な関係を発展させる

　異常な悲哀反応は、クライエントを主に支えていた人を喪失したという文脈で起こっているかもしれない。主たる養育者や支援者を失うことで、クライエントは複雑な状況に陥る。孤立していると感じたり、正常な喪の過程を導いてくれる人が誰もいないと感じるかもしれない。クライエントは、喪失という深い感覚を友人には理解されないかもしれないと感じていたり、成長の面で友人とは異なってしまったと感じていて、喪失について友人と話し合えないと感じていることがある。彼ら・彼女らは、自分の気持ちを話したら友人に異常と思われるのでないかと恐れている (Baker & Sedney 1996)。同じ経験をしていない友人たちは、悲哀のただ中にあるクライエントと時を過ごすことを恐れ、そのような状況を不快に感じて、そのクライエントを避けることがある (Balk & Vesta 1998)。一見して俗っぽい友人の関心事 (例えば、男女交際やファッションなど) は、自身が経験した喪失とそれに伴う情緒的な混乱からすると、馬鹿馬鹿しく感じる。

　悲哀反応は、伴侶と死に別れた親自身のうつ病、再婚、機能不全のために起きた二次的な喪失に対して生じているかもしれない。Osterweis, Solomon & Green (1984) は、伴侶と死に別れた親の心理的な脆弱性は、思春期の若者が親を失った

後に心理的な障害が生じる危険因子の一つであり、伴侶と死に別れた親がクライエントに過度に依存的になることがあることを見いだした。故人との葛藤的な関係や、主たる養育者の喪失に対する両価的な反応は、状況をさらに複雑にすることがある。したがって、支持的な関係を発展させたり、その数を増やすことは、喪の過程を促進するのと同じぐらい重要である。死別によって失った実際的、情緒的なサポートのいくらかをそれらの関係が提供することが期待される。「治療関係の利用」や「自宅実習」のような行動変化技法は、より支持的な対人関係を発展させようとする際に、しばしば有用である。

社会に再参加させる

正常な喪の過程が進むにしたがって、クライエントは社会との関わりを増やしたくなることが多い。この時期の彼らは故人を失ったことで生じた空っぽの空間を満たそうとしていて、そこに入り込もうと現れた最初の人に愛着を向けてしまうという脆弱性があるかもしれない。新たな出会いを得るさまざまな場面を考慮する際や、人生において重要となる可能性を秘めた新たな対人関係を吟味する際に、治療者はクライエントを支援することができる。放課後の活動、宗教、若者の集まりといった新たな社会参加の環境について、クライエントが慎重に評価するのを手伝えるように、治療者は例えば以下のように尋ねてみるとよい。

> ○○さんが亡くなるまでは、どんなことをしていましたか。どれぐらい関わっていますか。その人たちと、またお付き合いしたいですか。どんな活動をしたいですか。何をしているのが最も楽しいですか。どんなことに関心がありますか。

治療における家族の役割

悲哀の問題領域において、治療における家族の役割は、故人が亡くなった状況や、クライエントの家族が置かれた現在の状況によって大きく異なる。故人とクライエントの関係や、死に際して現実に起きた出来事について、伴侶と死に別れ

た親などがくわしく教えてくれることが多い。例えば次のように親に尋ねる。

> ○○さん［故人の名前］と息子さん（娘さん）との間柄はどのようでしたか。息子さん（娘さん）は亡くなったことを、どのように知りましたか。息子さん（娘さん）は病気について知っていましたか。

　家族という重要な他者もまた、支持的な関係の発展や社会への再参加に際して重要な役割を果たしうる。家族と共同作業する際には、それが対面であっても電話であっても、彼らもまた喪の過程にあって、それは人によってかなり異なった過程をたどることを念頭に置いておかなければならない。クライエントの喪の過程を情緒的に支えるために、家族はさらなる支え（例えば、彼ら自身の治療）を必要とすることがある。

正常な悲哀反応の治療

　IPT-Aは、クライエントが正常な喪の過程を切り抜けるのを支援するのにも使用される。うつ病の既往歴があるクライエントが、喪失という新たなストレッサーを受けて再燃のリスクが高まっているような状況では、治療を受けることが特に有用である。クライエントを支えるネットワークが特に限られている場合、死別を理解していない場合、親しい人が複数亡くなった場合、突然亡くなった場合も有用である。故人との葛藤的な関係、伴侶と死に別れた親の子どもであるクライエントへの極端な依存性、自殺や殺人による死などによって、喪の過程がより複雑化したり、うつ病の発症の危険が高まることが知られている（Clark, Pynoos & Goebel 1994）。この時期に治療を行うことで、喪の過程を促進し、情緒的、社会的な孤立が生じるのを防ぐことができる。

　悲哀に伴って生じる情緒は時には強烈である。具体的に言うと、それを扱う方法を指導し、クライエントを支えることによって、治療者はクライエントの喪の過程を促進する。例えば、以下のように正常な喪の過程について教育することも有意義かもしれない。

気にかけていた人が亡くなったとき、ある種の気持ちを抱いたり経験をするのは普通のことです。それは、いわゆる「悲哀」の一部です。人によってその経験は少しずつ異なっていますが、多くの人が経験するパターンがいくつかあります。悲しみ、怒り、時には心が麻痺してしまうかもしれません。大泣きするかもしれないし、泣けないかもしれない。眠れなくなったり、食べられなくなったりするかもしれない。若い人は、その死が自分のせいだと思うこともよくあります。彼ら・彼女らは、起きたことに責任をいくらか感じてしまうのです。あなたは、集中力が低下していること、いつもは楽しいことがあまり楽しくないこと、勉強に身が入らないことに気がつくかもしれません。これらは正常な悲哀の一部なのです。亡くなられたことを知った直後にそのような感情を抱いたり経験をすることもあれば、少し時間が経ってからのこともあります。今までできていた多くのことが難しくなっていくということが重要です。ほとんどの場合、これらのものごとへの興味や、勉強や仕事をする能力はすぐに回復します。違和感はしばらく続きますが、徐々に弱くなっていきます。良くなったと感じる日もあれば、悪いと感じる瞬間もあるでしょう。これはすべて正常な悲哀の一部です。治療セッションでも、ご家族やお友達にも、あなたが抱いている気持ちを、ポジティヴなものもネガティヴなものも含めて話していくことが非常に重要です。あなたの治療者として私にできることの一つは、あなたのまわりにいる人のなかからそういう気持ちについて話し合える相手を見つけるのを手伝うことです。

　治療者は、例えば以下のように、遺族間や他の対人関係において、悲哀や関連した抑うつ症状の結果として生じた葛藤も取り扱う。

　悲哀は人によってさまざまですが、悲しみがもたらすストレスは、あなたの人生における他の大切な対人関係に対して、さらなるプレッシャーを与えるかもしれません。現在起きている対人関係の問題の一部分は、あなたやひょっとしたら他のご遺族の方の悲哀が原因かもしれないと認識することは重要です。あなたの気分が改善するためには、そういう関係がうまくいくことが大事なの

で、われわれはあなたが対人関係で抱えている問題について話し合って、解決策を探すことができます。

　喪の過程を進めるための支援策として、現在の対人関係を使うことを学ぶことに力点が置かれている。情緒をよりよく表現して、葛藤やひきこもりのような表面に現れている行動と悲哀という感情の結びつきを理解することが、喪の過程を進める助けとなるだろう。
　正常な悲哀を取り扱う戦略も、異常な悲哀を治療するためのそれと同様であり、治療者は、故人との関係、死にまつわる感情、人生における喪失の衝撃についてクライエントが語れるように手助けする。治療者は、ひきこもりの時期を経て、クライエントがより社会的に活発になり、通常の活動に参加するようになることについて話し合う。そうすることで、悲哀という体験を他者と共有することに関する心配、例えば、死別の後に欠席が長引いたことを友人にどのように伝えるか、ということについて治療者とクライエントは一緒に取り扱うことができる。大まかに言うと、治療の焦点は、故人との関係および死そのものをクライエントがどのように感じているかを同定して探索し、クライエントの現在の機能にどの程度影響しているかを検討することである。

最後に

　IPT-Aは、悲哀反応が正常であっても異常であっても、それを呈しているクライエントを支援するのに使うことができる。治療者にとっての主な目標は、失われた関係、それに関連した感情、喪失が現在の機能に与えている影響について振り返るのを手伝うことである。喪失に対する感情が解決されると、新しい対人関係を築き、喪失への反応によって障害されていた対人関係を再構築することに関心は移るかもしれない。次に提示するのは、家族がひどく壊れたことによって慢性悲哀反応が複雑化したクライエントをIPT-Aで治療した例である。

<u>症例提示――ヘレン</u>

　ヘレンは17歳の女性で、母親が3年前に亡くなり、祖母のいとこと住んでいた。ヘレンの両親は、彼女が生まれた直後に離婚し、彼女は父親に会ったことがなかった。大病の末に母親が亡くなった直後から、ヘレンは祖母と一緒に暮らし始めた。しかし、二人はうまくやれず、1年後、ヘレンは祖母のもとを離れ、それ以来、祖母のいとこのもとで暮らしている。小さな私立の学校へ通うようになり、そこの指導スタッフとは仲良くなっている。

　ヘレンは、大うつ病を主訴としてクリニックに来院した。彼女は、母親が亡くなってからずっと抑うつ気分が続いていると述べた。悲しい気分、易怒性、疲労の悪化、集中力の問題、学業成績の低下、絶望感、無力感、被害念慮、現実感の喪失を訴えた。睡眠や食欲の障害については、彼女は否定したが、食事の準備を面倒がり、少ししか食べていなかった。ある児童精神科医は薬物療法を勧めたが、ヘレンは定期的に薬を内服することを拒否していた。

◆初期（第1回～第4回）

　初期のセッションでは、母親と死別したときの状況と、その死が引き起こした不安定な家庭生活についての話し合いに焦点づけられていた。彼女は、母親の死が信じられないこと、若者のことを祖母が理解してくれないことを訴えた。彼女は泣きながら、「亡くなった母のことを毎日考えています」と治療者に話した。親類と一緒に住んではいるが、この世界で一人ぼっちであると彼女は感じていた。祖母と暮らしているよりましであるが、祖母のいとこの小さなアパートで、自分は客人か下宿人であるとしか感じられなかった。この時期、テキサスに住むおじが彼女に同居を勧めていた。彼女は家族に迎え入れられ、自室を得ることを望んでいたが、ほとんど知らないおじと同居するために愛着のある高校を去らねばならないということが、強い葛藤を呼び起こしていた。この決定を迫られたことで、母親が自分を残して死去し、難しい判断をせざるを得なくなったことに強い怒りを感じていた。治療者は、ヘレンが現実に対処することを難しくしているのは、母親の死に対する喪の過程が適切に行えておらず、母親や家族へのさまざまな感情を適切に取り扱えないことが大きいと考えた。ヘレンと治療者は、初期

のセッションの終わりに、母親の死と現在のうつ病との関係を治療の焦点とすべきということで合意した。

◆**中期**（第5回～第8回）

おじと同居するためにテキサスへ移るか、今のままの生活を続けて、家族同様になってきたスタッフがいる学校に通い続けるか、ヘレンは決定を迫られていた。見捨てられたという気持ちや怒りといった感情に焦点を当てることで、ヘレンはこの問題に対する感情や考えについて以前よりもうまく整理できるようになった。ヘレンと治療者は、母親に対するポジティヴな感情とネガティヴな感情、祖母や親類、そしておじとの関係や交流について話し合うことに時間を費やした。彼女は、母親が病に臥せっているときに手を貸してくれなかった彼らへの強い怒りを表現した。死期が迫ってきた母親と過ごすのがつらく、母親が亡くなった瞬間に、そばにいられなかったことについて、罪悪感を感じていたと語った。母親が愛情を求めていたときに母親を十分に愛してあげられなかったと思っていて、自分はひどい人間であると感じていた。

死や病気に対する通常の反応について心理教育することが、彼女の罪悪感をいくらか和らげるのに役立った。さらに、そのような困難な状況に対処することで示された彼女自身の強さを意識させるように治療者は働きかけた。ヘレンは、母親の死や親類縁者との葛藤が彼女の将来の対人関係を台無しにするのではないかと心配していた。見捨てられることや大切な人たちとの関係を失うことへの恐怖によって、新たな関係を始めることをためらい、対人関係で回避的になっていることが治療の焦点となった。新たな対人関係を失うことがあっても、それはさほど大きな苦痛ではない。治療者と彼女は、祖母のいとことの関係や、男性と交際を始めるという文脈でそのことを検討することができた。治療中期の終わりまでには、ヘレンは自分の母親について苦痛をあらわにせずに語ることができるようになり、易怒性、怒り、罪悪感の軽減を報告した。

◆**終結期**（第9回～第12回）

終結期の最初に、ヘレンはテキサスへ引っ越しておじと同居するのはやめるこ

とにした、と報告した。この数週間におじが果たさなかった約束がたくさんあって、彼は約束してくれたことを実行に移す可能性が低いということが分かった、と彼女は述べた。そのことに関する自分の気持ちについて彼女はおじと話し合うことができた。それと同時に、彼女は現在同居している親類とよく話すようにして、以前よりも快適であると感じられるようになったことを報告した。彼女は、彼女のことを気にかけてくれる教師たちのことも、今の学校も、大好きだった。彼女は幸せを感じられることが増え、学校で集中できるようになり、食欲、睡眠、罪責感、自己非難が改善し、以前よりも涙もろくなくなってきた。彼女は、まだ母親のことをいろいろと考えてしまったが、以前のような怒りはなかった。母親がいなくても、自分で人生に対処し、ものごとを決断し、身のまわりのことができていることに自信を感じられるようになった。家族や学校スタッフとのやりとりのなかで、自分の気持ちを楽に話せるようになった。彼女は自分の気持ちを周囲の人に話したときに、肯定的に受けとめられているのを見いだし、周囲の人に支えてもらっていると感じた。治療終結時には、ヘレンは11学年〔日本での高校2年生に相当〕を終え、次の学年への進級を控えていて、大学進学の準備を始めており、将来に良い人間関係を得て、学業上の目標を達成できるという自信にあふれていた。

第10章
対人関係上の役割における不和

　対人関係上の役割における不和とは、クライエントと少なくとも一人以上の重要な他者との関係に「非相互的な期待」(Klerman et al. 1984) が生じた状況である。非相互的な期待とは、その重要な他者との関係における規則や判断指針がその人との間で一致していないことを指す。重要な他者との関係における葛藤とうつ病をクライエントが結びつけて語るような場合に、この不和が問題領域として選択される。本章では、どのようにうつ病が対人関係での期待を歪めるのか、どのようにIPT-Aがその結果起こった問題を取り扱うのかに焦点を当てて述べる。

　思春期の生活で通常問題となるのは、家族、教師、親友、恋人との対人関係である。うつ病が関係の質に影響するのと同様に、関係の質もうつ病を引き起こす誘因になる。縦断研究によると、家族がうまくいっておらず、自分が家族内で果たす役割についての認識が各人に不足していると、思春期うつ病が発症しやすい (Fergusson, Horwood & Lynskey 1995)。例えば、うつ病を患った子どもは、うつ病治療がうまくいった後であっても、家族やきょうだい、友人との対人関係の問題が継続することもしばしばである (Puig-Antich et al. 1985b)。家族関係が良いと、思春期うつ病の予後も良い (Sanford et al. 1995)。家族や友人との不和は、抑うつエピソードの発症の一因となる (Schocket & Dadds 1997; Lewinsohn et al. 1994b; Vernberg 1990)。友人との不和の例を挙げると、ある10代の少女は、自分が新しい彼氏と過ごす時間を親友は尊重してくれると期待していたのに、その親友は恋愛より友情のほうが優先されるべきだと考えていた。少女は失望し、悲しくなり、自分の考えを拒

絶されたと感じた。役割における不和は家族間で生じることもある。心の奥に秘めた感情やふだんの生活について子どもは何でも話してくれるものだと親は期待しているのだが、一方で、子どもは思春期になると親から離れる必要性を感じるようになり、そのような打ち明け話は家族よりも友人とすることが多くなる。保守的な親と、同世代の友人と同じように振る舞いたがる思春期の若者という組み合わせが、役割における不和が起こりやすい最も典型的なものである。このような価値観の衝突が、しばしば思春期の若者の行動に対する期待の差として現れる。

　思春期の抑うつエピソードがそのような葛藤から起こっているのであれば、対人関係上の役割における不和が問題領域として同定される。思春期の若者は葛藤を解決できずに無力感を感じ、対人関係で不和が繰り返され続け、無力感があらゆることについて増大していき、やがて、抑うつエピソードが生じる。思春期の若者は相互的なコミュニケーションに希望がないと誤解し、自尊心が傷つき、ひきこもりとコミュニケーションの乏しさにつながっていく。例として、友人との夜間外出への許可をめぐる親子の不和を挙げる。親は安全について心配して、暗くなってから子どもを外出させたくないと思っている。思春期の若者は仲間たちと付き合えるようになりたい。親子は妥当な活動の範囲や門限について合意できない。話し合いは怒鳴り合いにまでエスカレートし、親子のどちらかが引き下がることで終わり、友人からまたのお誘いがあるまで問題は放置される。子どもは、親は決して考えを変えないし、家の外に出させてくれないと思う。その結果、思春期の若者は、「一緒に行けない」と言わなくてすむように、友人から距離を置き始め、誘われることもなくなっていく。

　非相互的な期待や不和は、新しい国の文化に親しみのない移民の子どもでは特に深刻で、思春期の女子であればなおさらである。例えば、中南米諸国から移民した思春期の女子は、女性の役割や行動について、カルチャーショックを起こし、親子の緊張が増大することが多い (Hardy-Fanta & Montana 1982)[*21]。中南米の典型的な家族では、男女の役割は厳格に分けられているが、米国ではそれほど明確には分けられておらず、中南米と同様に概念化されているわけでもない。未知のものごとを恐れて、両親はしばしば子どもに対してひどく厳格になり、過保護になってしまう。子どもはこの厳格さに対して反抗し、両親の生活スタイルを米国風の

それより劣っているとみなす (Ghali 1977)。このような不和は移民の家族に典型的なものだが、思春期の若者が家族からの分離を試みるときにも、同様のことが親の権威に対する思春期の若者の反抗として昔からよく認められる。

　他者の視点を理解するのが苦手であること、お互いの関係への期待が大きく食い違うこと、気持ちや期待を伝えるのが苦手であること、広汎な無力感のために解決を試みようとしないこと、のために、不和は解決しにくくなる。親とのコミュニケーションもクライエントの抑うつに重要な役割を有しているかもしれない (Slesnick & Waldron 1997)。抑うつ的でない子どもに比べて、抑うつ的な子どもは、家族をより敵対的で、慈しみが少ないと認知している (Slesnick & Waldron 1997; Harold et al. 1997)。喪失するかもしれないという恐れを認識し、また実際にそのように感じると、抑うつ的な若者の孤立感や孤独感は増すのである。

役割における不和を診断する

　役割における不和が問題領域かどうかを判断するために、治療者は、クライエントの重要な他者との関係について、それまでに起こったことを一通り評価する必要がある。不和を診断する際に探索すべき情報は、怒り、悲しみ、不満といった情緒を誘発するような重要な他者との葛藤である。クライエントにとって最も顕著な感情は、状況は決して変わることはなく、自分は誤解されているといったものである。しかし、葛藤が分かりやすく表に出ていないこともある。そのような場合は、治療者は抑圧され、否認された情緒の非言語的なサインを観察し、わずかでも重要な他者との関係に言及されないかといったことに注意を払う必要がある。クライエントが話し合うことを嫌がったり、理想的な関係であるかのように話すようであれば、これらの反応は、表現するのが苦痛な感情を経験していることの手がかりとなる。ネガティヴな感情を含め、両価的な感情を他者に対して感じることはありふれていて、対人関係がどれぐらい難しいと、人は悲しい気分になり、うつ病を引き起こすことになりうるかといったことについて、治療者がクライエントを教育することが有益である。

〈症例〉
　リズは大うつ病を患っていたが、何が彼女をそれほどに混乱させているのか、自分では分かっていなかった。対人関係質問項目を尋ねていく際に、治療者は母親との関係について質問した。彼女は、関係は最高で、とてもうまくいっていると答えた。治療者は、この母子関係の理想化に対して、たいていのクライエントは両親と何らかの葛藤があって、あなたもそうなのではないかと思っていると伝えた。クライエントはしだいに、母親が厳しいルールを定めているが、もっと自由が欲しいと言えないといった葛藤が存在していることを話し始めた。すると大きな葛藤があって、お母さんに怒っておられるのですね、と治療者はリズに返して、その怒りが抑うつに関連しているかもしれないと伝えた。最初に理想化された関係を探索したことは、母親と娘の間に存在していた役割における不和のより正確な評価につながった。

　役割における不和を問題領域として診断する際に、不和の段階を正確に特定することが不可欠である。治療者が不和を考えるとき、三つの段階が考えられる（Klerman et al. 1984）。

1．再交渉
　この段階では、クライエントと重要な他者は葛藤を解決するために、お互いにコミュニケーションを続けていて、不一致が存在することを公にしている。しかし、彼らが治療を求めているなら、話し合いの試みはうまくいっていない。
2．行き詰まり
　この段階では、クライエントと重要な他者は、もはや葛藤について話し合おうとしないことが多い。コミュニケーションはしばしば中断され、「ダンマリ戦術」として知られる社会的な距離が生じている。
3．離別
　この段階では、クライエントと重要な他者は、不和は解決できないとすでに確信していて、関係を終わらせることを選んでいる。

役割における不和の治療の目標と戦略

　役割における不和の治療目標は、不和が三つの段階のいずれにあるかによって決まる（表10.1参照）。不和が再交渉や行き詰まりの段階にあるとき、治療の目標はクライエントが不和を明確にして解決するのを手助けすることである。目標が葛藤の完全な解決であることもあるし、不和の性質を理解したり、関係への期待を修正することに目標を限定せざるを得ないこともある。目標を果たすために、葛藤とその相手となった重要な他者を同定し、不和のいくらかの解決がもたらされるように、コミュニケーションと期待を修正する。関係が離別の段階にあるなら、関係の喪失を嘆き悲しむことが、最初の目標となる。このことはまた、葛藤とその相手となった重要な他者を同定し、関係のなかで起きたことを理解し、自信をもって新しい関係を築くための準備を含んでいる。不和の段階とは関係なく、共通した治療戦略がある。他の問題領域でも述べられたように、それぞれの戦略は多くの治療技法を含んでいる。

不和を同定し探索する

　対人関係質問項目に基づいて、治療者は不和やそれと関係する人物像についていくらか理解できるようになる。しかし、不和を取り扱うための行動計画を決定

表10.1　役割における不和における目標と戦略の要約

目標	**〈再交渉と行き詰まりの段階〉** ・不和を明確にし、コミュニケーションと期待を修正して解決する **〈離別の段階〉** ・関係の喪失を嘆く
戦略	**〈全段階〉** ・不和を探索する ・不和のパターンを同定する ・決断分析を行う ・コミュニケーションスキルを改善する

し、不和の段階を見極めるためには、治療者はさらにクライエントと話し合う必要がある。この話し合いは、関係への期待、コミュニケーションのパターンという二つの領域にまずは焦点づけられる。

　期待が現実的かどうかにかかわらず、クライエントの期待と不和にある他者の期待がどの程度異なっていて、クライエントがどのように不和を解決しようとしたかを治療者は把握する。人は関係のなかで役割期待のずれをもっており、そのためにしばしば不和が生じるということ、期待を探索すると、解決や歩み寄りのための話し合いの開始点となりうるところが浮き彫りになるかもしれないことをクライエントは学ぶ。役割における不和を探索するために、治療者は次のように尋ねてもよい。

　　あなたと○○さんは何についてもめるのですか。どのようにしてけんかは終わりますか。けんかが起きたとき、あなたはどう感じますか。そういうけんかのとき、あなたは○○さんのどのような反応を望んでいますか。○○さんはあなたのどのような反応を望んでいると思いますか。では、お互いにどう感じていますか。この関係であなたは何を期待しますか。どういうふうにあなたは失望しましたか。○○さんをあなたは失望させたことがあると思いますか。○○さんとの関係はどのように改善すると思いますか。○○さんが変わらないなら、あなたはそれをどう取り扱いますか。使える手段や方法は他にありますか。

　治療者とクライエントは、不和の解決を難しくしているコミュニケーションのパターンも探索する。不和はしばしば解決が難しい。なぜなら、当事者たちは葛藤についてお互いに触れたがらず、破壊的でない方法でネガティヴな感情を表現する方法を知らず、愚痴を繰り返し、身動きができなくなり、不和における自分の役割に直面することへの恐怖から、関係修復の段階に進むことができないのである。

　治療者　あなたとお母さんは、あなたが友達と出かけていいかどうかで、非常によくけんかしているように聞こえますが。

クライエント　はい、週末はいつもそうです。ぼくが何をしようと、母さんは友達とパーティーに行かせてはくれないでしょうね。

治療者　行かせて欲しいときは、どのように言いますか。

クライエント　「母さん、土曜の夜のパーティーに誘われてるんだけど、どうせ行かせてはくれないよね。っていうか、行かせてもらえないのは、ぼくだけじゃないか。むかつく‼」。こんな感じ。

治療者　そういう言い方をお母さんはどう感じたと思いますか。

クライエント　えーと、母さんはすごく怒ってこう言いました。「他の誰が何を許しているかなんて私は知らないよ。あなたは私の息子なんだから、行ったらだめ」。

治療者　それで、どうしたのですか。

クライエント　むちゃくちゃむかついて、部屋に行って、枕とか服とかものを投げていました。

思春期では、自分の感情を直接表現するのではなく、破壊的、反社会的、自罰的な行動をすることが多い。治療者はクライエントに次のように言う。

> あなたと○○さんがけんかをしているとき、あなたは怒りだけではなく、悲しみや失望も感じているのが明らかです。あなたは、こういった気持ちを○○さんに話すどころか、自分で気づくのも難しい。その代わりに、あなたは怒り、○○○○［行動の例を挙げる］といった行動をしています。○○さんにあなたが感じていることを話そうとしたことがありましたか。あなたが実際どのように感じているかを○○さんに話したら何が起こると思いますか。○○さんはどう反応すると思いますか。あなたがどう感じているかを○○さんに話すつもりはありますか。

ここでの狙いは、怒り、恐れ、悲しみが入り交じった複雑な自らの感情や、こうした感情をうまく伝えられないことが、不和、そして抑うつに影響しているということにクライエントが気づけるように手伝うことである。こういったことを

理解することによって、コミュニケーション技法を修正し、不和の詳細について話し合うという選択が可能になる。

不和におけるパターンを同定する

クライエントの抱えている困難の性質をより理解するために、過去の関係や他の関係における非相互的な期待やコミュニケーションの問題といった同様のパターンについて、治療者は探索する必要がある。これには、繰り返される友人とのいさかいや、両親との早期からの解決困難な葛藤が含まれる。他の経験との類似はより分かりにくいことがあり、例えば、あるクライエントは多くの人が自分に否定的な反応をすると述べる。特定の不和をよく調べるために、治療者は以下のように尋ねる。

> 他の人と同じようないさかいをしたことはありますか。他の人が同じように反応したことはありますか。人との口論によく巻き込まれるほうですか。何が起きますか。こんなふうに感じることはよくあることですか。

不和がより大きなパターンの一部として見つかったとき、これらの不和の結果として、クライエントに起きたことを探索することが重要である。クライエントにとって何かいいことが起きるのか、対人関係での振る舞いに関するよくある誤解が不和の根底にあるのか、クライエントを同じような不和に導いているのは何か、といったことである。

不和の解決に関して意思決定をする

不和の根底にある問題点や非相互的な期待について理解できたら、治療者とクライエントは、治療の第二段階へと移って、不和の具体的な解決に関して意思決定を行う。

🔹 再交渉の段階／行き詰まりの段階

再交渉または行き詰まりの段階の不和を治療するために、後半のセッションで

は、問題に関する具体的なやりとり、それに伴う決断に焦点が当てられる。この段階で、治療者は次のように述べる。

> 私たちは、あなたのうつ病と○○さんとの関係が関連していること、あなたの気持ちから自虐的な行動や振る舞いという結果につながっていく道筋を理解しました。生活するなかで、このパターンを変えるために何ができるか考えてみましょう。自分で思いつく選択肢は何かありますか。異なった方法でこの状況に対処したら、あなたはどのように感じるのでしょうか。

不和を解決するための行動計画について意思決定するのに必要な時間や段階の長さは、不和の性質と複雑さによって異なる。

治療者とクライエントが、役割における不和が再交渉の段階にあると判断すれば、その問題は次のように扱われる。

> あなたと○○さんはよくけんかをしています。あなたが○○さんに期待しているものは、○○さんが与えてくれないものであり、また、○○さんがあなたに期待しているものは、あなたが与えられないものである、ということが、あなた方のけんかの根底にある原因だと思います。あなた方はどんなに努力しても、同じような争いにはまり込んでしまい、どちらも解決法を見つけることができません。あなた方はお互いを気遣い、解決を求めています。私は、あなたが関係に求めているものをはっきりさせて、こうした目標について、○○さんとやりとりしていく新たな方法を見つけるのをお手伝いしたいと思っています。この作業をしやすくするために、どのように私たちが一緒にスキルを練習し、葛藤を減らすことができるか、○○さんに見てもらうために、後日、セッションに参加していただくようお願いするかもしれません。

行き詰まりの段階にある場合は、治療者は以下のように述べる。

> あなたと○○さんは、お互いに対立しています。あなた方のどちらも、相手

を理解しておらず、二人ともこの問題は解決できないものと感じています。もはやあなた方は話すらしません。解決できないとあなた方が考えているのは正しいのかもしれませんが、この問題についてあなた方が一緒に取り組んでいけるかどうかを見るためにも、再び話し合ってみてほしいと私は考えています。ひょっとしたら、事態と関わりのない部外者と話すことで、あなたは今までと異なった感じを抱いて、まったく話さないのに比べたら、○○さんとの問題についてより良い解決法を見つけ出せるかもしれません。最初は、あなたと○○さんはまた争って、以前と同じように感じるかもしれません。あなたが自分の気持ちについてよりよく理解し、あなたと○○さんの間の問題を解決するために、出来る限りのことすべてを試してみたなら、あなたの気分はましになって、その後、この関係が助けとなるかどうか、はっきりと判断できるでしょう。

　一個でも二個でも、解決法をクライエントに直接指示しないことが重要である。治療者の仕事はむしろ、クライエントが自分自身のもっている選択肢について理解したり、それらの選択肢を評価するよう導くことである。決断分析の技法は、役割の不和の治療において、この局面では非常に有用である。治療者は以下のように述べてもよい。

　　あなたはお兄さんとの関係で別れ道に立っているように見えます。あなた方お二人は、お互いの関係について、まったく異なった期待を抱いていて、その葛藤にまつわる気持ちを伝えることは、あなたにはかなり難しいようです。最近では、あなたは関係から距離をとることを選び、お母さんと私には、自分はそのことを全然気にしていないと話しました。しかし、あなたはお兄さんとの間に距離ができてしまったことをとても悩んでいるようです。関係から距離をとるというあなたの決断のために、あなたの気分はよりいっそう落ち込んでしまったようです。他にも選択肢があるのではないかと思いますし、それらを一緒に考えていきたいと思います。この問題を解決するための選択肢が他に何か思いつきますか。

治療者は、不和を解決するための選択肢をクライエントが同定し、それらの選択肢の利点と欠点を評価するのを助ける。そうすることによって、クライエントは、異なった決断が自分や兄にどのような感情をもたらすのか、それが抑うつにどのように関連するかといったことを探索する。治療での話し合いによって、クライエントの不和に対する視点が変化していくことが多い。これらの変化は、関係についての期待の修正、お互いにコミュニケーションをとる能力を向上させる、関係においてストレスの原因となっているものを取り除くといったニーズを満たすための他の資源を同定する、といった形をとるかもしれない。必要ならば、詳細な情報を得たうえで関係を終わらせるという決断がなされることもある。

　不和の多くはクライエントと親の間に生じているので、両親が変化を拒むなら、最善ではない結果を受け入れざるを得ないことがある。例えば、クライエントが、親の側が抱えている問題のために、親子関係に対する子どもの期待に応じられないことを理解する必要があることがある。この場合、クライエントの期待の方が正当で、家族の期待は不当なものとなる。治療者は、親の不当な期待が変わらないという現実、そしてそのために生み出される怒りと悲しみに対処するための方策をクライエントが見つけ出していくのを援助する。クライエントにとって、状況に対処する方法を見つけ出すだけでなく、自分が不和があると感じていることの正当性を他の人が認めてくれているということは助けとなる。これが最善の目標ではないことは強調されてしかるべきであるが、変化に抵抗する親や他者を扱う場合、この目標がしばしば採用されることになる。

〈症例〉
　ジョンは（ジョンからも母親からも非常に頑固で短気と描写される）父親との葛藤が誘因となって、大うつ病を患っていた。父親から行動を厳しく制限され、そのためジョンは課外活動に参加できず、友人と過ごす時間もごく限られていて、そのためにうつ病となっていた。母親は、父親の考えを変えることができず、父親はジョンの治療のために来院することを拒絶していた。父親との話し合いを手助けすることができなかったので、治療者は、この状況に対処する方法を見つけること、失望を繰り返さなくてもよいように、父親に対して現実的な期待をもつこと、

そして、父親との接触を最小限にしてジョンが楽しい活動に参加できることが治療の目標であると考えた。もう一つの目標は、父親が与えることができない慈しみ、支え、活動への興味といったものをジョンに与えてくれる家族を別に見つけることであった。これは、ジョンにとって非常に有用であることが判明した。彼はおじと話したり、一緒に時間を過ごせるようになり、抑うつ症状は徐々になくなり、自己評価と学業成績は向上した。

離別の段階

思春期のクライエントの治療では、友人、家族以外の人物、拡大家族の人々との関係が、離別の段階にあることが多い。クライエントと親の関係が離別の段階にあると判断されても、可能な限りは、治療者は家族の関係を保護しようと試みる。治療者は、家族への直接的な介入が問題を軽減するのに有用であるかどうか、福祉サービスを受ける必要があるかどうかを判断しなければならない。仕事や家事をこなしきれずに困っている母親を助けるためにホームヘルパーが派遣されたり、病気にかかった家族のために訪問看護師が派遣されたり、必要な物資や住居を供給するための公的補助が行われたりといった福祉サービスは有用である。家族内で解決することが不可能であれば、例えば、クライエントが親類のもとで暮らせるように手配するなど、家族以外からのケアを受けられるように援助する必要がある。

関係が取り返しがつかないほどに壊れている、ということで治療者とクライエントが合意したのであれば、クライエントが関係の喪失を嘆き、他の関係へと足場を移すといった作業がうまくいくように手助けすることが、治療者の仕事になる。この段階では、「悲哀」の章で述べられたものとよく似た戦略が治療者によって採用される。治療者は、クライエントが関係の全体像を把握し、その関係が失われた影響を探索し、その経験から新しい対人関係に移っていくための方法を見つけていけるように手伝う。

コミュニケーションスキルの向上

役割における不和を抱えているクライエントの多くにとって、コミュニケー

ションスキルの向上が、不和の解決においては重要な戦略となる。これらのクライエントは、不和の中心にある特定の関係に関する感情と期待に関して、より効果的なコミュニケーションスキルを発展させる必要がある。役割における不和を抱えたクライエントと対人関係が欠如したクライエントとでは、前者の場合はコミュニケーションの問題がしばしば特定の関係に集中しているという点で異なっている。彼らは、他の対人関係においても困難を感じないわけではないが、特定の関係以外ではまだ有効なやりとりができているのである。問題となっている関係におけるコミュニケーションを改善するための資源として、他の関係で培われた経験とスキルを使えるかどうかを判断することは重要である。例えば、治療者は以下のように述べる。

> あなたとお母さんの関係について話し合うなかで、あなたが傷ついたときにそれについてお母さんに直接話したり、あるいはお母さんにもっと近づきたいという気持ちについて直接話すことがとても難しいことがよく分かりました。あなたがお母さんとの不和を解決するために取り組まねばならない問題は、この点だと思います。私たちは、あなたのおばさんとの関係も含め、生活のなかでのその他の人間関係についても数多く話し合いました。おばさんのことをとても大切で本音で話せる人だと話していましたね。秘密にしておいて欲しかったことをあなたの家族に伝えていたことで、おばさんに怒ったときのことも話していました。失望、がっかりしたことをおばさんにどのようにうまく伝えられたかということに、私は感銘を受けていました。おばさんが、あなたがどのように感じたかをよく理解し、次は前とは違ったやり方で行動できるのではないかと思えました。このことについて、あなたはどう感じましたか。お母さんに対しても実行できるかもしれないやり方だと思いませんか。そうするときに難しいと思う点はどこですか。どんな助けがあれば、このスキルをお母さんに対しても使えるようになりますか。

　ここでの目標は、ある関係においてうまくやりとりするための効果的な戦略をクライエントが学ぶのを手伝うことである。より直接的に感情を表現すること、

不和や怒りにつながる状況を避けること、他者の行動を理解し損なって生じる衝動的な行動を減らすことなどが戦略に含まれる。離別の段階にあるクライエントは、感情を明確化し、直接的に表現し、他の関係でうまく関係性を築くことができるような自分の能力を育てなければならないので、この戦略は、彼らにとっても重要である。上記のような介入に加え、IPT-Aは、モデリング、コミュニケーション分析、ロールプレイなど、クライエントのコミュニケーションスキルに特異的に焦点づけた複数の治療技法を用いる。

役割における不和の治療における両親の役割

親の一人または二人が不和に含まれている場合、親を治療に参加させる。治療中期が始まると、治療者は役割における不和がどのように抑うつ症状に関連し、これらの不和の解決がいかに症状を軽減するかについて、クライエントと親に説明する。例えば、クライエントに対しては、治療者は以下のように述べる。

> お父さんとけんかをすると、最初はあなたは怒りを感じますが、その後、絶望感と無力感があなたの心に残ります。あなたは、自分にはお父さんの態度を変える力がないと感じ、自分では出口を見つけられていません。お父さんとあなたの関係について話し合い、あなたがお父さんと関わりをもつための方法を見つけ出しましょう。お父さんはあなたに対する態度を変えようとするかもしれませんし、そうでないかもしれませんが、後者の場合、あなたは彼をありのままに受け入れて、その一方で、あなたが望むものを得られるような他の方法を見つけ出すことになるかもしれません。

治療者は親に対して以下のように述べる。

> あなたとの争いのために、息子さんは、自分自身のことをよりいっそう悪い人間だと感じています。そのことがあなたを動揺させていることも分かります。現時点でのあなたと息子さんとの関係は、あなた方のどちらにとっても手に負

えないもののようです。あなた方が一緒にセッションに参加されるのであれば、私はもっとお役に立てるのではないかと思います。あなた方のどちらもが、お互いに理解されていると感じられるように、あなた方に今までとは異なった方法でやりとりする方法をお教えできるかもしれません。うまくいけば、お子さんは抑うつが軽くなったと感じて、あなたもお子さんも、他の家族の方々も楽になると思います。

再交渉や行き詰まりの段階にある不和の場合、不和の核心にある期待とコミュニケーションの困難に集中的に取り組むための合同セッションを、中期の終わり頃に1、2回行うとよいことが多い。合同セッションに先立って、クライエントと両親が不和の解決にどの程度努力し、関係を改善するために必要なスキルの習得に誠心誠意取り組もうとするのかについて、治療者は注意深く評価しなければならない。評価は、できることならじかに会って行うべきだが、それが無理なら、電話で両親（または片方の親）と話してもよい。その後、合同セッションは、治療者による仲介、指導、支持を受けつつ、関係に対する期待を明確化することと、不和の打開策に焦点づけられる。不和が離別の段階であっても、治療者同席で両者が会い、関係の終結に関する感情を話して、うまくさよならを言い、関係が終結したことをお互いに認めることが有益である。治療者は、この二人が次の関係において同じ過ちを繰り返さないことを期待しながら、何がうまくいかなかったかをよく理解したうえで関係を終わらせられるように援助する。

最後に

クライエントがより率直にコミュニケーションをして、他の人と不和について争わずに話し合い、再交渉の際に他者の視点を考えられると、役割の不和はうまく解決する。最良とは言えない状況では、不和をうまく解決するということは、まだ実りがありそうな他の関係にクライエントの関心を移すことによって、クライエントを葛藤から引き離し、関係に対するより現実的な期待を発展させるということである。どちらの戦略も抑うつ気分を改善させるはずである。

次の症例は、再交渉の段階にある、役割の不和を扱った治療経過を描写している。

<u>症例提示——アリス</u>

　15歳で治療を開始したとき、アリスは両親と同居し、女子校に通学していた。主訴は、友人や学校での活動に興味を失っていること、怒りっぽさが増していることであった。さらに、悲哀感、食思不振、不眠、学校での集中困難も認められた。前年から両親との関係は悪化していて、彼女は、両親は侵入的で、制限が多いと感じていた。両親は彼女の学業に目を光らせ、成績が良くなるように行動を制限した。彼女と両親との間には強い緊張があり、争いが続き、彼女は徐々に自室にひきこもるようになった。両親に怒ったことで自分自身に向けた怒り、理解に欠け束縛の多い両親に向けた怒り、その間で彼女は揺れていた。彼女は自分の抑うつと両親との関係に関連があることに気づいていたが、この関係が変わるという希望はほとんどもっていなかった。その年の半ばから苦しくなり、緊張と両親から受ける圧力が高まっていったと彼女は語った。自分は両親に信頼されておらず、両親は自分の気持ちも15歳の世界もほとんど理解してくれていない、とアリスは感じていた。

　対人関係を探索すると、ソーシャルサポートと親密な友人関係が欠如していることが分かった。そのため、彼女は自分に必要なものを表現して、関係のなかでそれらを満たすことができなかった。彼女は一人っ子で、南アフリカで生まれ、その地で母親と祖父母に育てられ、6歳のときに父親のいる米国へやって来た。アリスは母親とは親密だったが、父親とは疎遠であった。父親とアリスの間にある緊張は、母親と彼女の関係にも悪影響を与えていた。

　抑うつ、周辺の状況、両親との間にある困難をアリスがどう受けとめているか、といった情報を集めてから、治療者は、彼女と一緒に治療目標を検討した。アリスは（1）自分の気分の変動をよく理解し、両親と争うのをやめて、（2）自分自身の気持ちをうまく表現して、両親と交渉できるようになりたいと語った。

　対人関係の歴史を聞くと、彼女が役割の移行について困難をいくらか抱えていることは明らかだったが、差し迫った問題は、家庭外での交際に関するルールと

一般的な若者文化に関する役割の不和であり、それらは両親との間に生じていた。

◆初期（第1回～第4回）

初期のセッションでは、アリスは、両親が自分を小さな子どものように扱うことへの両価性について語った。彼女は一方では小さな子どものように行動し、両親にかまってもらえるのを楽しんでいたが、また一方では、プライバシーを渇望していた。彼女は、葛藤のほとんどは父親との間に生じていて、長年の間、彼の厳格さを恨み、彼の期待と厳格さによって傷つけられたと感じてきたと話した。彼女は父親を喜ばせることはできず、自分にできる選択肢は、ひきこもったり、ルールをこっそり無視したり、自分の興味や願望を否定したり、といったことしかないと感じていた。対人関係質問項目を使って両親との関係を評価すると、家庭のルール、友人、交際に関して、いざこざが繰り返されていることが明らかとなった。彼女は、両親が彼女をちらっとでも見たら自分の気持ちをすぐに理解してくれて、それに応じて反応してくれるのが当然だと感じていた。セッションでは、両親との関係に関する彼女の期待や、状況が改善するためにはものごとがどのように変わるべきだと彼女が考えているのか、といったことをはっきりさせることに焦点が置かれた。彼女は高校卒業のために両親と同居し続ける必要があったので、彼女の目標は、両親、特に父親とのコミュニケーションを改善する方法を見つけることでなければならなかった。

アリスのコミュニケーションのパターンがまず話し合われた。彼女は、放課後のある集まりに参加するかどうかについて、最近、両親と言い争ったことを報告した。彼女は両親に参加の許可を求めたが、両親が渋ったのでそれ以上は求めず、憤慨し、落胆した気持ちで部屋にひきこもった。彼女がひきこもってしまったために、彼女が何を求めているのか、なぜ求めているのかといったことを両親が理解しづらくなっていることを彼女は認めた。彼女は自らが抱いている両親への怒りの激しさにおびえ、それを表現することを恐れ、その代わりにひきこもっていた。両親との関係に満足してはいないこと、自分を信じてもらえなくて悲しいことを少しずつ彼女は語り始めた。両親との話し合いのなかで自分の気持ちをもっ

第 10 章　対人関係上の役割における不和　151

と表現してみるつもりだが、今のところは「そうしても何も変わらない」と思っている、と彼女は語った。

◆中期 (第5回～第8回)
　アリスは、自室で喫煙しているのではないかと両親に疑われ、そのことから生じている両親との不和について、解決策を探し始めた。彼女は、事実ではないということをどのように両親に話したかについて検討した。証拠がないにもかかわらず、両親はそれが事実だと確信し、彼女の行動についてひどく説教をした。彼女が何を言おうと両親は考えを変えないのだと感じて、彼女は小言に反論はしなかったものの、強い怒りを覚えた。彼女は、両親が彼女を基本的に信頼していないことが根本的な問題の一つだと感じた。アリスと治療者は、小言を言われたときに、彼女がとりうる他の行動、例えば、自分の感情についてはっきり話す、彼女が本当のことを言っているということを行動で示す、といった方法を編み出すようになった。異なった選択肢をセッションでロールプレイした後、アリスと治療者は、両親にセッションに参加してもらうことが有用だと判断した。アリスと両親はそれに同意した。

　合同面接の前に、治療者は、まず両親と少しだけ会った。すると、彼らのコミュニケーションのまずさが明らかとなった。面接の間、母親はほぼ沈黙し、ルールに関する話は父親に任せきりだった。父親は、何が適切で何が適切でないと感じるかという点で、アリスの行動について非常に独断的で、彼女の自立する力を信じていないようであった。面接にアリスを加える前に、治療者は両親に対して、アリスが伝えようとしているメッセージを聞いて、両親の意見と一致しない点の妥協案を考える際に、より率直な態度を保つ方法を教示した。アリスがセッションに加わると、父親に罰せられるのではないかと考え、最初、彼女は両親に意見を言うのを拒んだ。治療者はアリスを励まして、父親に対して意見を言うように勧め、その一方で、彼女が自分の気持ちを表現するとき、それを小馬鹿にせずに許容できるよう、父親を手助けした。短い時間ではあったが、彼らはいつもとは違ったやり方で、お互いの意見に耳を傾け、主張することができた。このことはアリスにとって、事態が変化するかもしれないという希望の糸口を感じさせるも

のであった。

　次のセッションでは、アリスが両親に言いたいことは何かということについて話し合い、彼女と治療者は、セッションでそれをリハーサルした。彼女は、勉強にもやる気が出てきて、授業中に集中できなくなることも少なくなったと報告した。彼女が新しく身につけた自己主張に対して、父親がどう反応するかといった恐れはまだいくらかあったが、母親とはよく話すようになり、母親からも自分の気持ちを表現するよう勧められたため、彼女は支えられているという感覚をいくらか得られるようになった。両親が好感をもって彼女の主張を受けられるように、コミュニケーションスキルを高めることに多くの時間が費やされた。

◆**終結期**（第9回～第12回）

　治療が終わりに近づき、アリスは、学校のような他の場所での自分のコミュニケーションのパターンを探索し始めたり、学校と家庭の両方でやりとりをするための、より効果的な方法を検討したり、といったことを始めた。自室で過ごす時間について、アリスと両親はまだ争っていたが、彼女は、両親に対して、自分の立場をうまく主張できるようになったと感じていた。しかし、その一方で、両親との関係のために努力する必要はない、自分の感情や思考を両親は直感として分かってくれるのではないかという願望を彼女はまだ抱いていた。治療者は、その願望が非現実的であることを彼女が認識できるように援助を続けた。

　あるセッションでは、彼女はいつもより無口でひきこもりがちだった。治療者は、セッションでのその行動が、治療者にどのように感じられて、彼女が経験している問題について助けようとしている治療者の能力に影響を与えること、セッション外の場面での他の人々との間でも同じようなことが起こっていることを話し合った。彼女は、自分自身の行動が周囲からの反応に影響していること、表情や口調を変えれば周囲の反応を変えられるということを学んだ。最後の2回のセッションでは、今回回復できたこと、今後の再発をどのように認識するかということが話し合われた。治療で彼女が達成したことを認識し、習得したスキルを他の関係や状況に適用することが、ここでも焦点となった。

　アリスは治療過程に熱心に関わり、また、よく改善した。この改善や新たなス

キルを確かなものとするために治療を継続すれば、利益が得られただろうと考えられた。残念ながら、家族は自分たちの手でものごとを進めたいと強く希望し、治療は終了となった。何か問題があれば治療を再開するよう、治療者は伝えた。

第11章
役割の移行

❖❖❖

　役割の移行の問題とは、古い役割を修正することが必要であったり、新しい役割を必要とするような人生の変化に対する適応困難と定義されている（Klerman et al. 1984; Weissman, Markowitz & Klerman 2000）。役割の移行は、児童期から思春期（第二次性徴の始まり）、高校から大学、独身から既婚者、学生から労働者、カップルから子持ちの夫婦、既婚者から未亡人になるといったライフステージの転換点に起こる。ある移行は生物学的に決定され、ある移行は文化や社会に影響される。そのような移行が一般的に予想されるパターンで起きたときは、それらは標準的な発達の一部であり、心理的にも身体的にも、予期し、備えることができる。

　これらの標準的で予測可能な移行に加えて、人は、時や状況によって、想定していなかった社会的役割を与えられることがある。突然の死、病気、離婚や別居による家族構造の変化は予想しにくく、動揺も大きく、受け入れるのが難しい。そのような変化の衝撃は、その出来事の社会的文脈や、その人のまわりにいる他者の存在に大きく影響される。

　新しい役割をうまく果たせるかどうかが、自尊心に影響し、個人的、社会的、職業的な対人関係にも影響する。ポジティヴな人生の変化（例えば、卒業や大学合格）さえも抑うつの引き金となることがある。それらの変化によって、慣れ親しんできた快適な現在のライフステージから離れることになるからである。抑うつによって、役割の移行にうまく折り合いをつける能力が障害されることもある。しかし逆に、役割の移行が困難であることによって、抑うつが引き起こされること

がある。このような問題は、(1) 想定外の役割に追い込まれている、(2) その役割を望んでいない、(3) 心理的、情緒的に新しい役割への準備ができていない、(4) 古い役割に未練がある、といった場合に生じる。役割の移行に失敗して生じた社会的障害や喪失感が抑うつ感に関係している。

思春期における役割の移行

一般的な移行

思春期は、標準的な発達過程の一部として役割の移行に遭遇する。Erikson (1968) は、青年期と成人期早期の発達段階に関連した標準的な移行を、(1) 思春期（第二次性徴の始まり）へ至る経過、(2) 集団関係から二者関係への変化、(3) 性欲と性的関係の始まり、(4) 自立性を高めるための親や家族からの分離、(5) 経済的に自立するために最初の仕事を探さなければならないこと、(6) 仕事、キャリア、大学などの計画を通じて自らの将来に責任をとること、としている。これらの移行は通過儀礼として思春期の子どもや家族に心の準備がされていることであり、普通はうまく進む。

しかし、問題はこれらの移行の間に起きる。両親が移行に伴う変化を受け入れられないとき（例えば、子どもが家族よりも友人と多くの時間を過ごしたくなる）や、本人自身が変化に対処できないときに混乱が起きる。例えば、高校時代の後半で抑うつ的になるのは、将来に関する決断をしなければならないプレッシャーと責任の増大に悩んでいることが多い。そのような決断をせずに済んでいた時期には彼らはのんびりと過ごせていたのかもしれない。

役割の移行が、予期せぬ状況変化の結果として思春期の子どもに押しつけられることもありうる。予測不能で強制的な役割の移行の例として、(1) 家族の病気、親の障害、親との別離による家族内での役割の変化、(2) 若くして親になること、が挙げられる。本人が予測不能な状況に対処できるかどうかは、心理的な発達とそのときのソーシャルサポートによる。強制的な移行とともに起きた問題によって、家族構造の変化に関連した新たな責任に圧倒されたり、加わったプレッシャーに対処できないという感じが本人に引き起こされることが多い。新しい役

割に含まれているのは何であって、今までの人生の望ましい側面のうち、続けられるのは何かということについて、混乱があることもしばしばである。

　役割の移行に伴う困難は、予測されていようといなかろうと、さまざまな形で現れる。これらの問題は、(1) 自尊心の低下、(2) 自分自身や家族の要求に応える能力の低下、(3) 仲間の集団行動への同調圧力に対する対処困難、(4) 自信が欠如しているために家族に依存するのをやめられないこと、(5) 家族が子どもとの分離を渋るか、分離させられないこと、といった形で認められる。役割の移行にうまく対処できないことは、ソーシャルサポートが低下したという感情や、関連した悲しみ、怒り、恐怖、失望の感情につながるかもしれない。移行の困難は、(1) おそらく抑うつの結果としての社会的機能の障害、(2) 心理的、社会的な未成熟、(3) 親子間の問題、(4) 予測できない出来事により起こった変化、といったさまざまな理由によって起きる。つまり、抑うつは役割の移行の問題を引き起こし、逆もまたしかりである。

家族構造の変化に特有の移行

　思春期において、役割の移行が、離婚、離別、何年も続く両親間の葛藤といった家族構造の変化によって起こるとき、これらの出来事は、家族の不和のような連鎖反応を引き起こすことがある。ひとり親家族やステップファミリーで暮らす思春期の若者の多くは、困難や混乱が最小限になるように移行と格闘している。しかし、特に大変な家族システムで生活している傷つきやすい思春期の若者にとって、葛藤、移行の複雑さ、その結果としての家族構造は、抑うつやそれに関連した困難の引き金となりやすい。

　家族構造の変化と子どもの適応困難との関連を説明するために、多くのモデルが提案されてきた。Hetherington, Bridges & Insabella (1998) は、この領域の文献を概観して、両親の苦悩、ストレス、社会経済的不利、世帯構造、適応の問題への個人的リスクが、児童において、家族構造の変化と情緒面、行動面の問題との間の関連に寄与していることを見いだした。両親、父子、母子の関係の質が、家族構造の変化に対処する子どもの能力に影響する (Brody & Forehand 1990)。離婚家庭、再婚家庭の子どもは、離婚を経験していない家族の子どもよりも、内在化

症状、外在化症状*22、学業の問題、低い自尊心、関係における困難といった多くの困難を経験しやすい (Hetherington, Bridges & Insabella 1998; Amato & Keith 1991; Cherlin & Furstenberg 1994; Hetherington 1989, 1997)。

　思春期のクライエントにおいて、抑うつの原因が家族構造の変化であると思われる場合は、他の移行が問題領域として同定される場合とは異なる。本書の第1版〔未邦訳〕では、これらの場合は、ひとり親家族という問題領域が同定されていた。この10年間の治療に基づき、そのような困難は実際には移行によるものであり、不和によって複雑化されてはいるものの、移行の亜型として考えるのが最もよい。普通は親がこのような家族の問題を引き起こしており、本人は周縁で関与しているだけなのだが、それでも本人に重大な影響を及ぼしている。家族構造が変化したり、存在する構造の機能にストレスを与える出来事が起きたときに問題は生じる。両親の問題や無力感によって、家族における思春期の若者の役割について、年齢に不相応な変化を引き起こすことがある。これにより、結果として、役割に関する葛藤や、異なるライフステージや家族構造への移行をなす際の問題が生じることになる。この移行のストレスによってつくり出される変化と不和は、葛藤的で発達的に不適切な要求を思春期の若者に突きつけ、抑うつを引き起こすことがある。

　このような思春期のクライエントの多くは、役割における不和が二次的な問題領域となっているので、治療には、移行をややこしくしている対人関係上の葛藤にまず焦点を当てて、二つの問題領域を統合することが含まれる。親子関係やその解消に関する親のやり方に困難が所在する傾向があるので、異なった戦略が必要とされる。治療における重要な相違のいくつかは本章で明らかにする。例えば、離婚の場面では、思春期の若者は、養育権協定の遵守に関する親の問題に巻き込まれるかもしれない。押しつけられているそのような問題に本人が責任を感じる場面を探索することは重要である。養育権をもつ親が無力感を感じているとき、子どもは味方になる必要性を感じるかもしれないが、同時にその子どもにとって、それはとてもストレスフルで、楽しくない役割であることに気づくだろう。このような状況では、子どもが家族の調停者や伝言係の役割から解放され、そういうことは両親が自分たちで解決すべき問題であるのだと子どもを安心させられ

るように、治療者が両親を励ます必要がある。

役割の移行の問題を診断する

　対人関係の歴史とライフイベントを見直した結果、ある種の社会的出来事や役割を変化させる出来事と同時にうつ病が発症したと考えられるとき、治療者は役割の移行を問題領域として診断する。クライエントの抑うつが、家族構造の変化によって引き起こされる家族ストレス（例えば、ひとり親家族またはステップファミリーになること）やストレスの大きいライフイベント（例えば、養育権に関する合意が遵守されないこと）の結果であると思われるとき、家族構造の変化に特有の移行が治療の標的とされる。構造の変化は数年前に起きていたが、親との接触が増加または減少したために、最近になって問題が生じてきたということもある。クライエントはそのような出来事が自尊心を低下させ、社会的機能を損なっていると同定できることが多い。予期される移行の性質についての情報を得るために、治療者は以下のように質問することがある。

　　○○○○［卒業、最初の恋愛、最初の仕事など］は、あなたにとってどうでしたか。あなたが予想していたのと違いましたか。どう感じましたか。人生が変わりましたか。どう変わりましたか。そのような変化についてどう感じましたか。大切な人たちは変わりましたか。どんなふうに変わりましたか。○○○○［学生、労働者、彼氏／彼女］としての新しい役割はどうですか。お母さんはあなたの変化にどのように反応しましたか。お父さん、兄弟姉妹はどうでしたか。

　思春期の若者において、役割の移行は家族に影響し、家族に影響される。子どもにしたのと同様に、移行について親に尋ねることは重要である。それゆえ、治療者は以下のように質問することがある。

　　あなたが息子さん（娘さん）に起きていると思う変化について話してください。その変化は心地良いものですか。その変化のどのようなところが好ましく、ど

のようなところがいやですか。あなたが息子さん（娘さん）に起きて欲しかった変化や息子さん（娘さん）に起きることはないだろうと思っていた新しい責任はありますか。息子さん（娘さん）が○○○○［より自立的になる、家から離れてより多くの時間を過ごす、彼女（彼氏）ができる、初めて仕事に就く］ことについてどう感じますか。何を心配していますか。それらの変化は息子さん（娘さん）や他の家族とあなたの関係にどのように影響しましたか。

　時には、家族における子どもの役割が思春期になって変化したことを受け入れることが難しい家族もいる。受け入れないことにより思春期の若者に抑うつを引き起こすこともある。一方で、例えば、子ども自身が準備ができたと感じていないのに登校を強制するなど、余裕をもって達成できる以上のスピードで移行を成し遂げるように家族が思春期の若者にプレッシャーをかけることもある。

役割の移行を治療する

　通常の移行、家族構造の変化に特有の移行といったふうに、異なった型の役割の移行に関連したうつ病の治療によく見られる目標と戦略がある。治療の主たる目標は、(1) クライエントが古い役割を捨てて、新しい役割を受け入れられるように助けること、(2) クライエントが新しい役割をうまく果たせているという達成感や有能感を発展させることである（表11.1参照）。移行としての家族構造の変化を治療するときの目標は、通常の移行とほとんど同じであるが、新旧の家族構

表11.1　役割の移行における目標と戦略の要約

目標	・古い役割を捨てて新しい役割を受け入れる
	・新しい役割をうまくこなせているという感覚を発展させる
戦略	・移行についての教育
	・新旧の役割を見直す：感情と期待
	・ソーシャルスキルを評価して発展させる
	・ソーシャルサポートを育てる

造と関連したクライエントの役割、それらの構造で生じた対人関係の葛藤に焦点づけるという点で異なる。どちらの型の移行の治療目標を達成するためにも、治療者は多くの戦略を使う。そのいくつかは以下の症例で述べられている。

〈症例〉
　サリーは大うつ病を患っている14歳の女性である。彼女の抑うつ症状は、彼女が中学校を卒業して高校に入学したと同時に出現した。中学校では彼女は優等生で、小さな友人グループと時間を過ごすことがもっぱらであった。彼女は学校で一つか二つの課外活動に参加していたが、たいていは授業が終わると家に帰って、妹と過ごしていた。サリーが治療にやって来たのは高校1年生の中頃であった。彼女はもはや勉強についていけず、友人からも距離を置くようになっていた。彼女は調子が悪いと訴えて、しばしば早退したり欠席していた。彼女は友人や同級生にはもうなじめないと感じていると述べた。彼女は周りが自分の嫌いなふうにどんどんと変わってしまったと感じていた。治療者の目標は、サリーは中学のどこが好きだったのか、高校で何が失われたのか、高校でより快適に過ごすために何が必要かを探索することであった。新旧の役割のポジティヴな面とネガティヴな面を見直すこと、新しい役割でより有能さを感じるために必要なスキルを同定すること、新しいソーシャルスキル、コミュニケーションスキルの改善、新しい問題解決スキルを練習すること、といった複数の戦略を治療者は用いた。サリーと治療者は、高校でありがちないくつかの対人的な場面で必要なスキルをロールプレイし、サリーは同級生たちに対してより自信をもてるようになった。ある特定の遊びが好きか嫌いか、それに喜んで参加できるかどうかといったことについて、より明確に自信をもって自分の意見を伝える方法を練習した。

　上に例示されるように、サリーは中学生としての過去の役割を失ったことを嘆き、高校に移ってから生じた困難が何であるかを同定する必要があった。こうすることで、サリーは快適だった過去の役割に関連した感情を再検討して、移行に問題を生じさせた新しい役割に関連した恐怖を表現する必要があった。彼女の困難は、感情を両親や友人に話し、移行期間に援助を得ることをためらうことから

生じていた。家族構造の変化に特有の移行と同様に、一般的な移行を取り扱う戦略については、次節でより詳細に述べる。

戦略1　クライエントと親に移行についての教育をする

一般的な移行

　移行の影響、および移行とクライエントの抑うつ症状の関連について教育し続けることが、中期に入ってしばらくは重要である。クライエントの正常発達について、そのような課題がクライエントに引き起こしうる感情について、そしてその感情に対処する方法について、親を教育しなければならないことがある。治療者は個別のセッションで親に会って、以下のように伝えるかもしれない。

> 　お子さんは成長し、新たな経験をしています。あなたがこの変化の重要性を認識し、お子さんを誇りに思ったとしても、親にとって、子どもが成長して離れていくのを見るのはつらいことかもしれません。娘さんに新しい経験をさせることで、不快に思ったことはありますか。何が心配でしたか。お子さんの変化に対して、ある種の悲しみや喪失感をあなたは感じたかもしれません。キャシーは自分の変化をあなたが支えてくれているという感覚を必要としていますが、基本的にはあなたがこの変化を望んでいるということが分かっていれば、彼女があなたの悲しみに気づいたとしても大丈夫です。キャシーは、あなたの支えを得て、彼女のためにあなたがそこにいるのだということを知る必要があります。進歩を支持され、許されているという感覚がなければ、キャシーは移行を進めることに葛藤を感じて、抑うつ感が生じるでしょう。

　治療者は親の教育に際して、家族における文化的な差異を尊重し、注意を払うべきである。家族システムのなかで役割の移行に折り合いをつけていく過程では、歩み寄り、すなわち、親が子どもの視点を理解できるように助けること、そして多くの場合、クライエントが両親の視点をより理解しやすくなるように助けることが重要である。妥協点を探すのを助ける際に、文化的文脈と望ましいとさ

れる行動に治療者は留意しなければならない。治療者は効果的なコミュニケーションを促進することで、家族が家族の文化的枠組みを傷つけることなく、クライエントの症状や機能の改善に結びつくような妥協点を見いだそうとするのを助ける。例えば、

> ある少女は、決して両親の制限を破るようなことをしてはならないと文化的に期待されていると感じていたために、両親からの分離、友人と遊ぶことが非常に難しくなっていた。彼女は、放課後に友人と遊ぶことは、その年齢としては普通のことだと理解はしていたが、一方で、両親が生まれた文化では、家族から仲間に活動の中心を移すことは制限されていて、そのような遊びに参加することは許されなかった。彼女は、両親に制限を課されることでみじめな気持ちになり、ダンスや映画のような楽しい遊びに参加できなくなっていることをあえて気にしないようにしていた。この症例では、両親が正常な役割の移行を受け入れられないために正常に発達できず、抑うつ的となっていた。しかし、治療者は、両親の立場を文化的文脈で理解する必要があった。治療者は両親と会って、彼らの恐怖を理解し、正常なクライエントは親から分離個体化することについて、彼らの出身文化とは異なる米国での文化的標準について、心理教育を行うことで、クライエントだけでなく、彼らの心配についても取り扱った。
>
> クライエントと両親の双方の心配ごと、および両親の期待の文化的文脈といった知識によって治療者は武装しながら、両者の視点の重要性を認めたうえで徐々に妥協していくように家族を援助していった。この症例では、家族は門限に関する指針を定めることで、娘がそのような遊びに参加することを許せるようになった。

このようなやりとりの前に、治療者はクライエントに以下のように尋ねるべきである。

> そういった遊びにあなたが興味をもっていることについて、ご両親はどのよ

うに感じていますか。ご両親が懸念を示してあなたが参加するのを制限したとき、どう感じましたか。彼らに何を言いましたか。放課後に他の学生がたむろしているのを見て、どう感じましたか。親に愛情をもっていたとしても、彼らはあなたを不幸な気持ちにするような決定を下すことがあります。ご両親を愛していて、でも腹を立てることがあって、それでいいのです。理想を言うならば、ある遊びをしたいと言ったとき、ご両親にどう言って欲しかったのですか。親をどうにかしてしまいたい気持ちになることがありますか。他にはどんなふうに感じますか。怒りを感じることや親に反抗したいと思うことについて、罪悪感を感じますか。

　クライエントが好ましくない行動をとろうとしている状況では、治療者は、クライエントと親の双方とそれらの行動について話し合う。社会的により受け入れられやすい行動のガイドラインについて話し合わなければならない。交渉のために必要な準備作業として、クライエントが親に自分に対してどのように行動してもらうことを期待しているのか明らかにすること、適切かつ安全な行動についてクライエントを教育すること、クライエントが抱いている自分自身の行動に対する誤った認識を訂正すること、クライエントと親の両方が受け入れられる活動を見つけられるように彼らを援助すること、が含まれる。この一連のやりとりは、クライエント単独の面接にも親との合同セッションにもある。

　治療者　午前3時まで公園でたむろしているとか、あなたは危険なことをしているように思えますが、ご両親が心配していることは理解できますか。
　クライエント　うん、でも友達も、他の子もそこにいるから。親がやたらとたくさんルールをつくるのはなぜなのか分からない。
　治療者　ご両親がルールをつくる理由を理解し、あなたがどのようにそれに応えられるかを考えることが大切です。ご両親のルールの目的が何か、分かりますか。
　クライエント　ぼくが無事だということを確かめたくて、ぼくに楽しい時間をもたせないようにしているのだと思います。

治療者　では、あなたの目的は何ですか。

クライエント　友達と同じように楽しみたい。

治療者　私は、あなたのご両親が、あなたの楽しみを奪おうとしているとは思いません。問題は、あなたの安全についてのご両親の心配を尊重しつつ、あなたが友達と一緒に楽しく過ごせる方法を見つけ出すことではないでしょうか。公園に一晩中いることは安全ではありません[*23]。安全に関するご両親の心配にも配慮しつつ、あなたが楽しめる活動はないものでしょうか。

家族ではなく友人とより多くの時間を過ごすことを望み、門限の延長を希望し、自分に関する情報を家族から隠そうとする、といった思春期の発達上の変化を受け入れることが難しい親もいる。どんな行動を受け入れるべきで、どんな行動を心配するべきかが理解できるように、思春期の若者にとって何が普通の行動なのか、親は教育される必要がある。治療者は親に以下のように伝えてもよい。

> あなたには受けとめがたい変化を娘さんは経験しています。これは成長の一部であり、まったく正常なものです。こういった変化は、キャシーがあなたを愛しておらず、家族をまったく気にかけていないということを意味しているわけではありません。子どもたちは怒りをもって反応したり、家族から離れようとすることがあります。なぜなら、家族を非常に愛していて、そうすることが自立する唯一の方法であるからです。あなたがキャシーと同じくらいの年頃だったとき、何を感じて、何を望んでいたかを思い出せますか。ええ、キャシーは同じようなことを経験していて、あなたがこの変化を温かく見守っているのだと感じることを必要としています。あなたはお子さんに人生や価値観に関する考えを伝えてきていて、それはすでに彼女の一部となっています。キャシーがあなたからよく学んできたのだ、とあなたは彼女を信じる必要があります。

治療者は、家族の関心や恐怖を評価し、それらを正当化し、適切な文脈の中に据えなければならない。親自身の経験を思い出してもらうこと[*24]は、彼らが子どもに感情移入できるような助けとなるかもしれない。

家族構造の変化に特有の移行

心理教育は、この特有の移行の治療においても、一般的な移行と本質的には同様の方法で進められる。クライエントと両親が抑うつと家族構造の変化の関連を認識し、理解するのを助けることが心理教育の焦点となる。この作業により両親が去ったこと、または両親の別居や離婚が本当に重大な人生の危機であったと認めることである。養育権をもつ親、もたない親、生みの親、義理の親といった親や親代わりの人物すべてに対して、彼ら・彼女らの葛藤的な行動がクライエントに与えた影響について教育することに特に力点を置く。生じた変化と、親、クライエント、親代わりの人物の複雑な関係について、出来る限り多くの視点を得ることが重要である。多くの場合、治療の効果は、家族システムの親ユニット内で意味のある変化を促進できるかどうかに依存している。

戦略2　古い役割と新しい役割を見直す

一般的な移行

クライエントの古い役割を評価する作業は、対人関係の欠如や悲哀反応を治療するときに使われる戦略、つまり、関係のポジティヴな面とネガティヴな面を再評価する作業と似ている。再評価の作業によって、クライエントは古い役割についてより現実的に考える視点が発展するようになる。これにより、古い役割に関する理想化された見方を捨て、それを失ったことを嘆き、新しい役割のイメージを受け入れ始めることが可能となる。治療者は、予期されるものや挑んでいかなければならないものに関連した恐怖、古い役割の喪失に対する悲しみ、予期せぬ変化への怒り、変化が望んでいたよりも限定されていたことに対する失望といった、変化に関する感情を引き出さなければならない。移行がクライエントにとって何を意味しているのかをより深く理解するために、治療者は以下のように言うかもしれない。

> 変化について満足していたとしても、快適な居場所を失ったときに喪失感を覚えることがあります。あなたの人生で変化が起きたとき、どのように感じま

したか。何を心配していましたか。自分に対して？　親に対して？　友達に対して？

変化に対するクライエントと親の双方の反応を考慮することが重要である。多くの場合、両方の反応が組み合わさって、それが最終的にクライエントの困難に結びつく。このことを以下の例に示す。

〈症例〉
ペイジは、社交的ニーズを親に依存することから、より自立して友達と多くの時間を過ごすように変わりつつあったが、そのせいで親との間がうまくいかなくなっていた。彼女は自分の変化を親が支持してくれていないと感じ、自己主張したり、学校での課外活動に参加するときに罪悪感を感じていた。年齢相応の行動は何かという親の考えに対抗していることも後ろめたかった。また、彼女は自己イメージに関する心配を打ち明け、課外活動に参加しても受け入れられなかったらどうしようかと拒絶を恐れていた。つまり、親が彼女の自立を妨げているだけでなく、彼女自身も仲間との活動に参加して拒絶の危険にさらされることを恐れていたのである。

治療者は、親と話し合うための適切な妥協点を見つけ出す前に、ペイジの社交に関する不安をまず取り扱い、仲間との活動に参加していくのに不可欠なソーシャルスキルについて検討する必要があった。

家族構造の変化に特有の移行
離婚、再婚、養育放棄といった家族構造の変化に関連したストレスを取り扱うとき、社会的役割に関する期待を再検討することは重要である。一般的な移行とは対照的に、さまざまな理想の親像に関連したさまざまな期待の層がある。結果として、治療者は、(1) クライエントに期待をもっている重要な大人をすべて同定し、(2) それぞれの関係に対するクライエントのさまざまな期待を同定し、(3) クライエントへの期待について共同的に合意を形成する大人たちの能力を評価

し、(4) 失われた関係や、関係の重大な変化に関するクライエントの感情を探索し、それらを解決せねばならない。家族構造の変化に特有の移行を克服する際には、関係への期待を探索していくことを中心としなければならない。クライエントの拒絶感、以前の家族に対する喪失感、壊れた家族関係に対してクライエントが抱いている罪悪感、親との関係のなかでクライエントが演じてきた役割に関するクライエント自身の期待の変化（例えば、両親を再び結びつける、見捨てた親に復讐する）について、治療者は取り扱う。

　治療者とクライエントは、それぞれの親が子どもとの関係から何を得たいのかを明確にする必要がある。養育権をもたない親が、クライエントと時々会う関係を維持しようとしている状況では、その親にクライエントとの合同セッションに来てもらうのが理想的である。治療者は、クライエントの期待をはっきりさせて、新しい関係へ移行できるよう手助けしたり、いつでも会えるような関係が失われてしまったことをクライエントが嘆くことができるように手伝うことができる。治療者は、クライエントに以下のように言う。

　　お父さん（またはお母さん）と会える回数が少なくなることについてどう思いますか。定期的に会えないことについてどう思いますか。あなた方の関係はどう変わりましたか。話し方はどうですか。関係のどこが変わったのを残念に思いますか。関係のどこを楽しめていますか。もしそれが可能だとすると、お父さん（またはお母さん）とどんな関係でいたいと思いますか。あなた方がどれぐらいの時間一緒にいるかということについて、誰が決めていますか。この訪問スケジュールをどのように感じているのか、本当はどうしたいのか、誰かに話したことはありますか。

　セッションでは、まったく、または時々しか会わないことになった親との関係がどのようであったらよいとクライエントが願っているのかといったことについて探索してもよい。治療者は、見捨てられ感や喪失感から抜け出して、信頼できてお互いに親密になれる可能性を伴う関係へ移ることができるようにクライエントを助ける。その親にはそれが不可能な場合、治療者は、養育権をもつ親を関

わらせて、不在の伴侶が期待していることをはっきりさせ、クライエントがその親に対して抱いている期待をより現実的なものにするよう働きかけてもよい。治療者は、養育権をもつ親が、子どもがもう一人の親とどのような関係をもつことができるか、もつべきであるかといったことについてどう考えているか、理解する必要がある。重要なのはクライエントと養育権をもたない親の関係が、養育権をもつ親が別れた配偶者に対して抱いている感情に影響されていないかどうか考慮することである。

　また治療者は、親と会えなくなるのはずっと続くのか、それとも一時的なのかをはっきりさせなければならない。養育権をもたない親が、時おり連絡をとることすらできず、ずっと会えなくなると考えられるなら、主な作業は、その関係について現実的な評価を行い（すなわち、その親が家族のなかで活動的な役割をもはや果たさないかもしれないことをクライエントが受けとめるのを援助する）、そして、望んでいたような関係が失われてしまったことを嘆くことである。もし会えなくなるのが一時的なものであるなら、親と再会したときに起きうる反応について話し合うことが重要である。クライエントは親と一緒に出会うことになるかもしれないさまざまな状況に対して準備すべきである。治療者は以下のように尋ねる。

> 　お母さん（またはお父さん）が数か月か1年ぐらいして帰ってきて、あなたとまた関わりたいと望んだとしたら、どのように感じると思いますか。お母さん（お父さん）に何を伝えたいと思いますか。あなたは何を心配すると思いますか。お母さん（お父さん）に会ったら何をしたいですか。

　話し合いの焦点は、親に戻ってきて欲しいという願いと、また親を失ってしまうかもしれないという恐怖とに折り合いをつけることである。

　クライエントと養育権をもつ親の関係が変化したこと、時には、離婚や別居によってその親の役割に気づいてしまうことが、このような家族構造の変化でストレッサーとなる。治療者は以下のように尋ねる。

> 　現在同居しておられるお母さん（またはお父さん）とあなたはどんな関係ですか。

その関係をどこか変えたいですか。どのように変えたいですか。お父さん（またはお母さん）が家を出て行ったことで、お母さん（お父さん）を責めたことはありますか。そうだとしたら、お母さん（お父さん）が、あなたとお父さん（お母さん）が別居することになったことに関わっていることについてどのように思いますか。他に別居の原因になった人がいると思いますか。それはどうしてですか。

　家族に起きたことの責任について、誤解や正しくない思い込みがあれば、それが明らかになるようにすることが重要である。特に物質乱用容疑をかけられていたり、投獄された、といった状況では、親がなぜいなくなったのか、その理由を知らないというのはよくあることである。クライエントが誤った自己非難を自分に向けたり、残っている親に不当な怒りを向けるのをやめさせるために、いなくなってしまった理由をクライエントに伝える適切な方法を、治療者と親は協力して見つけ出さねばならない。クライエントが本当のことを聞いて抱く感情について扱うほうが、うっかり誰かから本当のことを聞いてしまうのではないか、とか、別居や離婚の責任について誤った考えをもつのではないか、といったことを心配するよりもましなのだと、治療者は親を安心させる必要がある。いなくなった理由が投獄や薬物の問題であれば、クライエントは意気消沈したり、汚辱を受けたように感じるので、そのような不祥事に関連して生じる感情を治療者と親は取り扱わねばならない（Lowenstein 1986）。この治療作業の目標は、親がいずれ帰ってくることに対して、クライエントが心理的な準備ができるようにすることにある。

　ステップファミリーという状況においても、役割の期待を明確化することは重要である。この状況は、家族全員にとって、独特の難しさがある。役割と責任（例えば、誰がしつけ役になるのか）について話し合われていることはほとんどない。養育権をもつ親、もたない親、義理の親といったふうに、親の立場にある人物がたくさんいることも多い。それぞれの関係に関する期待と感情は、移行の困難さを解決するためにはっきりさせる必要がある。

戦略3　ソーシャルスキルを評価して発展させる

一般的な移行

　スキル不足の二次的な問題として、自信を失っていることが役割の移行を難しくしていることが多い。クライエントは必要なスキルをもっていないかもしれないし、効果的なスキルの使用を妨げるような恐怖や非現実的な役割期待を抱いているかもしれない。治療者は、クライエントがその社会的役割をうまく果たすためにはどのスキルが必要なのか評価できるように助けるべきである。その評価が現実的なのかどうかを一緒に評価し、必要だとされたスキル、クライエントが実際にもっているスキル、クライエントが獲得したいと思っているスキルを比較することができる。重要なのは、新しい役割を果たすための自らの能力を過大評価しているのか、それとも過小評価しているのかを明らかにすることである。大学に適応したり、新しい仕事を探すといったいくつかのスキルはすでに実用的な水準かもしれないし、誰かをデートに誘うのに必要な自信やコミュニケーションスキルは、まだまだかもしれない。

　社会的役割を演じることは、成功するかどうかといった不安から悪影響を受けることが多い。そのような不安を和らげるために、治療者とクライエントは、安全な治療関係のなかで練習して、不安に関連した難しい状況と、その状況をなんとかするための問題解決法をロールプレイすることができる。治療者は以下のように尋ねる。

　　他の人より苦手だと思う状況はありますか。それは何ですか。その状況で何が難しいと感じますか。よく知らない人に話しかけるのは難しいですか。何かをするのに助けがいるとき、誰かに助けを求めますか。それとも一人でがんばりますか。望んだように進まずにがっかりしてしまうような状況はありますか。人と話し始めるのは難しいですか。落ち着かなくなる原因は何ですか。この状況［最初のデート、最初の仕事など］で何が起こることを心配していますか。それが起きたらどのように感じますか。どうすれば、何を言えば、その状況でもっと楽に感じられますか。

新しい役割に関するステレオタイプ的な思い込みがあり、それにクライエントがしがみついていると、移行はより困難なものになる。このような思い込みは、仲間との話や、同じ役割にある個人を観察して同一化した結果であるかもしれない。治療者の仕事は、同じような移行を経験した人を一緒に見つけ出してクライエントの思考の幅を拡げ、その人たちがその状況を克服するために使ったスキルについて話し合うことである。例えば、ベスは大うつ病を患った15歳の女性であった。彼女の場合、新しい共学の学校に移ったこと、男性の友達をつくるのが難しいことが、大うつ病の誘因であった。転校前は、彼女は女子校に通っていた。彼女はクラスの男子生徒との関係にかなり苦労し、落ち着かず、居心地悪く感じていた。彼女は、他の女子が男子とうまくやっているのがうらやましかった。彼女は、同じ年頃の男の子は巧みに誘惑しようとするので、常に警戒していなければならないと母親から教えられていたが、他の女子生徒たちがそのように感じているとは彼女には思えなかった。彼女は、他の女子と同じように男子と仲良くなって、楽しく過ごせるようになりたかった。治療者は、彼女の心配ごとに注意を向け、彼女が新しい学校で楽しく過ごせるようになるために必要なスキルが何かを理解しようとして、こう言った。

> 　学校の外で知っている男の子たちとあなたの関係はどんな感じですか。あなたが彼らと一緒にいるときはどんな気持ちですか。学校で男子や女子の集団のなかにいるとどんな気持ちですか。びくびくするようになったのはいつですか。会話を始められますか。男の子が話しかけようと近づいてきたらどのように感じますか。クラスのよく知らない女の子に話しかけようとするのとは違った感じですか。どうしたらもっと自信をもてますか。

　治療者は、新しい学校で男子や女子とやりとりをする際により自信をもてるようになるためには、どんなスキルが必要となるのかをクライエントが認識できるよう助ける。クライエントは、この新しい状況で生じてくる感情、そしてそれらをましなものにするために自分には何ができるのかを確認する。治療者は、クライエントがこの移行に取り組むために身につける必要がある能力の構成要

素を同定することを目的として、クライエントが治療の場に持ち込んでくるスキルと力に焦点を当てる。女子と話しているときの彼女が発揮している優れたスキルと、男子と話すのに必要なスキルの類似点を引き出すと、彼女がすでにもっている力を基礎として発展させていくのが容易になる。

家族構造の変化に特有の移行

このタイプの移行にあるクライエントの治療において最も大切なスキルは、コミュニケーションと交渉のスキルである。親や親代わりの人物全員に対して効果的に感情を伝えることを学ぶと、この家族構造において決して避けられない試練が生じたときであっても、クライエントは確実な対処ができるようになる。親が病を患っていたり怪我をしている状況では、家族の機能の仕方が変化し、突発的な状況に対して手助けをするために家族システムに入ってくる別の大人と交渉をしていく準備がおそらく必要である。家族関係の問題に対するさまざまな選択肢や解決方法を一緒に考え出したり、それらを評価することを通じて、治療者はクライエントを助ける。例えば、ひとり親家族では、治療者はクライエントに以下のように伝える。

> お母さん（またはお父さん）と週末だけしか会えないと分かりましたが、お母さん（お父さん）と会ったときにすることについて、どんな取り決めをしたいですか。その取り決めがどの程度うまくいくと思いますか。どのような困難があるでしょうか。この計画のどこが気に入っていますか。この取り決めを○○［養育権をもつ親］がどの程度承知すると思いますか。○○［養育権をもつ親］との関係ではどのように感じていますか。もう一人の親御さんとの関係であなたが望んでいるものを犠牲にせずに、この関係で感じている気持ちをましなものにするのをどうやって手伝えるでしょうか。考えるべき他の可能性はありませんか。計画がうまくいけばどんな気持ちになるでしょうか。お母さん（お父さん）にこの計画をどのように伝えますか。

治療者は、クライエントがその解決策を他の人に提示する前に、関係者全員の

視点に立たせて、それを評価させる。その提案については、親の参加するセッションで話し合うこともできるが、家でクライエント自身が親と話し合うのでもよい。次の週には、クライエントは治療者との個人セッション、あるいは親を交えた合同セッションで、コミュニケーションが失敗または成功した理由を話し合うことができる。明確化から交渉の段階へ移るにつれて、症状は減少する傾向があり、クライエントは安堵感を経験することが多い。

〈症例〉

サムは16歳の男性で、母一人、子一人で住んでいた。両親は8歳のときに離婚していた。彼は大うつ病を患っていた。彼が言うには、養育費と面接交渉権のことで両親が争うようになってから、毎日気分が落ち込み、しばしば泣き、死のうと考え、寝つきが悪く、夜中に何度も目を覚まし、倦怠感を感じ、授業で集中するのが難しくなっていた。同定された問題領域は役割の移行であり、家族構造の変化に特有のものであった。

サムが言うには、彼は父親の訪問がつらかった。まずサムは父親が養育費を出していないことを知っていたし、それに加えて、父親は訪問したときにサムが自分と一緒にいることを望み、サムと友人との予定をすべてキャンセルさせたからである。それは前もって連絡していないときでもそうだった。彼が予定をキャンセルするのを嫌がると、父親は「お母さんのようにはお父さんを愛していないのか」とか「お父さんより友達といるのがいいんだな」などと言った。また、一緒に過ごしているとき、父親はサムを小さな子どものように扱い、取っ組み合いをしようとしたりした。

サムは父親の援助がないために母親が経済的な悩みを抱えていることを知っていた。夜中に電話で二人が罵り合っていることも彼は知っていた。だから、サムが父親と会ったときに、父親が自分自身のためや父親の友達のためにお金を使っているのを見たら、父親への怒りを抑えられずに言い争いになるかもしれなかった。こういったストレスのせいでも、母親が抑うつ的になるとサムには分かっていた。彼は父親に支払いをしてくれるよう説得を始め、父親にそんな身勝手な振る舞いはやめてくれと話していた。しかし、彼は抑うつ的となり、この関係に対

して怒りを感じ、父親が経済的援助をしたがらないのは、父親が本当は自分のことなど気にかけていないからだと感じるようになった。サムは、父親が彼を仲介者として母親にメッセージを伝えようとするのもいやだった。

　治療者は、サムが自分の気持ちを表現できるように手助けすることから始めた。生活や面会の取り決め、二人の親の関係にとらわれた感情、そして、父親の助けを求めており、父親が彼にとって大切な人だということを伝えたいという気持ちが表現された。父親は治療に参加するのを拒絶したので、サムと治療者は、セッション内で、自分をどのように扱って欲しいのかを父親に伝える練習をした。同時に、母親との合同セッションでは、母親は治療者に助けられながら、サム自身や母親のためにサムがしてくれていた努力を高く評価する一方で、父親からお金を引き出すのはもう彼の仕事ではないとサムに話した。母親はサムと父親の関係についての彼女自身の感情を話し合うことができ、父親との関係をどのようにしていくかについては自分自身で選択したい、というサムの希望を聞くことができた。母親の許可を得て、サムは父親と面会について再交渉し、友人といることの大切さを伝えることにした。サムは、面会の日時を事前に決めて欲しいこと、友人とのスポーツや他の活動を邪魔されたくないことについて、父親と話し合った。親子関係で生じたいくつかの問題について交渉していくという前向きな行動によって、抑うつ症状は減少していった。

　この症例では、母親がクライエントの代わりに調停役になることができなければ、もはや自分にはこの役割を果たすことはできない、母親が経済的合意を取りつけるまでは、父親の金銭的支援なしで生活していく計画を立てなければならない、とクライエントが母親に伝えることを治療者は手助けする必要があっただろう。家族構造が変化した後に生じた新しい役割は、まったく望んだものではないことがある。このような場合、役割から解放されて、別の選択肢を探すことが目標となる。養育権をもつ親、もたない親、それぞれとの関係に対する期待をクライエントが最初から明確にできるのなら、交渉はうまくいく傾向がある。家族の役割について将来にわたって話し合えるように、治療者は、養育権をもつ親とクライエントが継続的に話し合っていくよう促すべきである。

第11章　役割の移行　175

戦略4　移行へのソーシャルサポートを育てる

一般的な移行

　家族や友人からのサポートがあることは、役割の移行が成功する重要な要素である。クライエントが新しい愛着を形成することに不安を感じているとき、魅力的で明白な社会的報酬があれば、新しい役割はより魅力的に見えるだろう。クライエントは不安の源となるものを同定し、新しい関係と状況のことを予想したときにしばしば生じる不安を和らげるスキルを練習する必要がある。この種の不安は、高校への移行で起こりやすい。中学校ではうまくいっていたかもしれないが、学校の規模が大きくなり、やらないといけないことが増え、学友や教師が変化すると、クライエントは新しい環境への準備ができていないように感じることがある。新しい社会的集団に受け入れられることを望んでいたとしても、クライエントは新しい友人をつくり、学校行事に参加することを恐れるかもしれない。クライエントが興味のある課外活動に参加して、練習したスキルを使い、他の生徒と仲良くなるように治療者は提案してもよい。抑うつ的なクライエントは、興味を喪失しており、以前は楽しかった活動から遠ざかり、友人をつくる機会を失っていることが多いので、こういった行動は重要な作業となる。新しい機会をつくり出すのを助けるために、治療者は以下のように尋ねる。

　　学校や地域で楽しめている活動はありますか。放課後、どんなことをして遊んでいますか。他の人と一緒に何かをしたり、同じ興味をもっている人たちと会える部活や授業はありますか。友情を育んだり、日常生活の良いこと、悪いことを話せる誰かを得るためのきっかけとして、同じ興味をもった人に会うのは時として楽しいことです。こういった活動に参加して居心地の良さを感じますか。何になら参加できそうだと感じていますか。

　ここでもまた、ロールプレイは、クライエントが新しい活動に参加したり、新しい友人と関わるのを促進するために効果的な技法となることが多い。クライエントが治療場面外のやりとりで成功する可能性を高めるために必要なスキルがあ

家族構造の変化に特有の移行

ソーシャルサポートが増えることは、このタイプの移行に対処しようとするクライエントにとって重要である。治療経過に伴って、家族関係の質が改善したとしても、しっくりこない部分があるかもしれないし、クライエントが他のサポート源を必要とする場合や、彼らの存在によって利益を得られる場合もある。身近な家族以外に支持的な関係のネットワークを構築して、さらなるサポートとして働かせることで、近い将来、家族ストレスや移行に直面した際に、クライエントの回復力が高まることになる。

最後に

社会的役割や家族構造の変化に関して抱いていた非現実的な期待が移行を望まぬものや脅威的なものにしていたので、それを修正することによって、クライエントが新しい役割を受け入れる覚悟をもち、自分には選択肢があると感じ、自信をもつことが、移行の問題を治療する際のIPT-Aの目標である。古い役割が失われることについての感情を表現し、混乱や新しい役割への両価的な気持ちを明確化することが戦略となる。移行に関する不安や悲しみを取り扱うことによって、クライエントは移行を受け入れる情緒的な準備をする。コミュニケーションと交渉のスキルを学ぶことは、新しい関係を構築し、今ある関係を改善する基礎となる。次の症例は、クライエントの役割の移行への適応を改善するために、しばしばクライエントと親の両方に行う必要がある作業を示している。

症例提示——パム

パムは13歳の女性で、抑うつ気分、イライラ、涙もろさ、入眠困難と中途覚醒、倦怠感、食思不振、集中力低下、学業不振、頻回の頭痛を訴えて受診した。彼女は一人っ子で、両親は幼児期に離婚していた。パムはノースカロライナ州で8歳

まで母親と同居し、その後、父親と同居するためにニュージャージー州に移った。今でも夏の間は母親と過ごしている。昨年父親は再婚し、すぐに異母妹が生まれた。治療に来たとき、彼女は義母、父親、異母妹と同居していた。パムの抑うつは、彼女と義母の衝突が増すにつれて悪化した。彼らは、家の雑用をすること、父親とパムの関係、父親と二人で過ごしたいというパムの願望をめぐって対立していた。口論を避けて、彼女は一人で部屋にこもることが多くなっていた。

◆初期（第1回〜第4回）

パムは義母が好きではなかった。パムは義母のことを、話し方が好きではなく、非常に批判的で、非難してばかりだと表現した。義母がどこかへ行ってしまえばいいのに、とパムは考えていた。自分と父親との関係を邪魔することができると考えているなら、あの人は頭がおかしいんだ、とパムは話した。パムは義母がいつも金切り声を上げ、父親をこき下ろし、こき使っていると感じていて、義母と父親の関係のあり方についても好きではなかった。父の娘という立場から、新しい家族と父親を分け合わなければならない義理の娘という立場への移行にパムが困難を抱えていることは明白だった。この時点ではっきりしなかったのは、義母への反感が、父親を分け合うことが困難であることにどの程度影響されているかということと、義母を心の底から嫌っているのかどうかということであった。パムはこの移行が彼女にとっては困難であり、父親と二人だけならすべてうまくいくと考えていることを認めた。

◆中期（第5回〜第8回）

この時期の治療の焦点は、パムが移行に適応するのに使っていた戦略を検証し、より有用な戦略を同定することである。義母をもつことになんとかなじもうとしてきたことに関する思いや、新しい家族構造での彼女の役割に関する懸念を、パムは誰にも伝えていなかったことが明らかとなった。その代わりに、彼女は怒りで爆発するまですべてを自分のなかに抱え込んでいて、その爆発は、義母や父親との間の問題を悪化させただけだった。実母と彼女の関係がどうだったか、母親のもとを離れて父親のところへ来てどう感じたか、彼女を手放した母親

への感情、義母が来る前の父親との生活はどうだったかといったことについて、治療者と彼女は最初に話し合った。義母への感情を含めて、関係のどの部分が好きで、どの部分が嫌いかということについて、治療者と彼女は話し合った。次のステップは、家族における彼女の役割に関する期待や、義母が彼女と父親の関係に介入することに関する彼女の恐怖が現実的かどうかを吟味することであった。

　パムとの作業を進め、家族の状況をより理解するために、治療者は父親とも会って、再婚と新しい子どもの誕生に伴って生じた移行の問題に関する彼の認識について話し合った。移行に際するパムの問題の一部は、パムの養育における義母の役割、特にしつけやルールの設定の点で義母が権限をもつ部分について、父親と義母が話し合っていないことから生じていることが明らかとなった。パムの担う年齢相応の責任がどのようなものであるか、さぼったときにどんな罰が受け入れられるか、誰がしつけをするのか、父母はどのように家庭を機能させたいのかといったことを、父親と義母が明確化させることが必要であると治療者は父親に説明した。パムと義母の役割をはっきりさせないと、パムは移行の困難を経験し続けるだろう。

　父親が義母と交渉をしている間、治療者は、父親と二人で住んでいたときの古い役割から何を新しい家族状況に保ち続けることができるのかについて、パムが考えられるよう助けた。例えば、父親とパムの強い絆を保つために、毎週二人で特別な時間を過ごすという方法があった。彼らは新しい妹と彼女が楽しめそうなことを同定することもできた。それは義母にとっても助けとなり、パムが家で担う責任の一つとなる。移行のもつポジティヴな面を同定することによって、パムは怒りや悲しみをあまり感じずに、新しい役割におさまるのに前向きとなった。彼女は親に自分の気持ちを伝えることも学び、その結果、両親は彼女が必要としていることや、あるやり方で扱われたときの彼女の感じ方をよく理解することができた。パムは混乱したときに父親や義母に話したり、解決するように交渉を始める前に彼らの視点を聞くことができるように練習した。

◆**終結期**（第8回～第12回）
　父親と二人だけの特別な時間をなんとかつくり出し、パムと父の関係は新たな

形となった。自分自身はかけがえのない存在であるということを理解して、パムの気分は改善し始めた。パムの行動に関して両親がそれぞれの責任をはっきりさせたので、彼女は家族における新しい役割の大部分を受け入れ、与えられた役割の彼女が好まない側面について両親と話し合えるようになった。彼女は、家族のなかに確固とした居場所があり、再婚はしたが、父親と親密な関係を続けていけると感じられるようになったと語った。義母のことはまだ全然好きじゃないが、以前より平和な関係を築いていて、義母をあまりイライラさせないようにすることは可能だと彼女は思えるようになった。コミュニケーションスキルが改善されて、イライラやかんしゃくを起こすことはずいぶんと減り、集中できるようになり、学業成績、気分、睡眠、食欲は改善した。治療の終結にあたって、治療者とパムは、幼い妹への家族の関心の増大、そのような場合の対処法といった、この移行で生じうる他の問題についても話し合った。彼女は、家族関係で生じうる問題や変化に対処するために、治療で学んできた戦略（例えば、感情の表現、新しい状況のポジティヴな面とネガティヴな面の検討、期待の明確化）を応用できるようになった。

第12章
対人関係の欠如

❖❖❖

　対人関係の欠如とは、対人関係をうまく進めていくために必要なソーシャルスキルやコミュニケーションスキルが欠如していることを指している（Klerman et al. 1984; Weissman, Markowitz & Klerman 2000）。新しい関係を始められないこと、維持できないこと、自分の感情を言葉で表現できないこと、コミュニケーションを成立させるために他者から話を引き出すことが苦手なことが、その例として挙げられる。対人関係の欠如が抑うつの原因となっていたり、抑うつの結果として対人関係の欠如が生じている場合は、対人関係の欠如がIPT-Aの問題領域として選択される。

　対人関係質問項目を行うと、対人関係を開始したり維持するのが明らかに困難であるために、社会からひきこもっていたことがあることが分かることが多い。このような欠如は、抑うつエピソード以前から何らかの形で明らかとなっているが、抑うつによって増悪し、治療の場に現れたときにはより重症になっている。Erikson（1968）は、青年期（思春期）の最初の課題は、固有の同一性や自己感覚を確立することであるとしている。この課題では、自己の価値観、態度、目標を一通り確立するために、他者と相互作用する主体が必要となる。対人関係が欠如している結果、同年代の仲間集団、対人関係から孤立し、またそのような状況によって、同一性の形成が困難となり、抑うつ感、不適応感を引き起こす。

　抑うつのために社会的にひきこもったと考えられるときも、対人関係の欠如が問題領域として同定されるかもしれない。社会的ひきこもりは対人的スキルの発

達的な遅れを引き起こし、社会的関係を障害して、抑うつを非常に長びかせるかもしれない。Puig-Antich et al. (1985) は、児童において抑うつ症状が一過性のものであるとしても、随伴する対人的障害は、抑うつの改善後も続く傾向があることを見いだしている。対人関係の欠如が続くと、抑うつエピソードを経験しやすくなる。社会的ネットワークがより小さく、同年代の仲間と親密で良好な関係を築けない場合は、強いストレスがあるときでも情緒的、身体的な支援を受けることが少なく (Sandler et al. 1989)、うつ病のような困難を引き起こしやすい。

　社会的関係を確立することは、思春期の数多くある発達課題のなかでも中心的なものであるため、人生の他の時期に比べて、思春期に社会的に孤立することはより大きな問題となる。同年代の仲間たちのことが、思春期になると、社会的関心の中心となり、仲間関係を構築して維持することに困難を抱えることは、内在化症状や、その他の適応の失敗と関連する (Hussong 2000)。孤立することによって、適切な社会的行動の発達が遅れ、障害される。思春期の発達課題では、同年代の友人をつくり、課外活動に参加し、仲間集団の一員となり、デートをするようになり、排他的関係、職業、セクシュアリティを選ぶことを学ぶといったことが特に重要である (Hersen & Van Hasselt 1987)。思春期ではより幼い子どもに比べて、友人関係での自己開示や誠実さを重視する傾向がある (Furman & Buhrmester 1992)。社会的接触からひきこもると、年齢相応のソーシャルスキルを習得し、発展させることに失敗するかもしれない。対人関係の欠如を伴うクライエントは、このような課題を克服しにくいことに気づくだろう。

　対人関係療法は治療期間が限られているので、慢性的な対人関係の欠如よりも、主として現在の抑うつエピソードの結果として起きている対人関係の欠如を取り扱うのに適している。つまり、IPT-Aがあるクライエントの治療に適しているかどうかの指標は、対人関係の欠如が広汎的なものでも慢性的なものでもなく、抑うつや特定のストレッサーによって起きていることである。

対人関係の欠如の診断

　社会的にうまくいっている思春期の場合は、家族、友人、十分な数の知人と親

密な関係のネットワークを築いていて、学校でも居心地良く過ごしているのが普通である。対照的に、うまくいっていない場合は、関係が乏しかったり、関係が破綻していたり、関係に不安を抱えていたり、学校のような社会的状況で苦痛を感じている、といった生活史を報告する。すべての問題領域と同様、対人関係の欠如を問題領域として診断するためには、治療者は対人関係質問項目をすべてきちんと行わなければならない。クライエントの社会的機能の全体像を把握するために、過去の関係のポジティヴな面、ネガティヴな面について完全な評価を治療者は行う。治療の中期では、対人関係質問項目やその後のセッションで明らかになった対人関係のパターンや傾向に焦点を当てて、クライエントの抱える対人的な問題、その慢性度、その期間をさらに探索する。治療者はこの過程で以下のように質問する。

　あなたの親しい友達は誰ですか。いつ頃から友達ですか。どんなふうに会いますか。どうして○○さんと親しくなったのですか。どういう人が良い友達だと思いますか。うつになってから友達と一緒にいるのがしんどくなりましたか。どのように友人関係は終わりましたか。友達をつくることのどこが難しいですか。会話を始めるのはどうですか。友人関係を始めることは難しいですか。初めて会った後にどうしたらいいか分からなくなることはありますか。誰かのことをよく知るためにはどのようにしますか。友達と一緒にいると何が起きますか。どのように感じますか。うつになる前は友人や家族と一緒にいるのはどうでしたか。

治療者は最も新しい関係に焦点を当ててから、過去についての話し合いに進むべきである。

　今のあなたの友達や活動はどうやって見つけたのですか。彼らとの関係は最近すっかり変わってしまいましたか。それはどうしてですか。楽しくなくなりましたか、それとも楽しくなりましたか。現在の関係と過去の関係はどう違いますか。

関係を確認しながら、治療者は複数の関係で同じ問題、例えば関係を深めることの困難、関係を続けることの困難、が起きている証拠に注意を払うべきである。役割における不和や役割の移行の問題は、ある人との関係のみに限られるかもしれないが、対人関係の欠如は、他の問題領域とは異なり、クライエントの大半の対人関係において問題が起きていることが多い。

対人関係の欠如の治療における目標と戦略

対人関係の欠如に特有の治療目標は、社会的に孤立することを減らし、現在の関係およびこれからつくり上げる関係を改善することである（表12.1参照）。この目標を達成するためには、コミュニケーションスキルを改善し、クライエントの社会的な自信を高め、すでにある関係の質を改善し、満足できる関係の数を増やすことに焦点を当てた治療を行うことを通じて、治療者は対人関係の欠如を直接的に取り扱わなければならない。

この問題領域における目的を達成するために、複数の戦略が使われる。この治療の中期に適用することに留意しておくことは重要である。この問題領域を取り扱うための戦略をこれから以下に示すが、必ずしもすべての戦略がすべてのクライエントで必要または有用なわけではなく、これらの戦略が適用される順番は、クライエントごとにかなり異なる。それぞれのクライエントの治療目標を達成するための、これらの戦略を使う最も適切な方法の決定は臨床家に委ねられてい

表12.1　対人関係の欠如における目標と戦略の要約

目標	・社会的孤立を減らす
	・対人関係を改善する
戦略	・現在と過去の対人関係を見直す
	・治療者との相互作用を探索する
	・対人関係で繰り返されるパターンや問題を同定する
	・スキルと能力に焦点を当てる
	・対人的スキルを構築する

る。われわれがここまで検討してきた他の問題領域と同様に、それぞれの戦略では多くの技法を使用することになる。使用可能な技法の例のいくつかを本章で提示する。

現在と過去の対人関係と相互作用を評価する

クライエントの社会的機能の全体像を把握するために、クライエントの対人関係のポジティヴな面とネガティヴな面について治療者は徹底的に検討する。まず、そのクライエントにとって最も重要であり、現在の対人的機能に最も関連している現在の対人関係に焦点を置く。重要な対人関係をほとんどもたないクライエントの場合は、困難を見つけ出し、そのパターンにラベル付けをするために、治療者は過去の重要な対人関係について検討する。例えば、治療者は以下のように言う。

カール、私たちは友達のライルやいとこのブラッドとの関係について話してきましたが、私は、この二人との関係のなかで、同じようなことが起こっていることに気づきました。この二人を昔は仲が良くて信用していたけれど、どちらもあなたが秘密にして欲しいと言ったことを守らずに、あなたを傷つけたのだと話していましたね。あなたは自分に背を向けられて見捨てられたように感じているようです。どちらの関係でも、あなたの気持ちは傷つき、あなたは自分の個人的なことを他人に話されたことについて怒りを感じているようです。しかし、彼らの行動についてあなたがどう感じたのかということを、あなたは彼らに直接伝えていないようです。あなたは自分が傷つくと相手から離れるように思えます。友達やいとこは、あなたとの関係で、あなたが望んでいたことを理解していなかったかもしれません。彼らは、あなたが自分と友達であることに関心がなくなったと思っているかもしれません。そうして彼らが、あなたから離れていったとき、あなたはさらに傷つきました。あなたの対人関係で、私たちが取り組むべきことの一つは、他の人があなたの気持ちをより理解して誤解を解けるように、あなたの気持ちをより直接的に伝えていくことだと思います。

対人的相互作用のパターンを検討する際に、治療者は、クライエントが感情や抑うつ症状と対人関係上の出来事を結びつけるように促していく。この戦略の一部として採用される技法には、感情の探索、感情表現の励ましが含まれる。

現在のサポートや関係を欠いており、過去の対人関係も同様に乏しいクライエントの場合は特に難しい。このような場合では、IPT-Aの臨床的目標は、今も続いている関係やサポートを彼らが認識して、新しい関係やサポートシステムをつくり出すことを手助けすることである。例えば、治療者は以下のようにクライエントに伝える。

> もっと調子が良くなるために、私たちが治療で取り組まなければならないことの一つは、情緒的にあなたの支えとなる人や、人生で直面する実際的な問題についてあなたを助けてくれる人を見つけ出すことです。心配ごとについて話せる人や、学校での問題について助けになってくれる人は誰もいないとあなたが感じていることを、以前のセッションで話し合いました。あなたに対してそういう支えとなってくれる関係をつくり出せそうな人を何人か一緒に探してみましょう。近所に仲良くなりたいと思っていた人はいませんか。授業や課外活動で出会う人で、その人のことをもっとよく知りたいと思う人はいませんか。学校の先生やカウンセラーで以前にあなたを助けてくれた人はいませんか。

治療者はこのような会話を続け、何らかの支えとなりうる人を見つけたら、本章で検討する戦略を使い、彼らと有意義な関係を築くために必要なスキルを構築する作業を始める。そうした人が見つからないときは、支えを提供するような集団や組織にクライエントが関与できるように助ける必要があるかもしれない。

治療者との相互作用を探索する

クライエントが極端に孤立しているとき、対人関係の欠如を探索するために、治療者はクライエントと治療者自身との関係を利用する必要があるだろう。その関係のなかでどのような対人的問題、コミュニケーションの問題が現れるのか、治療者はよく観察する。治療者は、クライエントが新しいスキルを練習できるよ

うに、クライエントの対人的なスタイルやそれが治療者に与える影響について、クライエントにフィードバックする。クライエントは、治療関係のポジティヴな面とネガティヴな面、どうすればより良い変化を関係にもたらすことができるかということについて話し合うよう促す。特定のパターンと欠如がはっきりすれば、治療者は、クライエントの対人的なレパートリーを増やすために、教育やロールプレイを行うことができる。治療者－クライエント関係は、より適切でより満足できる関係を構築する方法（すなわち、ある種の関係における適切な期待と振る舞いがどのようなものであるか、どのように情緒と期待をより正確に伝えるか）の一つのモデルとなりうる。

〈症例〉

ダナは16歳の女性で、大うつ病を呈し、対人関係の欠如が問題領域として同定されている。抑うつ的になってひきこもる前の年までは、学校に友達もいて、他の子ともうまくやっていた。彼女の症状は、抑うつ気分、希死念慮、倦怠感、アンヘドニア、食思不振、自尊心の低下、無力感、絶望感であった。仲間関係について尋ねると、ダナは、男性と一緒にいると不快であると述べ、男性に話しかけることも無理で、女性とうまくやることもできないとのことであった。対人関係質問項目を行うと、ダナの抑うつは彼氏との関係に問題が多かったことに起因しているようであった。ダナは友人関係を始めて徐々に深める方法や、意に染まない（特に男性との）関係から身をひく方法を知らなかった。彼女は友人関係での適切な境界線や、彼女にとって快適であるように関係に限界を定める方法を知らなかった。例えば、彼女は性的関係をもつことを望んでいなかったり、心地良く感じていないときでも、相手のことをよく知りたいという気持ちを伝える他の方法を知らないために、男性と性的関係をもつことがあった。友人関係の育て方、対人関係での彼女の自己像の改善、対人関係での適切な自己主張を探索していくことが治療の焦点となった。治療者は親密さにもいろいろあることや、親密になるための適切な方法について教えた。セッションでは、治療者がダナの発言から感じたことや、その発言がダナの伝えたかったことかどうかということを話し合いながら、ダナは、自分の気持ちをはっきりと表現できるように練習した。ダナと

治療者は、より効果的なコミュニケーション、例えば性的な誘いに「いやだ」と言う方法や、あなたのことをよく知りたいとか一緒にいたいと人に伝える方法をセッション内のロールプレイで練習した。このロールプレイでは、ダナは治療者の適度な自己開示に導かれつつ、新しい男の子と出会う練習をした。ダナが自分のコミュニケーションを明確にできるようにするのに、この練習は助けとなった。それによって、対人関係での誤解は減り、治療外でのやりとりはうまくいくことが多くなった。

　ロールプレイを使うと、治療者はやりとりをいったん止めて、その行動と関連してクライエントがその瞬間に感じていることを話し合うことができる（第8章参照）。さらに、治療者は、その行動が他者に与える影響について話を進めることができる。そうして、治療者は関係への非現実的な期待を同定し、クライエントが自分の話している言葉の意味を理解できるように助けて、コミュニケーションの問題を修正することができる。より広い意味での社会的な自信とソーシャルスキルを育てるために、適当なところで、治療者－クライエント関係から治療外の関係へと治療者は話題を関連づけていく。
　IPT-Aを行うにあたり、治療者へのネガティヴな感情は転移現象として理解されるが、精神力動的には取り扱われない。治療者はクライエントのその感情を鼓舞したりせず、完全に外に出すことも認めない。その代わり、治療者はクライエントの現実認識に介入し、それを吟味する。治療者は以下のように言う。

　　あなたは、今日は怒っているように見えますね。怒っていますか。誰に対して怒っていますか。このセッションであなたを怒らせるようなことがありましたか。もしそうなら、それについて話し合うことは重要だと思います。一緒に話し合うことで、どのようにそれが起きたのかを私たちは理解して、誤解があるとすればそれを明らかにして、うまく一緒に作業し続けられるように私たちの関係をはっきりさせられます。このような誤解は他の人との間でも起きたことがあるのではないかとも思います。

治療者は、支持的な雰囲気のなかで、クライエントが治療者に対するネガティヴな感情についてよく考えてみるよう勇気づける必要がある。そのように感情を直接探索することによって、治療の中断に結びつくような誤解を防ぐことができる。この経験もまた、他の重要な関係でのネガティヴな感情や問題を同じような開かれた話し合いによって取り扱うための方法のモデルをクライエントに提供するのである。

対人関係で繰り返されるパターンや問題を同定し、探索する

対人関係でのパターンや問題は、対人関係質問項目を通じて明らかになる。治療の中期に、これらのパターンと問題は治療者にラベル付けされて明確にされる。不適応的なコミュニケーションのような欠如がある関係のなかで見いだされると、次のセッションでは、他の関係においても同じパターンがあるかどうか探索することもある。治療の焦点はある一つの特定の関係に当てられることが多いが、治療では、新たな対人的スキルの使用がどのように他の関係にも般化できるかということについても取り扱う。

問題の多い関係とうまくいっている関係とを比較し、セッション内外での言語的なやりとりについて分析することは、より効果的なコミュニケーションによって関係が変わるということをクライエントが学びとっていく助けとなる。クライエントはいやな気持ちを体験した関係については話したがらないが、将来の対人関係が失われることを防ぐために、そのことを話すようにクライエントを勇気づける必要がある。

〈症例〉

ダナとの治療のなかでは、彼女が学校で女の子たちと仲良くなることに対しても同じような問題を抱えていることが明らかになった。例えば、彼女は自分から話しかけることができず、同級生に会話を始めてもらうしかなかった。「こんにちは、元気？」と言った後にどのように話したらいいのか、彼女には分からなかった。治療者は、新しい学校への移行の困難と、新しい人たちに会うことについての不安を彼女が結びつけられるように手助けをした。対人関係でうまくやっ

ていくことが難しいということが、どれほど彼女をみじめな気持ちにさせており、抑うつ的にするのかということを、彼女はたびたび語った。彼女は自分がどんな人物であるか人に分かってもらうことに無力感を感じていた。誰にどの程度自己開示するのが適切なのかといった自己開示の問題が、話し合いの焦点となった。自己開示の水準が理解できるように、クライエントと治療者はさまざまな場面をロールプレイした。繰り返されたテーマは、関係における境界を設定する方法、そして関係の型ごとに境界がどのように異なるのかといったことであった。家族、友人、教師、知人、さらには治療者との関係が比較された。

強さとスキルに焦点を当てる

この問題領域の名前は対人関係の欠如だが、治療では欠如と同様に、強さに対しても焦点づけられる。治療者は、困難を感じている領域で、他の対人的文脈で使ったスキルを使用したり応用したりできるのだということをクライエントが理解できるように助ける。例えば、治療者はクライエントがセッションで使ったスキルを認識し、クライエントのためにそのスキルにラベル付けを行う。

> 私たちが話し合っているとき、あなたが使ったスキルに気づいているかどうか分かりませんが、それは他の対人関係でも使えるものなので、そのことをあなたに指摘したいと思います。昨日はつらかったとあなたが話したことについて吟味していて、私はあなたが悲しかったのだと仮定しました。あなたは非常にうまく私をさえぎって、悲しかったのではなく、悔しくて怒っていたことをはっきりさせました。あなたはあなた自身の気持ちと行動について私が理解できるように助けてくれました。人に対してこのように振る舞うことは必ずしも簡単なことではありませんが、あなたはそのように振る舞うことができたし、とてもうまく振る舞っていました。あなたに実際に起きていたことを知ることができてよかったです。あなたが私をさえぎって、気持ちを伝えてくれなかったとしたら、私は誤った印象を抱いたでしょう。あなたがこのスキルを他の対人関係でも使うことができれば、あなたの周囲の人たちは、あなたがどのように感じているかということについて、より理解できるようになるのではないかと思います。

本書の他の章でも述べられているように、IPT-Aはクライエントの能力とスキルを構築することを目的としている。このような能力志向の教育的アプローチは、クライエントにとって重要なものであり、治療によって、依存ではなく自立を促し、敗北感ではなく達成感を育てる。期間限定の治療では、この時間枠のなかで改善の可能性を高めることになるので、スキルと強さに焦点を当てることは特に重要である。

対人的スキルを構築する

この問題領域で使われる最後の戦略は、継続中または発展途上の関係のなかで対人的スキルを構築することである。この戦略を実行する際に最も有用な技法は、コミュニケーション分析とロールプレイである。治療者は、コミュニケーション分析を通じて、クライエントが自分の言葉が他者に与える影響について理解できるように助け、また、言葉のやりとりを生み出す感情と比較して、言葉によって伝達される感情について理解できるように助ける。ロールプレイは、新しいコミュニケーションスキルを練習し、学んだことを外部の状況に適用する前にフィードバックを受けられる安全な方法をクライエントに提供する。ロールプレイがうまくいくと、クライエントの社会的自信は高まる。ロールプレイの開始にあたって、治療者は以下のように問いかけるかもしれない。

> 学校から帰ってきたら、明日は一日中お店で働いてくれとお父さんが言ったとしましょう。あなたは明日の午後に友達と映画を見に行く予定を立てたばかりです。そのことについて、お父さんにどのように話しますか。お父さんにいつ話をしますか。会話をどのように始めますか。

コミュニケーション分析を行うときは、治療者は以下のように言うかもしれない。

> あなたが「〇〇〇〇」と言ったとき、女の子はどのように感じたと思いますか。彼女にどのように感じて欲しかったのですか。あなたが言いたかったことは何

ですか。他にどのような言い方がありましたか。彼女が「○○○○」と返事したときにどのように感じましたか。彼女がどのように感じていたと思いますか。

　ロールプレイとコミュニケーション分析を行う方法についての詳細は第8章に記述がある。治療は期間限定であるため、限られた時間のなかで進歩が見られるように、特定の対人的やりとりの始め方など、限定された対人関係の欠如に焦点づけられるように、治療者は注意する。スキルを構築しようとする際に治療者が犯しやすい最も一般的な誤りの一つは、取り組むべき特定の関係や状況を決めないことである。課題が一般的すぎる場合は、変化を生じさせることは難しくなる。治療者とクライエントが取り組む対象が非常にちっぽけに見えたとしても、それがスキルを構築する最良の方法であることを治療者は理解し、クライエントにそう伝えるべきである。クライエントが特定の問題に自信をもち始めると、クライエントは同じスキルを使って他の問題にも取り組むだろう。

治療における家族の役割

　特にクライエントの対人関係の欠如が家族関係に影響しているときは、家族が治療に参加することがある。このような場合は、中期のセッションに1回か2回、「キーパーソン」となる家族が参加するのがしばしば有用である。この合同セッションでは、問題を取り扱うのではなく、特定のやりとりとスキルに焦点を当てるべきである。特定のスキルについて作業した後に、クライエントと家族のやりとりにおけるより大きなパターンに結びつけるべきである。コミュニケーションの過程と問題解決に焦点を当てると、セッションをより扱いやすく、より実際的なものにすることができる。

　家族関係がクライエントの対人関係の欠如に特に影響されていないように見えるときでも、クライエントが適切な領域でスキルを発展させるときにクライエントを支え励ますという重要な役割を家族は果たすことができる。このようなとき、家族はコーチとして変化を奨励し、変化が起きたら賞賛する。クライエントが治療から得たものを治療場面以外に般化するときに、親は自分たちが非常に重

要な役割を担っていることを忘れないようにしなければならない。クライエントを効果的に支援するために、家族自身がある程度指導を受ける必要があるかもしれない。このようなとき、支援者としての役割を準備させるために、家族（親や保護者が好ましい）だけと短時間会うか、少なくとも電話で話し合うことを推奨する。治療者が感情をより直接的かつ効果的に表現できるように援助しようとしているクライエントの場合、治療者は親と個別に会い、治療目標について話し合うこともある。そのときに治療者は、親にクライエントが特定のスキルを使ったことに気づいたら、クライエントにそれを指摘するよう依頼することができる。治療者は、家族に対して、直接的かつ明確に感情を表現することがどのようなことであるかを例として示し、クライエントに対して何を言えばいいのかを具体的に考えさせる必要がある。例えば、治療者は以下のように言う。

　ご存じのとおり、私はロビーがより満足感の得られる対人関係を築けるように、彼のスキルを向上させることに一緒に取り組んできました。ロビーの対人関係が改善すれば、彼の抑うつはおさまり、自分自身についてより良く感じられるだろうと私は考えています。ロビーやあなたと話し合うなかで、私が彼について学んだことの一つは、自分が本当はどう感じているかを、他の人が正確に理解できるように伝えることが彼はとても苦手だということです。例えば、傷ついたり怒ったりしたとき、彼は不機嫌になり、いや、あなたの言葉を借りるなら「ふくれっ面」になり、「あなたが言ったことでぼくは傷ついた」と言う代わりに、人の前から離れて一人になります。
　ロビーは自分の気持ちをより直接的に伝えることに取り組み、セッションではそれがうまくできていますが、より大切なのは、友人や家族との関係でもそのようにすることを学ぶことです。それにはあなたの助けが必要です。彼が自分の気持ちを直接伝えられていたら、それを指摘して、彼が閉じこもったら心を開くように励ましてください。攻撃的ではなく主張的な方法で、自分の気持ちを表現できるようになって欲しいと思います。お分かりいただけますか。家庭で彼がそうしているのを見たことがありますか。具体的な例はありますか。私たちがロビーとほんの2、3分一緒にいるだけでも、あなたはこのようなこと

を彼に指摘して、セッションでの取り組みを助けられるのではないかと思います。私たちはあなたとロビーのけんかの種、例えば、ロビーの門限といった問題についてセッションで焦点を当ててきたので、彼がこれらのスキルを練習するのを手伝えるかどうかが分かると思います。

治療者は、親に、コーチとして振る舞い、クライエントが特定のスキルを使っていることに気づいたり、明確なコミュニケーションの結果、クライエントがどう感じているかが理解しやすいと感じたら、どれだけはっきりと伝えられていたかを指摘するように依頼する。治療セッションの最初にこれを行い、治療者が親とクライエントを指導して、両者が成功を経験する可能性を高めることもできる。親が支持的に振る舞って、このようなコミュニケーションを奨励することが可能であり、またそうすることを望んでいるかどうかを確かめるために、この種の介入を行う前に家族と話し合うことは重要である。親がこの介入をぶち壊してしまいそうだと治療者が判断したときは、家族の参加という点で治療計画を変更してもよい。

最後に

治療者はまず第一に、クライエントの抑うつを悪化させ、さらに抑うつの持続に一定の役割を果たしているかもしれない対人関係の欠如に焦点を当てる。対人関係質問項目を最初から最後まで行い、問題領域を同定することが重要である。治療目標は、クライエントの社会的孤立を減少させ、現在の対人関係を改善することである。これらの目標を達成するために採用される戦略として、コミュニケーションスキルの向上、社会的自信の増加、より社会的な活動への参加を促すこと、が挙げられる。治療者は、治療セッションや治療外の関係に現れている対人関係の困難を明白にするために治療者－クライエント関係を使う。新しい関係を形成することや、今ある関係の改善を促進する新しいソーシャルスキルを練習するために、コミュニケーション分析やロールプレイといった特定の技法が使われる。

以下の症例は、生活上のストレスによって、感情を伝えることの困難や、それに引き続く抑うつといった対人関係の困難がどのように引き起こされるのか、対人関係療法の技法が抑うつを治療するためにどのように使われるかといったことを例示している。

<u>症例提示──カルメン</u>

カルメンは14歳の女性で、母親、父親、弟と同居している。母親はカルメンが家族や友人から距離を置くようになっているのを非常に心配して、彼女を治療に連れてきた。約2年前に父親の浮気によって夫婦関係の問題が生じてから、カルメンは抑うつ気分を感じていた。初診の3か月前、両親が大げんかをして父親が1週間帰宅せず、彼女はさらに調子が悪くなっていた。同時期には、彼女は知り合ってから数か月になる彼氏と別れていた。カルメンの両親は彼女が男性と付き合っていたことを知らず、彼女は、別離の悲しみと同時に、両親の許しもなく男性と交際していたことに罪悪感を感じていた。その後、カルメンは大うつ病となり、抑うつ気分が毎日ほぼ一日中続き、食思不振、入眠困難、中途覚醒、倦怠感、希死念慮、頭痛、涙もろさ、罪悪感、自尊心の低下が認められた。

◆初期（第1回～第4回）

治療者は、初期のセッションですぐに、カルメンが自分の気持ちについて話すことが非常に苦手であることに気づいた。彼女は自分を気にかけてくれている二人の親友がいると話したが、彼女は誰にも気持ちを打ち明けていなかった。自分の気持ちをカルメンが話せなくなったのは、父親の浮気が家庭を崩壊させてからだった。彼女は両親の間で板挟みになり、父親の浮気に困惑し、父親とその行為に怒り、そのような父親にこだわる母親にも怒っていた。彼女は父親に話しかけるのを完全にやめて、自分の問題や心配ごとをこの状況に加えたくなかったので、母親にも気持ちを打ち明けるのをやめた。父親に話しかけないことで、父親とこの問題がどこかに行ってしまうのを彼女は望んでいた。

家族から距離を置いた結果として、彼女は彼氏に救いを求めて、自分が大事にされ、支えられているという感覚を得ようとした。しかし、父親の浮気について

話してはならないことで、カルメンはこの秘密の関係への罪悪感をより強く感じるようになった。彼女は、両親に彼との関係について話したかったが、家族から距離を置いていたために、そうすることはできないと感じていた。彼女は家族とのつながりを取り戻す方法が分からなかった。彼女の問題領域は対人関係の欠如であるとみなされた。なぜなら、彼女が両親と交流できないことが孤独感や罪悪感につながり、抑うつを引き起こしていたからである。

◆中期（第5回～第8回）

彼女の対人関係の欠如を改善するために使われた戦略は、ロールプレイ、感情の明確化、関係を始めて深める技術、対人場面での問題解決技法であった。中期のセッションの焦点は、カルメンが自分の気持ちにラベルを付けて、それを表現する言葉を見つけ出すのを助けることであった。治療者とカルメンは、彼女が会話を始めるのが難しいのはなぜか、彼女の感じていることを話したら母親と友達がどう考えると思って恐れているのか、自分の気持ちをもっと話したら彼女自身はどう感じるのか、といったことを探索した。対人関係のなかで話し合うときの典型的な方法について、治療者は心理教育を行った。

最初のうちは、カルメンは、前回のセッション後から今までの間に何が起きたのか、その出来事についてどう感じたのかといったことについて治療者に話すことさえ難しかった。治療者は、セッションでの治療者とカルメンの会話を使い、自分自身についての情報を伝えることで、治療者や家族のような他者が、彼女が必要としていることを理解しそれに応えやすくなり、その結果、彼女自身も楽になるということをカルメンに示した。カルメンは、男性とデートをしたい、ということについての母親との会話のロールプレイを治療者と行った。母親が示すかもしれないさまざまな反応を取り扱う方法が話し合われた。両親の関係のなかでの葛藤に関する気持ちと、その気持ちが彼らとコミュニケーションをする能力に与える影響についても話し合われた。彼女は自分が完璧な娘ではないこと、両親の夫婦関係でのストレスを増加させるかもしれないことを恐れていた。この虚像を守ろうとして、彼女は自分自身について話すことを避けていたのである。治療者は、出来事を気持ちと関連づけて、人と距離を置くことは対人関係により問題

を引き起こし、自分自身をみじめに感じさせるのだということをカルメンが理解できるよう援助した。セッションとセッションの間で、カルメンは、母親に気持ちについてより多く話すようにしてみた。数回の話し合いのなかで、母親はうまく彼氏の話題について話し合うことができ、カルメンは穏当な妥協案を話し合った。このことでカルメンはさらに他人に気持ちを伝えられるようになった。彼女の改善は目覚ましく、治療者に対しても率直な話をするようになった。

◆終結期（第9回〜第12回）

　カルメンはコミュニケーションの練習を続け、彼女と治療者は、対人関係での親密さと支持されているという感覚が増し、抑うつ気分が減少していることについて話し合った。彼女は友人との社会的活動により参加するようになり、父母に毎日の出来事についてよく話すようになった。両親とカルメンの治療やそのうつ病に何が関連しているのか話し合った結果、両親は娘との関係についてきちんと考えていくと約束した。母親は、カルメンが両親とのコミュニケーションを改善したのと同じやり方で、夫婦のコミュニケーションを増やそうとしているのだと教えてくれた。治療者は両親に夫婦カウンセリングを受けるよう勧めたが、彼らはそれを断った。カルメンは、両親は以前よりうまくやっていて、けんかも減り、父親が夜に帰宅しない、ということはなくなったと話してくれた。

　最後のセッションで、カルメンは自分自身に対して批判的でなくなり、彼女をよく受け入れてくれる人たちを見つけていた。彼女は新たな社会的自信を楽しんでいた。最後には、彼女は、悲しい気分、不眠、倦怠感、希死念慮がなくなり、罪悪感や自責感も減少し、自尊心が向上していた。

第13章
治療終結期

❖❖❖

　治療者は、治療開始と同時に、クライエントや家族と話し合って治療の終了日を取り決め、治療を終了する2〜4週間前にその終了日についてクライエントに再確認する。IPT-Aの有効性を検証する臨床試験では、12週間の治療期間が選択されている。思春期のクライエントは長期間の治療を望まないことが多く、この期間は妥当な長さであろう。期間を設定する意義は、クライエントが変化するための時間を与えるということだけでなく、その期間内にそれらを達成するように限界を示すということにもある。もちろん、治療期間は短くしても長くしてもよい。重要なことは、最初の治療契約の際に、そのクライエントにとって最適な週数を設定して、IPT-Aが期間限定のものである、という性質を保つことである。治療期間を修正したら、初期、中期、終結期の時間配分のバランスを維持しながら、治療者はその時間枠内で治療する。治療をこの急性期治療だけで終了せずに、継続治療と維持治療を行うことを私たちは推奨したい。思春期のクライエントにおける継続治療と維持治療の有効性は実証されていないが、成人における研究では、セッション回数が少なくても、急性期治療後の1年以上にわたって再燃 (relapse) および再発 (recurrence)[*25] を予防しうることが示唆されている (Frank et al. 1991)。思春期のクライエントに対して急性期に認知行動療法を行い、その後を2年間追跡したある研究では、再燃と再発が認められ、継続治療と維持治療の必要性が示唆されている (Birmaher et al. 2000)。期間限定の短期治療によって、症状は速やかになくなり、いつもどおりの生活へ復帰することが期待されるが、継続治療

または維持治療を行うと、その改善は長く続くかもしれない。

思春期のクライエントとの治療終結

治療終結期では治療経過の総括（すなわち、習得した戦略、生じた変化、達成できなかった課題）、終結した後の対人関係上のストレスに対処するための準備、そして治療継続の必要性の評価を行う。治療者は、治療終結の数週間前から終結の問題提起を始めつつ、同定された問題領域についての話し合いを続ける。

終結にあたって行うこと

同定された問題領域に取り組みつつ、終結期において治療者が取り組むべき課題がいくつかある。主な課題は以下のとおりである。

1. 治療終結に対する感情を引き出す。
2. うつ病の再発を示唆する警告症状を再確認する。
3. 対人関係における力量を実感させる。
4. ストレスとなりうる対人関係上の問題を再確認する。
5. 特定の対人的戦略で有用だったものを振り返る。
6. 将来の状況に対人的戦略を使用することについて意見交換する。
7. さらなる治療の必要性を評価する。

✐ 治療終結に対する感情を引き出す

クライエントが直面する最も困難な問題の一つは、治療者との関係の喪失である。特に思春期の場合、治療者は対人関係の役割において目指すべきモデルとなっていることが多く、それに加えて、指示を与え支えてくれる存在という意味で、それまでの人生で体験できなかった存在となっていることがある。治療終結の数週間前に、治療者は、クライエントに治療という共同作業が終結しようとしていることを再確認し、治療セッションにもう来られなくなるということを考えたとき、どのように感じるかを尋ねる。治療者は、治療者のサポートなしでどの

ように振る舞うか、他のサポートを見いだせるかというクライエントの心配を取り扱わなければならない。このテーマを取り扱わなければ、抑うつ症状が再発する危険性は高まる。

　治療者は、治療の終結は悲哀を引き起こすかもしれない状況であることを伝え、そのことについて話し合い、抑うつ的な気分が再燃する可能性があることをクライエントに警告する。援助を本当に必要としてきたこと、セッションに依存するようになってきたかもしれないこと、毎週会うのを楽しみにするようになったことを認めることは、思春期のクライエントにとってしばしば困難である。最初は尋ねられても、自分の感情についてはっきりと話すのをクライエントは嫌がることが多い。クライエントが経験しているかもしれない感情を治療者がいくつか挙げてみて、正解があればそれを教えてもらうという方法も有用である。気持ちを文章に書くのが好きなクライエントが、治療終結に際して、治療それ自体や治療者との関係についてポエムを書いて持って来たことがある。そのポエムには、短期治療であるにもかかわらず、クライエントが抱いた豊かな情緒的愛着が描かれていた。初期に治療に抵抗していた場合は特に、クライエントは、治療者への愛着や治療の価値を認めることをためらうかもしれない。彼らはそれらを認める代わりに、治療の終結に際して生じた悲しみをうつ病が再発したと解釈するかもしれない。彼らは悲しみが再び襲ってきたことに動揺するか、その悲しみのおかげで今しばらく治療者との関係が続けられるようになることを望むか、その両方であろう。治療者は、関係が終わることに伴う悲しみはうつ病とは異なることをクライエントに教える。治療者は次のようにクライエントに語りかける。

　これまで共に取り組んできた作業が終わることで悲しかったり、不安になったり、怒りを覚えることは普通です。そう感じるのは正常なことなのです。私たちはお互いのことをよく知り、あなたは私に自分の個人的で大切なことを話してくれました。これらの感情は共同作業を始めた当時とは同じではなく、あなたが再びうつ病になりつつあるのではありません。それは、心地良いものや支援から離れることを、一時的に悲しむ気持ちです。私もあなたと作業ができないのは寂しいですが、あなたが自立し、ここで学んだことを応用していくこ

とが大切です。

　治療者は、治療終結への気持ちとクライエントの問題領域を結びつけられるように、あらゆる適切な手段を用いるべきである。例えば、治療終結への気持ちは役割の移行に際して経験した気持ちに類似しているかもしれないし、悲哀の際に経験した気持ちに関連しているかもしれない。
　治療終結に関する話し合いが、クライエントが新しく身につけたスキルを使う実践の場となるように、治療者は手助けをする。

治療者　クリニックに来なくなることについて、どのように感じていますか？
クライエント　大丈夫です。本当にたいしたことはないですよ。
治療者　そうですか？　お母さんとまた言い合いになっても、その解決のために会うことも、それに対するアプローチ法を探すこともないということについては考えていませんか。
クライエント　ええ、少し心配しています。
治療者　治療が終わるときにはさまざまな気持ちが入り混じるものです。今まで話し合ってきた戦略を思い出してください。治療が終わることについて話し合う手助けとなるかもしれません。治療終了に備えるのに良さそうな戦略はありませんか。
クライエント　分かりません。
治療者　今、この瞬間、あなたの私への気持ちを話し合っていないので、あなたがどのように心配しているのかは、私には分かりません。気持ちを十分に言えないまま、また、そのために自分の気持ちを理解されないまま、あなたはここを去ることになるかもしれません。それは、あなたとお母さんとの間で今までに起こったこと、つまり、お母さんがあなたの気持ちを理解できなかったことと同じではないですか。それが私たちの間で起こらないためには、あなたはどうすればいいですか。
クライエント　先生にもっと話せればいいのですが、難しいです。
治療者　なぜあきらめるのですか。何を言ってもいいんですよ。あなたにとっ

て、この治療がどうだったか、終わってしまうことをどう感じるか、会えなくなる前に何か言い残したことはありませんか。
クライエント　治療が終わった後、ここで取り組んできたスキルを忘れてしまわないか、ちょっと心配ですが、ここにもう来なくなることも、とても嬉しいことです。私が先生に話すように家族に話すことは依然として難しいので、セッションでもう話ができないと思うと悲しくもあるのです。
治療者　それでいいんです。やっと、治療を終えるにあたり、普通に起こるような入り混じった気持ちをはっきりと話していただけましたね。次は、その入り混じった気持ちをどうするのが最良なのか、話し合って決めましょう。

　このようなやりとりを通じて、治療者はクライエントの感情を引き出すと同時に、今までに学んできた対人的な戦略は、同定された問題領域からさまざまな状況に応用できるのだということを示すことができる。クライエントは、対人的スキルを使用して、その使用によって得られる対人的な恩恵を経験する新たな練習ができる。
　対人的な戦略を対人関係や状況に般化する方法が分からないクライエントもいる。例えば、

治療者　あなたの気持ちを周囲の人が分かっているのは当然のことだと考えるのではなく、周囲の人が、あなたに悲しかったり腹が立ったりすることをしたときは、そのことを口に出して言う必要があることを話し合ってきました。ご両親との間でも実際に練習してみました。これが有用であると思われる人は他にいませんか。
クライエント　分かりません。
治療者　よく考えてみましょう。あなたのことをあまり分かってくれていないと思う人はいませんか。
クライエント　えー、学校の先生がたまにそうですが、違います。
治療者　どう違うのですか。

クライエント　学校の先生は、単に私が勉強する気が起こらないと思っているだけですから。

治療者　先生に、あなたの勉強について何を知って欲しいのですか。

クライエント　悲しいときには、どうしても勉強する気は進まないけれど、本当はすごく気にしていて、今は気分が良くなってきて、たくさん勉強できるようになった。それを少しでも認めてくれたらいいのに。

治療者　それ、それです。まわりの人が言ったり、したりしたことについて、あなたがどう感じるかを口にする戦略はどうですか。戦略を学校の先生に用いることで、先生があなたのことをもっと理解するのに役立ったり、学校がもっと楽しくなるのに役立ったりすると思いませんか。

治療者は、状況を分析する方法をクライエントの前で実演して、何をして何を言うとその状況を好転させるのに役立つのか解き明かしている。治療者は、まず、そのプロセスの輪郭をクライエントに示して、他の状況でもクライエント自身が取り組む力を促進することができる。

🌀 うつ病の再発を示唆する警告症状を再確認する

終結期で重要なことの一つは、初回面接で聴取された抑うつ症状のリストや、対人関係質問項目や治療によって明らかとなった対人的葛藤のある領域を再確認することである。例えば次のように述べる。

> まだ最初の治療を開始したばかりのとき、あなたがどのような気持ちだったか覚えていますか。あなたがうつになったのはどのようにして分かりましたか。どんな症状でしたか。もう一度、検討してみましょう。うつの症状は、悲しくて、なかなか寝つけず、食欲が変化し、友達を避け、よく泣いたことでしたね。治療を開始したときと似たような症状は、今もありますか。困っていることは減りましたか、同じですか、増えましたか。治療を始めたときには、家族や友達とどんな問題がありましたか。あなたの大切な人との関係を見直した結果、問題領域を同定したことを覚えていますか。その問題は良くなりましたか。

治療者とクライエントはこれらの症状や葛藤を、(1) 抑うつ症状、(2) 正常な発達過程の一部である親と思春期のクライエントの葛藤の領域（例えば、宿題をやり終える前に友達とぶらぶらする）、そして、(3) 治療の焦点であると同定された問題領域、といったカテゴリーに分類する。それぞれのカテゴリーは、治療中に達成された進歩という点から再評価する。うつ病のクライエントはパーソナリティの障害があるように見えることが多い。しかし、うつが寛解すると、多くのクライエントではそのようなパーソナリティ特性はもはや認められなくなる[*26]。

対人関係における力量を実感させる

治療終結期を通じて、治療で達成したことを話し合い、クライエントが自分の力量を実感できるように支援すべきである。最初に設定した治療目標、達成された進歩、そしてクライエントが将来ひとりで使うことを見越して習得した戦略に焦点を当てる。治療者はクライエントに次のように尋ねる。

> 私たちが今までに焦点を当ててきた、同定された問題は何ですか。治療でどのように変わりましたか。私たちの目標は何でしたか。目標を達成するために、どんな戦略を話し合い、使いましたか。達成されなかった目標はありますか。それは何ですか。治療が終了した後、どのようにして取り組んでいきますか。

治療目標はクライエントごとに非常に明確に決められているが、治療経過における達成度はさまざまであろう。初期の目標に対し、最終的な達成がどの程度であったかという文脈を踏まえて、それぞれの問題領域が話し合われる。同定された問題領域をより効率的に解決し、よりポジティヴな対人的相互作用を経験できるように支援することによって、クライエントが自己評価を改善することが主な治療目標となっていることが多い。治療者の働きかけだけではなく、自分自身が一生懸命に努力して変化した結果として改善が生じていることを、治療の達成度を再評価しながらクライエントが理解できるように助ける。治療者は以下のように話す。

> あなたは私と会わなくなりますが、どうなると思いますか。治療を終えるにあたって、何か困ったことは起きますか。寂しくなりますか。何が心配ですか。他に何があなたのサポートや手本になりますか。あなたは、今までの治療で本当に一生懸命に勉強し、多くのことを学んだと思います。治療が終わっても、これらの戦略を使って学び続けて欲しいと思います。治療場面以外でも、戦略を使って、よくやってくれたと思います。戦略を使えば使うほど、身につくでしょう。

クライエントが対人的スキルに達成感、有能感を得て、治療終了後もそれを使い続けるようにすることが、治療者の役割である。クライエントと「自宅実習」がうまくいったときの体験について話し合うことで、これが達成される。

特定の対人的戦略を振り返る

治療の最終局面では、これまで話し合ってきて、問題領域に用いてうまくいった対人的戦略を強調することが重要である。治療中期でその戦略のことを何らかの形で強調していると、クライエントはそのことをよく覚えていることが多い。例えば、感情を他者に表現することを「ワタシ宣言」と名づけるなど、戦略にラベルを付けてみるのも一つの方法である。終結期において、治療者は、クライエントが使用してきた戦略を同定して説明するように明示的に質問すべきである。治療者は次のように言う。

> この数週間、大切な人との関係で、違った意思疎通の方法、準備、そして交渉するさまざまな方法に取り組んできましたね。あなたにとって役立つ戦略について話し合ってきました。私と一緒に実地練習してきた戦略について話してもらえますか。あなたにとってどれが一番役立ちましたか、あるいは心地良く感じましたか。

この話し合いを通じて、クライエントが自らの社会的な力量をより認識し、対人的戦略により親しみ、より安心して使えるようになっていくことを治療者は目指していく。このようなやりとりは同定された問題領域の話し合いを続けるのに

自然であり、適している。

> 治療者　私たちが話し合ってきた戦略について、すぐに分かるとはすごいですね。戦略を、○○さんとの関係の問題に、どのように使ってきたか、説明できますか。先週1週間の間に、それらの戦略を使うべきだと思ったときに使ったことがありましたか。
> クライエント　ちょっと待ってください。あっ、お姉ちゃんに、使いました。
> 治療者　どんなことがあったか教えてください。
> クライエント　えーと、お姉ちゃんが本当にいやなことをしてきて、爆発しそうになりましたが、そのときに、先生と話し合ったことを思い出しました。そこで、深い息をついて気持ちを鎮め、それからお姉ちゃんに「そんなふうにからかわれると本当にイライラする。自分にも嫌悪感を抱く。やめてもらえない？」と言いました。
> 治療者　それからどうなりましたか。
> クライエント　いつもは爆発してしまうので、お姉ちゃんは私を見て「どうしたの？」と言いました。でも、それで、私をからかうのをやめました。
> 治療者　それはすごい。自分自身も気分が悪くなってしまうような怒りにまかせた言い方を抑えることができて、お姉ちゃんが言うことに自分がどう感じるかを言うことができたのですね。そして、気分は悪くなるよりもむしろ良くなったのですね。

　治療者は、これらの戦略がクライエントにとって対人関係で自然に用いられる行動レパートリーの一部となるように支援する。治療者は、クライエントに対して、対人的な出来事とその状況での戦略の使用法について、落ち着いてよく考えるように促す。この過程において日常生活におけるスキルの使用がうまく実演されると、抑うつ気分の再発を引き起こす対人的問題を予防できるかもしれない。

　🌱将来の状況に対人的戦略を使用することについて意見交換する
　治療者は、クライエントが対人的スキルを内在化して般化するのを促すため

に、ストレスフルな将来の状況を具体的に想定して、新たなスキルの使用を検討することを勧める。治療者は次のように尋ねる。

> 切り抜けるのが困難だと予想される、ストレスとなる状況として、どんなものが思い浮かびますか。あなたは治療で、その状況で役立ちそうなどんな戦略を学びましたか。その状況に対処するのにあなたがとりそうな手段は何ですか。

治療で学んできたことを復習することで、クライエントは自尊心を高め、将来の対人的状況に対処できると感じられるようになる。治療者はクライエントを支援して、同定された戦略を使うことをクライエントに思い出させてくれたり、それらを使うときにクライエントを助けてくれたりする身近な人を同定させる。それらを行っていたとしても、将来、起こった状況と今までのセッションで学んできた戦略が有効かもしれないとクライエントが気づくのは難しいことがある。以下に例を示す。

> 治療者　この年末に、近所に引っ越すと言いましたね。どこか新しいところで生活を始める場合には、移行の困難さがあります。治療で学んだ戦力のうち、どれがこの引っ越しに役立ちそうですか。
> クライエント　分かりません。
> 治療者　この数か月で一緒に取り組んだ、困難な状況について振り返ってみましょう。あなたの抑うつ気分は、学校でのクラブ活動への参加と、家族よりも友達と一緒にいたいというあなたの希望についてご両親と言い争いになることが関係していることを私たちは同定しました。このような言い争いが解決しやすくなって、他の言い争いが生じないようにするのに何が役立つと私たちは話し合ったのでしょう。
> クライエント　転校するのにそれがどう役立つのか分かりません。
> 治療者　両親との問題を取り扱うのに何が役立ちましたか。
> クライエント　自分が感じていることを伝えるようにすることと、彼らの考えを理解するように努力することです。

治療者　その二つの戦略が引っ越しにどう役立つと思いますか。引っ越しのときにあなたに何が起きると思いますか。
クライエント　たくさんありますが、両親と口論するようなことではありません。
治療者　引っ越しでは、引っ越しの計画の決定、日常のスケジュールや友達と一緒にいる時間への影響など、さまざまなことで両者の意見が異なることがあります。この状況で、さっきあなたが挙げた戦略がどう役立つと思いますか。
クライエント　分かりません。
治療者　私がヒントをあげましょう。ご両親に、引っ越しがどれほどストレスとなっているか、引っ越し後も今の友達とも会いたいと伝えるのです。これで気分がましになると思いませんか。

　この状況であればこの戦略を使えばよい、ということにクライエントがなかなか気づかないときは、治療者はその組み合わせについて示唆を与えてもよい。うまくいけば、いくつかのヒントを出すだけで、クライエントは自分で気づくだろう。
　同定された問題領域に取り組んできたことが、治療外の対人関係がよりうまくいくことにつながっていくことを、治療全体と終結期を通じて、治療者は強調し続ける。コミュニケーション改善の努力、周囲の人の視点を理解しようという努力、不和を解決するためになされた試み、対人関係に伴う感情に関する洞察の改善、喪失への喪の作業と新しい関係の開始といった、クライエントに認められた変化を、治療者は取り上げる。治療者とクライエントは、同定された問題領域において特定の戦略がどのように改善をもたらしたかということに焦点を当てる。同定された問題領域に取り組んでいるうちに、その副産物として、さまざまな重要な他者との関係で満足が増して、新たな対人関係が生まれてくることが多い。対人的機能における改善と、気分における改善が、お互いに関連していることをクライエントが理解できるように治療者は配慮する。同様の状況に応用できるように、クライエントが採用した特定の戦略がどれであったか同定されなければな

らない。その戦略は、コミュニケーションスキル、対人関係における問題解決スキルとして基本的かつ良質なものであり、現在直面している同定された問題領域だけでなく、将来に直面する家族、友人、仕事といった日常生活のさまざまな側面で有効であることを治療者は強調する。

〈症例〉
　アリスンは14歳の女性で、母親と門限時刻やデートのことで不仲となったことがきっかけで大うつ病となっていた。治療ではコミュニケーションスキルの改善に焦点が当てられ、彼女は以前より上手に母親と交渉できるようになった。特に、治療者は、アリスンの門限時刻やデートについての自分の希望をはっきりさせると同時に、母親の考え方や希望を理解し、母親に自分の気持ちをよりはっきりと伝えられるように手助けした。例えば、アリスンは友達ともっと遊びたいと母親に話した。母親が彼女に話したのは、アリスンが見守られており、安全な活動をすると確約してくれる限りは、友達と一緒にいてもよいとのことであった。彼女たちは合意に達することができ、アリスンが友達の家にいて、友達の両親がその家にいて責任をもって見守ってくれるとアリスンの母親が確認できた場合には、アリスンは以前よりも遅くまで外出できることとなった。アリスンがすべてを理解した後、彼女も母親も納得がいく妥協案にたどり着く方法を学べるよう治療者は助けた。このような妥協ができる能力が、これまで人間関係を行き詰まらせ、アリスンを抑うつ気分に陥れていた全か無かの思考に取って代わったのである。
　友達との遊びや門限について交渉するという「自宅実習」は進んだが、アリスン一人では、その他の問題にどの戦略を使えばよいのかということについてはまだためらいがあった。彼女はだんだんとこれらの問題を解決する能力を身につけていったので、治療終結期では、治療者の助けがなくても不和に対して正しいアプローチを選択できる能力に自信をもつことに、目標が引き上げられた。さらに治療者とアリスンは、治療が終了した後に相談できそうな人物についても話し合った。その結果、姉と彼氏は相談に乗ってくれたり、支えてくれる人であることが判明した。治療を回数を減らして続けること（継続治療もしくは維持治療）がアリ

スンの気持ちを支え、新しい対人的スキルを使いやすくする手助けとなることを話し合った。クライエントの能力を強調することによって、治療者は、クライエントが治療終了後も、ひとりで問題を解決できるようにしていく。

家族との治療終結

　思春期のクライエントとの治療が終結するということは、家族との作業が終結するということでもある。クライエント単独の最終セッションを行った後に、家族とクライエントを迎えた合同セッションを行うのが理想的である。治療上の必要性やクライエントの好みによっては、治療者は家族だけと面接することもある。家族との面接に先立って、何を両親と共有したくて、何を共有したくないのかについて、治療者とクライエントは話し合い、クライエントとの守秘義務を守る。家族との最終セッションの目標は、クライエントとの最終セッションの目標と同様であり、現在の症状、初期の治療目標、達成された目標を振り返り、治療の結果として生じた家族の相互作用と機能の変化について話し合う。治療終結直後に軽度の症状が再燃する可能性について、家族と話し合っておくことは重要である。必要であれば、継続治療の必要性や、うつ病が再発した将来の対応についても話し合っておく。

家族との治療終結の構造

　家族との治療終結プロセスは、場合によってさまざまな構造をとる。理想的には、治療者はクライエント単独の最終セッションをすでに終えていて、その後にクライエントと家族との合同セッションを行う。クライエントがうまくやっていけるようにクライエントを支え、クライエントの達成感をさらに高められる家族であると治療者が感じているときは、このやり方が有用であろう。治療者が、家族がクライエントに対して支持的でないと感じているときは、そのセッションの大半を家族単独で行ったうえで、将来的に治療が必要となる可能性と、治療終了後に取り組むべき対人的問題について家族同席で話し合うために、最後に短時間だけクライエントと家族を同席させるとよい。

家族とクライエントの合同セッション

　治療開始時点において同定された問題領域は、多くの場合、家族や家族との関係を含んでいる。役割の移行や不和、関係の喪失に対する悲哀、家族からの孤立感が含まれているであろう。治療が家族に与えた影響を評価するために、治療者は家族に以下のように尋ねる。

> 　○○さん［クライエントの名前］の治療の結果として、家族がどのように変わったと思いますか。今までと違うことはどんなことですか。お互いに対してどんな変化を感じていますか。何が良くなりましたか。こうした変化をもたらすのに何が助けになりましたか。まだ残っている問題は何ですか。

　うまくいけば、対人関係療法はクライエントが家族に関わる方法を大きく変えて、その結果、家族がクライエントに関わる方法も変わる。治療過程で抑うつ症状が改善するにつれて、家族との間に生じていた対人的問題の一部は軽減してきているかもしれない。家族の相互作用に生じているこれらのポジティヴな変化を治療者は確認して、支持する。

　当然ながら、短期間の治療ですべてのクライエントがうつ病から回復するわけではない。うつ病から回復していない場合、治療終結期とは、これまでに達成された進歩、そして、まだ持続しているがさらに治療を行うことが有益と考えられる問題を再評価する時期である。ほとんどの場合、クライエントは何かしらの進歩を成し遂げているものであり、そうでなければ治療者が治療初期に改善の乏しさを親と話し合い、他の心理療法に切り替えるか、薬物療法を付加することを勧めて、いくらかの変化をすでに引き起こしているはずである。ほとんどの場合、完全ではないが、部分的な寛解をクライエントは経験している。治療者はクライエントが経験している抑うつの性質を見極めて、同じ治療をもう少し続ければ改善の見込みがあるのか、薬物療法や長期の心理療法といった異なる形態の治療が必要なのかを判断しなければならない。治療者は、家族と協力して、現在の症状や機能障害という観点から、適切な治療計画を策定すべきである。

家族単独とのセッション

家族が支持的でないにもかかわらず、うつ病が改善し、治療という経験を楽しむことができたクライエントもいる。このような場合、クライエントを同席させず、セッションの大部分の時間を家族だけと話し合うことに費やすほうがよいかもしれない。この面接における治療者の目標は、治療においてクライエントが成し遂げたこと、さらなる取り組みが必要な対人関係の領域について再び強調することである。治療者は、治療それ自体やクライエントに関する家族の懸念に耳を傾け、必要があればクライエントに対する治療の継続や、クライエント以外の家族に治療を勧めることを含めて、支持的に応える。家族がクライエントの強さを認識し、応援することが困難となるような慢性的なストレッサーが事実として存在していることを認めることが有用である。例えば治療者は次のように言う。

> ビルの治療中、あなたには家で多くのストレスがあったでしょう。初期のセッションで話し合ったように、ストレスのために、ビルのすることをポジティヴに評価することが難しいことも時にはあるでしょう。私は、ビルはずいぶん良くなったと思います。そう思いませんか。お父さんとの関係のように、まだうまくいっていない部分もあります。ビルの気持ちを落ち着かせるために、役立つことがいくつかあります。あなたの家族が感じているストレスをサポートしてくれる別の場所があれば、ビルもあなたも気持ちが落ち着くと思います。もし家族以外の人からもっとサポートを受けられれば、家族との関係でもより気分良く過ごせると思います。ビルも治療を続けることによって、引き続きお父さんとの関係を良いものにしようと取り組み、新しいスキルを練習することができます。それについてはどう思いますか。

このやりとりの目標は、家族のストレスが続いており、その影響が家族全員に影響していると認めさせ、改善を持続させうる今後の治療を勧めつつ、クライエントが治療で達成したことの重要性を強調することである。セッションの最後の数分間は、治療を締めくくるために親とクライエントが同席することになるが、

治療者は親に対して、クライエントが成し遂げたことをどのように認めてあげるか、具体的なやり方を指導することもある。

さらなる治療の必要性

　治療者とクライエントが望んできたほどにはクライエントが改善していないのに、治療を終結するというときは話が異なる。こういう時期には、クライエントはいくぶん改善を示していることが一般的であり、そうでないとしたら、治療アプローチはより早期に再検討されているであろう。そうは言っても、ある程度は改善しているが、治療終結期にもかかわらず、中等度の抑うつ症状[*27]をクライエントが伴っていることがある。治療者は、クライエントや親とそのことについて率直に話し合うべきである。治療者は、治療開始時点での気分症状と、終結期に残存している抑うつ症状をまず再評価し、問題領域について、改善した点と話し合ったが改善しなかった点について話し合わなければならない。この話し合いに続いて、親、治療者、クライエントは、残存した抑うつ症状がさらなる治療に値するかどうか、治療後に自分たちだけで改善が続くと感じているかどうか、さらに治療を続けることの利点と欠点について話し合うべきである。治療をひとまず中断して、他の問題に取り組むのは後日にしようと望むクライエントもいる。治療者がクライエントのうつ病に関する評価を説明し、将来の治療について推奨した後に、親、治療者、クライエントで一緒に話し合って決定すべきであろう。

継続治療

　米国児童青年精神医学会のうつ病治療ガイドライン（American Academy of Child and Adolescent Psychiatry 1998）は、治療への反応を確かなものとし、再燃を防ぐために、症状が完全に寛解してから6か月間の間は、全員に継続治療を行うことを推奨している。治療が薬物療法でも心理社会的治療でもこの原則が当てはまると私たちは考えている。児童や思春期の場合における継続治療の有効性は十分には調査されておらず、この推奨は成人の研究において示された継続治療の有効性に基づいている。成人の研究では、重度の副作用を伴う場合を除き、寛解に達したときに

使用していたのと同量の抗うつ薬を内服し続ける。薬物療法や心理療法を継続すると再燃率が低下することは、児童と思春期の対象者の自然経過を追跡した研究でも示されている (Birmaher et al. 1996b; Emslie et al. 1998)。IPT-Aの継続治療の有効性を調べた臨床研究はまだ行われておらず、統制された研究で児童や思春期の対象者に対する継続治療の有効性を検証する必要がある。われわれは臨床的な経験を踏まえ、このガイドラインと同意見であり、約3か月間にわたって2週間に1回のIPTを行うことで、改善を確実なものにし、早期の再燃を防止することを推奨する。急性期から継続治療に移るときは、治療者は治療の段階が変わったことを明示的に伝えたうえで、新たな治療目標と時間枠について治療契約を再交渉する。

維持治療

急性期と継続治療を終了して完全に寛解したクライエントに対して、IPT-Aの維持治療を行うのがもう一つの選択肢である。米国児童青年精神医学会のうつ病治療ガイドラインも、完全寛解した後の維持治療を推奨している (American Academy of Child and Adolescent Psychiatry 1998)。この場合、約1年間にわたって月1回のIPT-Aのセッションが行われる。維持治療が抑うつエピソードの反復を予防することについて、成人のうつ病では有効性に関するデータがある (Frank et al. 1991)。

維持セッションを行う目的は、成人と同様、抑うつエピソードが反復する可能性を低下させることであり、効果的な対人的戦略を継続的に使用できるように十分なサポートが提供される。思春期うつ病の治療に心理療法が広く用いられてきたにもかかわらず、大うつ病の急性期から回復した後の維持治療の有効性を検証した臨床試験は報告されていない。初回抑うつエピソードの治療を終えた後の自然経過を調査した研究はいくつかあり、これらの研究は、思春期や若年成人において、抑うつエピソードが反復しうることを示している (Lewinsohn et al. 1994a; McCaulay et al. 1993)。

成人の維持治療としてIPTが使われたことがある (IPT-M)。成人の長期維持治療としてIPTが考慮に入れられた主な理由は、症状的な寛解、すなわち症状が完全に消え去ったとしても、抑うつエピソードを反復した病歴がある場合は、社会

適応に明らかな障害を呈し続けることが証明されたからである (Frank et al. 1990; Klerman et al. 1974)。社会的機能障害が持続することは、思春期うつ病の研究でも確認されている (Puig-Antich et al. 1985b, 1993; Weissman et al. 1999a, 1999b)。心理社会的機能障害はうつ病の再発しやすさにもつながり、抑うつ症状自体が改善するよりも、その改善には長い時間がかかる。抑うつ的ではなかったとしても、対人的環境でうまくやれなければ、対人的にうまくいかないことが抑うつエピソードを反復させ、また、抑うつエピソードを反復しやすい脆弱性として作用する。対人的な問題領域という枠組みを維持し、対人的葛藤、対人的ストレス、うまくいったコーピング戦略に焦点を当てた維持治療では、対人的問題を話し合い、コーピング戦略をさまざまな状況に適用する機会を提供し続けることによって、再発までの期間を長くできるかもしれない。成人の維持治療としての対人関係療法(IPT-M)は、初回の抑うつエピソードの対人的側面に焦点を当て続け、日常生活の中で新たに起きる出来事を取り扱うことによって、回復を維持し、再発を減らすようにデザインされている。治療者が、急性期治療でクライエントが習得した効果的な戦略を強化し、新たな戦略を習得するように育んでいくことによって、抑うつエピソードを反復させるきっかけとなる不満や怒りが増大しないようにすることが期待される (Frank et al. 1991)。

　思春期におけるうつ病の罹患率、社会的機能障害の持続、抑うつエピソードの反復のしやすさを考慮すると、思春期うつ病の維持治療を開発し、実施することの実現可能性についてさらに情報を集めることが重要である。治療者は、思春期の発達における重要な時期に関わることができるので、うつ病によって引き起こされかねない社会的発達の遅れを減らせるかもしれない。

　急性期に無作為化対照試験としてIPT-Aを施行されたクライエントのうち、ベック抑うつ質問票 (Beck Depression Inventory: BDI) とハミルトンうつ病評価尺度 (Hamilton Rating Scale for Depression: HRSD) を用いた回復の基準 (BDI ≦ 6; HRSD ≦ 9) を満たした4例が、IPT-AM[*28]の予備試験に参加した。対象者は12か月にわたって急性期治療を担当した治療者との月1回のセッションに参加した。治療者らは維持IPT-A治療マニュアル素案 (Mufson 未刊行) に従って治療を行い、すべてのセッションは録画され、IPT-Aの熟練者による定期的なスーパーヴィジョンが行

われた。4人の対象者は定期的に1年間、月1回のセッションに参加した。セッション回数が減少してしんどいことをほのめかすような過度の電話による連絡は、セッション間には認められなかった。クライエントは、維持セッションは有用だと報告し続けた。この結果は、思春期においても維持治療が受け入れられ、実行可能であることを示唆している。しかしながら、維持治療の効果を評価するためには、さらに規模の大きい無作為化対照試験が必要である。以下はIPT-AMの有用性を示す仮想の例である。

〈症例〉

　ジョアンナは、スクールカウンセラーによってうつ病を疑われ、急性期のIPT-A臨床試験に紹介された。彼女は不登校になり、社会的に孤立していた。彼女は両親と姉と暮らしていた。今から2年前、彼女の家族は南アフリカから米国に移住した。それ以来、2年間にわたってジョアンナは抑うつ的で、ほとんどの時間、何もかもが悲しく、しばしば消極的な希死念慮に襲われ、早朝覚醒や中途覚醒があり、何事も面白く思えず、エネルギーのなさを感じ、倦怠感と絶望感があり、集中力は低下していた。さらにジョアンナは、学校で人前で話すことに対して抵抗感と強い居心地の悪さを感じていた。授業中に自分から教師の質問に答えることはほとんどなかった。友達はいると言っていたが、仲の良い人はおらず、親友と呼べる人もいなかった。ジョアンナは中等度の大うつ病と社交不安症と診断され、役割の移行に焦点を当てた12回の対人関係療法を受けた。ジョアンナの家族が米国に移民してきたとき、彼女は三つの役割の移行に直面した。それは、(1) 思春期への移行、(2) 家族が一番英語の話せる人として彼女を頼ったこと、(3) 新しい国への移住である。家族が移住したすぐ後に、ジョアンナの姉は重症のうつ病に陥った。そして家族は、さらにジョアンナを頼りにしたのである。

　急性期治療の間、ジョアンナは新しいコミュニケーションスキルを身につけるために、ロールプレイを使ってセッションで練習し、学校で教師や友人に対して実践した。彼女はどのようにうまく両親と交渉するのか、どのように両親や友人にうまく自分の意見を主張するのかを学んだ。彼女は治療者との関係やその他の状況でも居心地良く過ごせるようになっていた。治療終結までに、ジョアンナは

親しい友人を数人つくり、学校に休まずに通い、学校を休んでいたときの勉強の遅れをうまく取り戻し、家族や友人に、よりオープンに自分の気持ちを伝えることができるようになった。

　急性期治療終了後の12か月間は、維持セッションが月に1回行われた。維持治療では、ジョアンナは、新しいコミュニケーションスキルと交渉のスキルを生活のさまざまな場面で使えるように取り組み続けた。4回目のセッションでは、ジョアンナは彼女が困り、苦しんでいる家の状況について話し始めた。姉のうつ病が悪くなり、それで、姉がうまくいかなかった学校で自分はうまくやらなければいけないと思い、ジョアンナはプレッシャーを強く感じ、学校のことを、いやなしんどいところであると感じるようになっていた。治療者は、姉の問題が家族でのジョアンナの役割や学校との関係に与える影響について、これらの症状と彼女の感情を結びつけられるように手助けした。ジョアンナは、姉の病気が自分の情緒、学業、通学にどれほど影響しているかについて、家族に理解してもらう必要性に気づくことができた。家での状況に居心地の悪さを感じていることをどのように両親に分かってもらうかについて、彼女はセッションで再び練習した。ロールプレイで学んだスキルを家で両親に向かって使ってみた。両親は彼女の思いをうまく理解し、より協力的になった。IPT-AMを始めて6か月め、彼女は情緒的にも勉強の方もうまくいっていると話した。残りの半年では抑うつ症状を訴えなくなり、充実した生活を送り、成績も良くなり、アルバイトも始め、家族との関係で悩むことは減ってきたと語った。

抑うつ症状の再発

　クライエントが治療終結に困難を感じることは珍しくないので、最近になって生じた不快感よりも、クライエントの病歴と治療経過という、より広い視点に基づいて、さらなる治療を推奨するかどうかを決断すべきである。治療終結に伴い、一時的な後退の可能性があることを家族に伝え、わずかの日数で改善する一時的な後退と、抑うつ症状の再発を区別すべきである。治療終結に対して、軽い気分の落ち込みを感じているクライエントに対して、治療者は以下のように伝える。

治療を終えること、特に治療が自分の助けになったと感じている場合は、気持ちが不安定になってしまうことは多いものです。私たちの経験では、このつらい気持ちは、治療が終結し、治療なしでも自分がうまくやっていける能力があると自覚できれば、通常は数週間でなくなってしまうものです。そういうわけで、私たちが追加の治療が必要かどうかを決めるまでに通常4週間待ちます。4週間待つことについてどう思いますか。何が気になっていますか。もし可能なら、待ってみて、その数週間でどのように感じるか、見てみましょう。もしこの期間に助けが必要になれば、いつでも私に電話して、次の治療の予約をとりましょう。

　急性期治療の終了という移行に際して、家族はクライエントを支えるべきである。苦悩がある程度和らいだクライエントであれば、この待機期間を乗り越えることができるが、重篤な抑うつ症状や機能障害がまだ残っている場合は推奨されない。

　将来のある時点、特にストレスや大きな変化があったときに抑うつエピソードが再発するかもしれないことを両親には知らせておくべきである。早期に現れる警告徴候と警告症状（うつ病に一般的なものと思春期に特有のもの）を再確認し、異なる治療法の紹介も含めた適切なマネジメントの概要を説明する。数週間経ってもクライエントの症状が改善していなければ、治療者はさらなる治療が必要かどうかを決定するためにクライエントと連絡をとるべきである。治療終結時点でさらなる治療の必要性が明白であれば、適切な紹介先を調整すべきであり、その紹介先で、薬物療法や異なる型の心理療法（個人心理療法や家族療法）の必要性を評価するための精神医学的評価を行うべきである。

治療者の治療終結に対する感情

　治療を終えることは、治療者にとってもクライエントと同様に困難である。比較的短期間の治療とはいえ、強く結びついた治療者－クライエント同盟という文脈において、多くの治療的な作業が集中的に行われた。治療者はクライエントの

今後の成長を見守り続けることができないのを寂しく思う。治療者は、クライエントと別れるプロセスによって、何か悪いことが起きたから関係が終わるということだけではなく、どれほど良い関係であっても、単に時期が来れば終わることもあるのだということをクライエントに示すことができる。一緒に治療に取り組めて楽しかったこと、もう会えなくて寂しいことを治療者はクライエントに伝えてもよいが、重要なことは、クライエントが元気で旅出つ準備が整ったことは嬉しい、ということを伝えることである。治療者は以下のように語りかける。

> この3か月間、一緒に治療に取り組んできたのに、お別れの準備をしなければいけないことは、少し信じがたいことです。あなたと一緒に話し合い、あなたの気分が軽くなるように取り組んだことは、本当に楽しかったということを、あなたに知っておいてほしいのです。セッションがなくなるのは寂しいです。あなたは本当にがんばっていましたし、良いと思える変化を達成してきました。セッションがなくなった後も、今までのようにあなたが取り組んでいくことができるのであれば、嬉しく思います。

治療者は正直に感情を伝えることができるが、治療が終わり、治療者から離れることの罪悪感をかきたてないように配慮しなければならない。クライエントの自信を育て、お互いにとって治療がポジティヴな関係であったことをクライエントが理解できるようにすべきである。クライエントにとって有用であるなら、(研究プロトコルから外れて) ブースターセッション、すなわち継続治療や維持治療について決めることもできる。しかし、これはクライエントの状況に基づいて決定されるべきであり、関係を終わらせたくないという治療者のためらいによるものであってはならない。

長期治療の必要性

治療を通じてクライエントの抑うつ症状が改善したとしても、それ以外の問題については長期治療が必要となることがある。治療関係以外にソーシャルサポー

トがほとんどないクライエントもおり、このような場合は、長期間の支持的な心理療法が必要かもしれない。軽度の摂食障害[*29]、発達障害、過去に受けた性的・身体的虐待や混乱した家族に対処しようとして生じている問題、IPT-Aでは取り上げられないような問題のあるパーソナリティ傾向などを経験しているクライエントでは、さらなる心理療法が必要であることが多い。うつ病を経験したクライエントは、人生のどこかで再び抑うつエピソードを経験することが多いことがよく知られている。抑うつ症状と機能障害を伴う一過性のエピソード[*30]を数多く経験するクライエントも多い。そのような数多くのエピソードを経験するクライエントの場合、彼らの社会的な機能を安定させるのに長期治療が有益かもしれない。クライエントを安定させ、急性障害を治療し、機能を障害する他の精神医学的な問題について、より徹底的にクライエントが取り組むための準備を整えることがIPT-Aの役割である[*31]。

〈症例〉

17歳のカレンは、両親、特に母親との不和による大うつ病であった。IPT-Aの12回のセッションを終え、彼女の抑うつ症状の大部分は軽減していた。彼女は、彼氏との関係について母親が心配していることについてより理解できるようになり、彼氏と一緒に過ごすことについて、母親とうまく話し合い、交渉できるようになった。抑うつ気分と母親との葛藤は減ったが、彼女が数年前に遭遇し、負傷した交通事故のときの感情が再び起こってくるという問題が残っていた。彼女はそのときに数週間入院したが、いまだに車に乗って遠くに出かけることを恐れていた。IPT-Aの終了時に、カレンと治療者と両親は、車への不安が彼女の機能をどれほど障害しているのかについて話し合った。カレンと両親は、来年にカレンが運転免許をとるときに、そのことがより問題になるのではないかと考えていた。彼ら全員が、彼女の不安と、事故以来、車に乗ることを避けていることに焦点を当てた治療は有用であると結論づけた。

この例では、IPT-Aは彼女の抑うつ症状に有効であり、その後、彼女の別の問題に直面することができ、別の治療で限局性恐怖症に取り組むことができた。他の治療の選択として、他のクリニックや治療者への紹介、別の治療環境、薬物療

法、同じ治療者で別の問題に焦点を当てた新しく異なる関係を築くことなどがある。この決定は、治療者とクライエント、保護者が集まって決めるべきことである。

最後に

　治療終結期における治療者の目標は、問題領域に関する作業を終わらせることと、治療終結期の課題を行うことのバランスをとることである。治療終結期の大部分を、同定された問題領域で使用された戦略の見直しと、その戦略の今後の状況への適用に費やすことが重要である。クライエントがその戦略を使う練習をすればするほど、その戦略はクライエントになじんで、より自然に用いることができるようになる。その成果として、対人的な自信はより増して、抑うつ症状の再発につながりうる対人的な葛藤や失望が減少する。治療終結期に良い経験をすることは、クライエントが自分自身について良い感情をもち、将来のさまざまな対人関係の終わりにうまく対応できるようになるために貴重である。抑うつ症状が完全に寛解していないか、他の問題がクライエントの機能を障害している場合は、さらなる治療が必要である。治療終結期には、クライエントと親の両方が、治療期間中に達成されたことを振り返り、今後も治療を行うことで有用となる領域を定めることに関わり、今後の治療について一緒に決定することができる。

第III部

思春期治療特有の諸問題

第14章
治療者−クライエント関係における臨床的問題

　ここまで、IPT-Aモデルに基づいて行われる典型的な治療経過について述べてきた。治療のさまざまな局面で起こりうる問題について随所で触れてきたが、治療に影響する問題は他にもある。これらの問題はIPT-Aに限らず、他のさまざまなスタイルの治療でも起こりうるものであるが、IPT-Aの枠組みにおいて、どのように対処するかが決められている。ここでは、クライエントに関連する問題、家族に関連する問題、うつ病に関連する問題に分けて解説する。

クライエントに関連する問題

　ここまでIPT-A治療について述べるなかで、IPT-A治療に特徴的な治療者−クライエント関係について、複数の例を挙げてきた。思春期うつ病の治療では、治療関係のなかに浮かび上がってくる問題が他にもいくつかある。

守秘義務
　守秘義務は治療関係の要である。クライエントが18歳未満の場合は法的には未成年であり[*32]、親は子どもが何をしているかを知る権利があるが、クライエントやその家族の治療を行うとき、話した内容に関する守秘義務が守られているとクライエントが感じられると、治療効果が高まるということを、治療者は家族にはっきりと説明しなければならない。セッションで得られた情報は、生命の危

険がない限りは秘密として守られることを、クライエントと家族の両方に説明する。具体的には、自傷他害の恐れがあると治療者が判断した場合を除いて、守秘義務は保たれる。治療者は、セッションから得られた情報の一部を親と共有する必要があると感じたら、まずクライエントとそのことについて話し合い、親に知られることの心配についてクライエントに語ってもらったうえで、親と話し合わなければならない理由を説明し、どのように伝えるのが最も良いか、計画を練るべきである。このようにクライエントと親に対してはっきりと伝えることは、ストレスの大きい状況であっても、効果的なコミュニケーションは有用であるという新しいモデルを彼らに提供することにつながる。

　治療者は、親が治療者に知らせたい情報は何であっても歓迎するし、またそれらは有益なことが多いのだと親に伝えるべきである。ただし、親からの電話や情報があったことはクライエントに必ず伝える。治療者は、クライエントとの治療同盟を守らなければならないので、親から何かを伝えられたということを隠し通すことはできない。クライエントと治療者が話し合ったセッションの内容は秘密として守られ、親と治療者が話した内容はクライエントに共有される。このようなことが理解できると、クライエントにとって治療セッションは安心して話ができる場となるだろう。

家族や友人の代役としての治療者

　抑うつ的なクライエントは、家族や友人から疎外されたと感じ、援助を必要としていることが多く、治療者はそうした損なわれた関係の代役をすることがある。IPT-Aでは、治療者は、一定の限界設定を守るのであれば、次に述べるような状況に限り、家族や友人の代役として振る舞うことができる。治療者が家族の行うような役割を実際に果たすのは、クライエントが家族とのつながりを再構築するか、援助者を他に見つけるまでの時期であることが多い。例えば、保護者としての役割を果たせるような家族がいない場合、治療者は、学校に対してクライエントの保護者のような役割を果たすことがある。そうすることで、効果的な大人のサポートとコミュニケーションという新たな役割モデルをクライエントに提供することができる。

独自の対処行動や治療者以外のサポート源をクライエントがつくり出し、それが治療終結後も維持できるようにすることが、IPT-Aの治療目標である。したがって、治療関係の限界を明らかにし、治療関係と友人関係との違いを明確に示さなければならなくなることがある。治療者は適切なサポート源や役割モデルを治療関係以外から見つけられるようにクライエントを促さなければならない。治療で行えるのは、そういった関係を構築するために必要なスキルの練習であり、治療関係とは異なる現実の関係を築くことが目標であることを、治療者は説明すべきである。この話し合いの際にクライエントが感情を表現するように促すことは重要であり、その結果、クライエントは自らの感情に気づき、対人世界で起きていることを感情と結びつけることができるようになる。

過剰に依存的なクライエント

　先に述べた状況に似ているが、思春期のクライエントは抑うつ的になると、疲れやすくなり、自発的に何かをすることができないと感じたり、自分で何も決められなくなることが多い。彼らは問題に直面したとき、どのように解決したらよいか具体的な指示を欲しがったり、両親、先生、友人と交渉しないといけないことがらについて、自分で交渉するのではなく、治療者に代わりに交渉させようとするかもしれない。クライエントは将来に向けて対処スキルや交渉スキルを身につけていかねばならないので、それを練習する機会を奪ってしまう直接的な介入を行うことに、治療者は慎重でなくてはならない。とはいえ、親と交渉したり、やりとりをする際に、クライエントが治療者の助けや権威を必要とすることがまれではない。このような場合、治療者は、クライエントが段階を踏んで特定の対人的目標を達成するのを手伝うことができる。治療者の役割は徐々に減らし、クライエントが独力でやらなければならないことを徐々に増やすべきである。親や教師との関係についてクライエントが何かを達成する必要がある場合は、クライエントが、自分は何を達成すべきなのかを理解し、親や教師がクライエントを日常的にサポートするための効果的な関わり方が理解できるように、ミーティングを開くことも有用である。

〈症例〉

　マリアは16歳の女性で、母親との間に役割における不和が生じている。宿題、部屋の片づけ、友達付き合い、服装など、ほとんどありとあらゆることについて、母親とマリアは言い争いになってしまう。あまりに口論がひどいのにお互い困っていて、緊急時でない限り、マリアと母親は話をしないように避けている。治療者は課題から一つか二つを選び、それについてマリアが自分の希望をうまく表現するのを学べるように、母親にどのように話したらいいか、セッションのなかで練習させようとした。セッション中にロールプレイを行うのをマリアは嫌がったが、結局は会話の練習をするようになった。しかし、セッション間に行われた母親との会話では、彼女は学んだスキルを使うことができず、治療者に電話をかけては代わりに母親と話をしてくれるように頼んでいた。治療者は、マリアと母親の間のやりとりを円滑なものにする必要があると考え、マリアとの治療セッションに参加しませんかと母親を誘った。治療者は、母親が参加したセッションで、マリアが自分の意見を表現できるように指導しようとした。しかし、マリアは話をしようとせず、初期のロールプレイでリハーサルしていたときのように、自分の感情と意見を治療者から母親に説明してもらおうとした。

　マリアは不和がある領域において、自分の立場を説明し、交渉するといったことを治療者に極端に依存していた。治療者は、初期のセッションでは話し合いの適切なやり方についてマリアにモデルを示そうとしたが、あえてそうするのをやめた。治療者がそれを続けていれば、マリアは自分自身のコミュニケーションスキルや交渉スキルを身につける機会を失ってしまっただろう。治療者は、マリアのコミュニケーションスキルがより高まるように取り組んでいることを母親に説明し、何を感じていて、何を望んでいるか、マリアが母親にもっとうまく伝えられるようになるとよいと思う、と伝えた。マリアの母親は、それはマリアにとって大切なことですね、と賛同した。治療者はマリアのほうを向いて、セッションであなたの気持ちを「代弁する」ことはもうできない、あなたがあなた自身の視点をお母さんに伝えられるように手伝いたい、と語りかけた。次に母親のほうを向いて、マリアを会話に参加させられる方法について話し合った。母親とマリアに対して、自分の代わりとして治療者を使うのではなく、お互いに交渉すること

について学ぶことが大切であると治療者は教育した。

　例えば、口論の最中に電話をしてきて自分の代わりに誰かを説得させようとする、治療ではなくプライベートでどこかに一緒に外出したがる、といった不適切な要求をクライエントがしてくるときは、治療者はそのような希望が生じた理由を探索し、治療関係における適切な境界についてクライエントに説明しなければならない。以下のように言うこともある。

> 　クライエントが治療者に対して親近感を感じることはよくあることですが、友人関係と治療関係に違いがあることを覚えておくことは重要です。私はあなたをサポートするためにここにいますが、それは治療外で起こる衝突や困った状況に対応できる新しい方法をあなたが身につけるのを手伝うためです。私が考えている治療上の目標は、治療以外で満足のいく関係を新たに見つけて、あなた自身がポジティヴな対処戦略を編み出していくことです。あなたと一緒にこういった活動に参加してくれたり、口論のときに味方になってくれる友人関係を構築することについて話し合うべきかもしれませんね。

治療者を共有したがるクライエント

　家族や友人を治療に連れてきて、その人を同じ治療者に治療してもらいたい、とクライエントが望むことがある。IPT-Aの治療者の役割は、背景にある動機を探ることではない。治療者は「私はあなたの治療者であり、あなたを助けるためにここにいます」と説明すべきである。それゆえ、治療者はクライエントの生活における他者に興味はあるが、連れて来られた人は他の治療者に紹介しなければならない。クライエントとその友人の両方を治療していると、お互いに知られたくなかった情報を、治療者を通じて共有してしまうかもしれないという問題が生じてくる。そのような状況では、守秘義務を保つという治療者の技能が障害され、それぞれのクライエントに対して専門家として振る舞うことが不可能になるような利益相反を生じることがある。したがって、クライエントの友人は他の治療者に紹介するのが最善である。

クライエントが引き起こす治療の混乱

セッションのキャンセルと遅刻

　IPT-Aにより思春期のクライエントを治療する際、治療者は遅刻や欠席について、成人の治療とは異なった立場をとる。セッションのスケジュールをより柔軟に組み、少なくとも治療初期では、そうであるとはっきりするまでは欠席を治療への抵抗としては解釈しない。とはいえ、クライエントがセッションを欠席した理由が、気分が悪かったのか、自宅から外出できなかったのか、生活上の実際的な問題（例えば、交通機関や経済的な問題、幼いきょうだいの子守りといった家庭での義務）のために欠席せざるを得なかったのか、あるいは、仲間や家族との活動に参加してセッションのことを忘れるぐらい調子が良かったのか、といったことを治療者は調べなければならない。同様に、治療者は遅刻についても中立的な態度をとる。以下のように言うこともある。

　　この2、3週間、治療に来なかったり遅刻したりしていることが気になっていて、あなたが治療に来ることについて、どのように感じているのかが心配です。気分が良いですか、それとも悪いですか。どのぐらい気分が良い（悪い）ですか。あなたがここに来られなくなったり、遅刻したりするのはなぜでしょうか。

　遅刻に連動した抑うつ症状の悪化がない場合は、治療者は、より多くの時間を治療にあてることで、治療者とクライエントが達成できるものがより大きなものとなることを強調すべきである。クライエントが続けざまにセッションを休んだ場合、クライエントがセッションに来られない理由について、治療者は改めて検討すべきである。クライエントは治療に興味を失っているかもしれない。セッションに参加しないということは、治療が非常に有効であるとは言えないので、このような場合は、治療を早期に終結する可能性をクライエントに切り出すべきである。早期の終結については、セッションを欠席している理由を治療者が確認した後で、その都度判断する必要がある。誰かあるいは何かによって治療に行けなくなっているのであれば、治療者は、その問題をクライエントが解決できるよ

うに治療者が支援することによって、クライエントに治療の全過程を終了させることがおそらく可能である。

　治療するにあたって、初期のセッションや欠席時には、クライエントとの接触を継続する手段として電話を用いることが多い。治療初期には、電話での連絡により治療同盟の形成が促進されると考えられている。クライエントがセッションを欠席した場合、次のセッションまでの間、連続性を維持するために、電話で短時間のセッションを行うこともできる。しかし、電話によって定期的な治療を行うべきではない。そのようなパターンが始まる場合は、このような治療上の困難について話し合うためにクライエントをセッションに参加させる。

治療に対する抵抗

　治療に対する抵抗は、セッションを欠席する、来て参加はするもののセッションには取り組まない、治療セッションで話し合われた計画や勧められたことを実行しない、といったさまざまな方法で表現されうる。まず治療者が検討すべきことは、そのクライエントにとってIPT-Aが適切な治療であるかどうか、その問題にはIPT-Aよりも別の治療法が適切ではないか、といったことである。その可能性について、治療者はクライエントおよび家族と話し合って、彼らが同意するなら、他の治療法に紹介すべきである。

　治療には来るが、セッションでは受動的に従うのみで、治療プロセスにまじめに参加していないクライエントもいる。このような場合は、クライエントの治療に対する反応パターンにまず焦点を当てて、治療を求めた理由と、治療が有効となるためにクライエントが果たすべき役割について思い出させることが推奨される。セッションの見通しを示すために、クライエントが治療に対して抱いている懸念や治療者に可能な援助について話し合う機会をもつことも重要である。このような対応を行っても治療抵抗が弱まらない場合は、治療者は、IPT-Aが短期治療で、かつクライエントによる積極的な参加を求めるという性質を考慮し、現時点でのクライエントにとってIPT-Aが適切な治療であるかどうかを評価しなければならない。

「自宅実習」をやってこない

「自宅実習」の課題、すなわち、次のセッションまでに、新しい対人的スキルを練習することを指示どおりにこなさないことが、治療抵抗の一部として認められることがある。IPT-Aのような短期治療がうまくいくためには、教えられたスキルやモデル化されたスキルを治療場面以外の状況に般化していくことが必要であり、クライエントが対人的スキルを実践できる自宅、学校、その他の場面での実習が重要となる。そうは言っても、クライエントがその課題に従わないことはあるので、治療者が考えなければならないことはたくさんある。まず、治療者が前のセッションで与えられた課題について定期的に確認することによって、実習は重要であるというメッセージをクライエントに伝えることが重要である。治療初期で注意しなければならないのは、あなたは失敗したとか、課題をやらなかったことによって治療者を失望させた、といったメッセージをクライエントに与えることによって、治療への抵抗を生み出すことである。自宅実習をしてこなかった場合、課題をこなすにあたって何が妨げとなったのか、具体的な障害が何かなかったか、治療者は尋ねるべきである。課題をこなすのを妨げたのは、ライフイベントや重要な他者の行動であったり、恐怖や抑うつのように何か新しいことに挑戦するのを妨げる感情であるかもしれない。クライエントが障害を予測して、前もって対処する方法を吟味しておけるように、課題を与えるときに、セッション内で、障害となりうるものを予測して話し合うことが最も有用である。

課題が難しすぎないか、課題をクライエントがやり遂げられるように十分にスキルを練習したか、といったことについても、治療者は検討しなければならない。特に治療初期では、クライエントが課題に失敗して再挑戦することに意気消沈してしまわないように、課題をやり遂げられなかった責任の少なくとも一部を治療者が引き受けることが有用である。こうすることで、クライエントは次の課題に挑戦しやすくなり、課題が難しすぎると感じたら治療者に率直に伝えるようになるだろう。以下の記述は、このようなやり方が治療プロセスやセッション外での課題の完遂をよりよく促進するのに使われた例を示している。

〈症例〉
　ブライアンは14歳の男性で、フットボールに興味をもてなくなっている。ブライアンによると、父親はブライアンのスポーツの上達をとても自慢に思っており、自分がフットボールをしたくないと知ったら、非常にがっかりするだろうと考えている。ブライアンは父親とその話をすることを非常に不安に感じている。前回のセッションでは、治療者はブライアンと会話のロールプレイを何度か行い、家に帰って父親と話をしてみるようにと促した。ブライアンは気が進まないながらも同意して帰って行った。しかし、今回、父親との会話を試みたが、できなかったということである。

　治療者　分かりました。何があったのかを話してください。試みてみたという話ですが、どのようにしてみましたか。
　クライエント　ええと……、父が仕事から帰ってきて、リビングでテレビを見ているところに行って、少し話をしたいと言ってみました。
　治療者　どう言ったか、正確に話してください。
　クライエント　「お父さん、少し話があるんだけど」と言いました。
　治療者　どんな反応でしたか。
　クライエント　最初、父は何も言いませんでした。聞こえていないのかと思い、もう一度言ってみましたが、父はどことなくイラついた様子で「何だ」と言いました。
　治療者　それで、あなたはどうしたのですか。
　クライエント　ええ……、話をしようとしたのですが、自分でも神経質になっていたし、父もすでにイライラした様子だったので、「いや、何でもないよ」と話を切り上げました。
　治療者　他の機会はなかったのですか。
　クライエント　忘れていました。
　治療者　分かりました。実際に取り組んでみたことで、たくさん分かったことがありますね。どうやら私にも間違いがあったかもしれません。何度かロールプレイはしましたが、どのように会話を組み立てていくか、どんなタイ

ミングを選ぶかについては十分ではなかったようです。その点を学んでいきましょう。あなたがお父さんと話をするときの別の反応についてもっと考えて、どのように対処すればよいか検討しましょう。まずはじめに、いつお父さんに話を切り出すのがよいでしょうか。お父さんと大事な話をするにあたって、良いと思うタイミングや悪いと思うタイミングはありますか。

クライエント　父の機嫌が悪いとき……仕事の後は良くないでしょうね。父は心休まるときが少ないと思います。父はいろいろな人からの要求や問題を解決することを期待されている仕事なので、本当にリラックスしたいだろうと思います。週末がいいかもしれません。

治療者　それはいい考えですね。人によっては、話をするのはお互いに楽しいことをやっているときが最も良いという意見もあります。そんな状況はありませんか。

クライエント　そうですね……。家の庭などをさわっているときや、ハンバーガーを食べに行くときでしょうか。

治療者　お父さんと話をするには、それは良いタイミングでしょうね。では、もう少し考えましょう。あなたにとってそれがどんなに重要なことかを分かってもらえるように、お父さんに話を真剣に聞いてもらうために、会話を始めるときにどのようにすればうまくいくのかについてもう少し話し合ってみましょう。

　治療者はこんな調子で会話を続け、このやりとりをより詳細に描き出し、実習の障害となりうるものをさらに明らかにしようとする。課題を取り扱う準備ができているとクライエントが感じているほど、次回までにそれをやり遂げてくる可能性は高まる。

早期の終結

　クライエントが治療過程を早く終了させようとすることが時々ある。その希望を率直に述べる者もいれば、治療セッションを欠席したり遅刻したりするという

形で、より受動的に表現する者もいる。早期の終結というクライエントの願望に反応する前に、なぜクライエントがそうしたいと思うのか、治療者は検討しなければならない。クライエントが治療終結を望む理由として、調子が良くなったと感じているのか、治療がクライエントの治療ニーズに十分に合っていないのか、親が終結を望んでいるのか、といったことを治療者が見分けることは重要である。短期間で自然に寛解する一過性の抑うつエピソードであることはよくある。そのような場合、思春期の若者にいつまでも病者の役割を続けるように、治療者が心理療法を強制するのは間違っている。治療者は、クライエントのうまくいっているという気持ちを支持し、実際に治療を受けていたときに生じた変化を再確認し、うまくいっているという気持ちが続かず再び治療を受けたいと感じたときは、治療に戻ってもかまわないことを伝えるべきである。

　治療者は、クライエントが治療に留まることを強制することはできないが、抑うつが再発する可能性を教育的に再確認しておくことは重要である。今は調子が良くても、将来の再燃を予防するためには、もう少しスキルを練習することが有用であると治療者は説明する。こうすることが特に重要なのは、近い将来に特定のストレッサーが生じることがすでに分かっている場合や、最近のポジティヴなライフイベントのために改善が生じていて、その効果が間もなく消失することが分かっている場合である。後者の例としてよくあるのは、セッション中にたまたま夏休みになるということである。夏休みの間は、ほとんどの思春期のクライエントにとっては環境から要求されるものが少なくなるが、多くの場合、新学期はかなりのストレスを伴い、再燃のきっかけとなる[*33]。そのようなクライエントでは、特定のストレッサーを経験するという移行の期間に、治療を継続することがそのような文脈での再燃を予防するのに役立つかもしれない。治療過程の一部として、治療者は、将来の抑うつエピソードに対して自分自身を守るために何ができるか、特定のストレッサーにどのように対処するか、といったことをクライエントが見いだせるように支援すべきである。うつ病再燃の警告症状と、警告症状を経験し始めたときに踏むべき手順について話し合わなければならない。

　治療に満足できないために終結をクライエントが望んだ場合、治療者は、クライエントが述べたニーズに照らし合わせて治療契約を吟味するか、治療契約を再

交渉するか、可能であれば、クライエントのニーズにより適した治療に紹介しなければならない。

家族に関連する問題

家族が治療を早く終わらせたいと希望する場合

　治療の早期終結を親が望むときは、親と治療者の面談を設定するべきである。親が面談への参加を拒否するなら、直接対面する場を設けることを目標として、電話でこの問題を話し合うべきである。子どもの治療を終結したいと親が望む理由はさまざまであり、治療者に脅かされていると感じたり、自らの役割が侵害されていることを心配していることがある。子どもが治療を受けているので自分たちは悪い親であるという思考、近親相姦やアルコール乱用のような「家族の秘密」が明らかになるという心配、たとえ好ましい方向の変化（例えば、自立）であっても、治療によってわが子が変化することへの恐れがあるかもしれない。子どもの治療をやめさせたいという親の願望に影響しているのはこれらの理由のうちのどれにあたるのか、治療者は究明しなければならない。

　その理由によっては、治療者は、親の参加は歓迎されることを明言して保証し、おそらくは家族の誰かを個人心理療法か家族療法に紹介する必要があるだろう。クライエントが治療継続を望み、親が治療に抵抗している場合におけるもう一つの有用な戦略は、クライエントが治療継続を望んでいて、それがどれほど有用であるかを親に伝えるという効果的なコミュニケーションの使用について、クライエントと一緒に取り組むことである。治療者は、クライエントと親の交渉に関するワークに数セッションを費やすことができるが、治療経過全体をそれにあてる必要は必ずしもない。

　治療を終結するという親の要望が取り下げられない場合、治療の終結が子どもに対するネグレクトであるという明らかな指標がなければ、治療を終結しなければならない。法的に対応すべき指標としては、希死念慮のような重篤な抑うつ症状、性的虐待、身体的虐待が挙げられる。このような場合では、他の治療者の紹介、児童相談所への通報、または、その両方を行うべきである。

家族の問題は自分の責任であると感じているクライエント

　問題の責任を内在化する認知スタイルをもったクライエントは、ほとんど本人自身の原因ではない家族の問題を自分の責任であると受けとめていて、治療において問題を生じることがある。その問題には家族全体、あるいはクライエント以外の特定の家族が主に関わっているにもかかわらず、クライエントがスケープゴートにされて家族の問題に責任があるかのようにみなされているときにも、こういうことが起きる。これらの要素が組み合わさって、クライエントが責任を感じていることはよくある。治療者は、クライエントの自責を認識すべきであり、また、内在化された責任感のパターンが反映されているのか、家族の振る舞いや発言によってその状況がつくり出されているのかを判断して、クライエントの自責が生じている原因を突き止めなければならない。原因が明らかになれば、教育、コミュニケーション、交渉技術を組み合わせて、治療者が問題を取り扱うことができる。

　より直接的な介入を行わなければならないことも多い。クライエントの親や保護者（可能なら複数の）に会って、問題の所在を明らかにし、クライエントの利益のために介入する必要があるかもしれない。家族の問題の責任をクライエントが内在化している場合は、それらは本人のコントロールの及ぶところではなく、本人には関係ないということをはっきりと示すことについて、うまくすると親が治療者の味方となってくれる。家族の問題はクライエントの問題であると家族がラベル付けしている場合は、そういう問題ではなく、本人にこのような重荷を負わせることがいかに有害であるかということを家族が理解できるように、治療者は支援する。治療者は、家族療法に踏み込んでしまわないように注意すべきであり、むしろクライエントの利益のために問題を明らかにし、その問題を取り扱うための異なる援助者を得られるように助けるべきである。当然ながら、家族相談や家族介入を行うに先立って、治療者とクライエントは、家族を治療に巻き込むことについて話し合うべきである。

うつ病に関連する問題

うつ病の絶望感や無力感に起因する問題

　絶望感と無力感はうつ病に関連してよく認められ、あらゆる治療の妨げとなる。人生における他の体験と同様に、治療も助けにならず、良くなることはなく、自分自身を救うためにできることは何もないとクライエントは思い込んでいて、治療に十分に参加しないかもしれない。治療者は、これらの反応を治療抵抗とみなすのではなく、思春期うつ病の症状の一部であると理解する。絶望感や無力感という抑うつ症状が治療への動機づけを損ない、治療内外における機能に影響を与えていることについて、治療者はIPT-Aモデルに基づいた心理教育をクライエントに対して行うべきである。絶望感と無力感を反映する思考や行動に焦点を当て、それらは治療可能な問題であることを強調する。絶望感や無力感に取り組む技法として、クライエントがスモールステップで少しずつ何かを行うことに焦点づけること、ごくわずかな変化が気分と機能の改善へつながることを強調すること、などが挙げられる。小さな変化が次の変化を生んで、次第に大きくなって変化がはっきりとしてくるといった雪だるまのメタファーを用いることも有用かもしれない。ポジティヴな変化を達成した瞬間や、ポジティヴな出来事が生じた瞬間を同定することも重要である。クライエントは自分に起きたポジティヴな変化や出来事を認識していないことがある。変化や出来事は小さいこともあるし、特にうつ病のクライエントが自分自身や日常生活を「灰色の」メガネで眺めているときは、見過ごされやすい。

気分変調性障害というジレンマ

　うつ病の一型である気分変調性障害が引き起こす治療的な困難について、最後に述べておく。気分変調性障害だけで受診することもあるが、慢性化した気分変調性障害のクライエントにおいては、大うつ病が重なった二重うつ病の状態で受診することが普通である (Brent et al. 1999; Goodman et al. 2000)。多くの気分変調性障害のクライエントは、長期にわたって、軽度から中等度の抑うつを経験している。うつ病が慢性化しているということは、初診時における機能障害の重症度および

それが続く期間を予測する (Kovacs et al. 1994)。児童・思春期 (青年期) において気分変調性障害を診断するには、DSM-IVでは抑うつ症状が1年以上持続している必要があると定義されている。気分変調性障害の症状は大うつ病よりも軽症であることが多く、見逃されるか、誤診されることが多い。気分変調性障害や二重うつ病のクライエントは発症時期がはっきりとしないことが多く、抑うつ的でない状態を以前に経験していたことを思い出せないために、抑うつ症状を現在経験していることすら認識できていないこともある。このような場合では、診断することも症状の変化を追跡することも難しいかもしれない。

　われわれの臨床経験では、気分変調性障害のクライエントは治療に参加することがやや難しく、急性に増悪した症状を治療する動機づけも乏しく、治療によって症状が改善しうることを理解できないことも多い。結果として、治療に本当の意味で「取り組む」のに必要な動機づけに到達しておらず、本人にとっては、12週間の短期治療は十分な期間ではない。彼らは特別な介入がなければ、抑うつ症状を認識して、それを治療するための動機づけを得ることができない。自分の症状はパーソナリティの一部であると理解するようになっていて、家族や友人からもそのように受けとめられているクライエントもいる。治療者はクライエントと親の両方に抑うつ症状についての教育を行い、うつ病が軽快すると、性格の一部のように見えていたものがそうでないと分かるかもしれない、と伝える必要がある。うつ病の影響と、パーソナリティの変化しにくい側面が区別できるようにクライエントと親を支援することで、治療者は彼らを治療にうまく取り組ませることができるかもしれない。わずかでも変化を起こす力があることを強調することで動機づけは改善できるが、薬物療法や長期の心理療法を要するクライエントもいるであろう。

第15章
特殊な臨床状況

◆◆◆

　臨床的に特殊な状況はいくつかあるが、ここまでの章ではほとんど扱われていない。遭遇する可能性があるものを、本章でいくつか論じる。例えば、核家族でない家族、親のうつ病、思春期での自殺、攻撃的なクライエント、登校拒否、物質乱用、身体的ないし性的虐待事例の児童相談所への通報、発達障害、性体験を有するクライエント、同性愛のクライエントなどが挙げられる。思春期のクライエントでこのような問題があるわけではないが、一部には当てはまり、すべての問題領域と交錯する。

核家族でない家族

　片親家族の増加や高い離婚率により、思春期のクライエントが核家族でない家族で生活していることがある。例えば、親類の家、里親の家、グループホーム、片親家族といったもので、死別、養育放棄、児童相談所による介入、家族の不和、病気などが原因となって、このような形となる。祖父母やおじ、おばのような親類と暮らすことはよくあり、もとからよく知っていた親類と暮らすことで、思春期の若者が家族的な環境を得られるという利点がある。この場合でも、思春期の若者は既存の家族構造に対する新規参入者となり、自分の居場所をつくり出す必要がある。里親の場合、なじみがなく、血のつながりもない人たちで構成された家族のなかに、思春期の若者は強制的に移ることになる。この生活がどれぐらい

続くのか、この家族にどれぐらい愛着を抱けるのか、家庭内での役割を探す努力をすべきなのかが分からず、かりそめの居場所は思春期の若者にストレスをもたらす。グループホームでは、思春期の若者は特定の養育者をもたず、グループの一員に過ぎない。思春期の若者はグループの一員となり、コミュニティのルールを学びとらなければならず、助けとなる親はいない。治療者はこのようなクライエントを治療するとき、親と出会うように、親類、里親、グループホームのリーダーと出会うことになる。グループホームという状況では、治療とホームの橋渡しをしてくれて、なおかつ、この環境でのクライエントの擁護者、支持者となってくれるような責任感のある人物を見つけ出すことがきわめて重要である。その人は、クライエントの日常生活において両親と同じような意味で重要であり、回復に一定の役割をもつホームの環境を変化させるために、うつ病の性質、クライエントの回復を支える方法について教育を受け、必要なら治療に参加してもらう必要がある。治療者は、現在の環境がクライエントの回復にとってマイナスであると判断したなら、代わりの環境を見つける必要がある。治療者は環境調整に直接携わることもできるが、他の担当者と共同でそれを行ってもよい。

親のうつ病

　われわれの経験では、かなりの割合の抑うつ的な思春期クライエントの両親の片方または両方が現在うつ病であるか、うつ病の既往歴があった。このことは臨床研究でも疫学的研究でも支持されている（Downey & Coyne 1990; Lieb et al. 2002; Monck et al. 1994a, 1994b）。治療者がクライエントの治療を始めると、親自身の報告、クライエントによる描写、学校職員、福祉事務所、過去の治療者といった人たちの報告から、クライエントの親の精神医学的状態が明らかになることがある。親のうつ病は、クライエントのうつ病の対人的文脈や治療経過に影響を与える。親の精神状態を認識し、理解することは、クライエントのうつ病を理解し、効果的な治療計画を立案するためには不可欠である。親が抑うつ的な場合、治療者はしばしば、まず親を援助することを通じて、クライエントを援助しなければならない。この援助は、クライエントの治療を損なわず、親とその状況への尊重を示す

やり方でなされるべきである。クライエントの治療者として親と個別に会い、親に治療者の役割を伝え、親自身を治療に紹介する下準備をするといったやり方が、しばしば最良である。この方針をクライエントに説明する際、IPT-Aの枠組みのなかで説明するのが肝要である。すなわち、親のうつ病が親自身やクライエントの対人的機能に与える影響に焦点を当てる。親のうつ病が少しでも改善すると、クライエントが直面しているストレスは軽減するようである[*34]。

　残念ながら、必ずしもすべての親が自分自身や子どもに介入されることに対して前向きではないが、親のうつ病、それに伴う絶望感、家族のニーズに圧倒されているという感覚がしばしば原因である。治療に対する情緒的支持の欠如、セッションへの不参加、治療者からの電話の無視、クライエントがセッションに出かけることへのあからさまな反対といった形で、親がクライエントの治療に抵抗することがあるかもしれない。このような場合、クライエントの同意を得て、治療者は親と直接会うか、親が来られないなら電話で、介入を試みるべきである。治療者は、親と良い雰囲気をつくって、親が心理療法について心配していることを理解するように努めるべきである。親はうまく表現できない罪悪感を経験していることがある。親自身がうつ病であるということから、わが子の状況に責任があると感じている。反対に、自分自身の病理を否認し、子どもの問題の深刻さを理解できないこともある。治療者が、心理教育に加えて、共感的かつ非難しないやり方を使うと、親の視点を変えて、治療をサポートするように促すことができる。親がクライエントの苦境をつくり出しているということに焦点を当てるのではなく、親はクライエントを援助するのに欠かせないということを、じかに伝えるのが重要である。親が治療者への協力やセッションへの参加を拒否し続けるなら、治療者はクライエントと一緒に治療計画の修正を行う必要がある。

　うつ病の親は、抑うつ的な対人的スタイルのひな形をクライエントに示していることが多く、コミュニケーションや交渉が不得手という程度のこともあれば、社会的にひきこもって無力感を抱えていることもある。それゆえ、クライエントが新しい対人的スキルを練習しようとすると、彼らは厳しい戦いに直面することになる。クライエントが新しいスキルをうまく使っても、家族の反応は彼ら自身の抑うつに影響されているので、結果として、新しいやり方はうまくいかないし、

変化する見込みもないというメッセージがクライエントに伝えられる。治療者はこの可能性を認識して、クライエントが新しいスキルを使おうとするときに成功を体験できるように手助けしなければならない。治療者とクライエントは、セッションで対人的スキルをたくさん練習し、これらのスキルを練習できる相手をクライエントが見つけ出す必要がある。別の方法として、家族をセッションに招いて、セッションの中でスキルの練習を促すこともできる。「コーチ」または「協力者」として親を治療に参加させると、セッションの内外でクライエントが新しいスキルを試みることに対して、親は協力的になる。クライエントは家庭でスキルの練習をするときに、自分自身が出会うであろう障害をよく理解するはずである。家族やクライエント自身の反応を予測できるようにクライエントを手助けしておくと、困難が生じたとしても、クライエントが挫折することは少ない。家族における親のうつ病の役割と、そのクライエントへの影響をよく理解することで、クライエントと治療者は現実的な治療目標を取り決めて、関係に焦点づけることができる。その結果、援助されているという感覚が増し、抑うつ気分を減じるという効果を最大限に得ることができる。

思春期での自殺

　思春期での完遂自殺はまれな出来事ではあるが、15～24歳では、白人男性の自殺既遂率は3倍になる。10代では自殺率は年齢を経るごとに増えて、23歳で頂点に達する。過去10年間では、中高年の自殺率は減少したため、若年者の自殺がより目立つようになった。自殺を図ったり、希死念慮をもつ思春期（青年期）の人は多いが、最近では思春期の自殺率は減少していて（Shaffer 1988; Shaffer & Greenberg 2002）、思春期における抗うつ薬の処方率が増大していることが理由であると主張されている（Shaffer & Greenberg 2002）。初期評価において、自殺の危険性を評価することは重要であり、治療開始後も自殺傾向があるかどうかを観察し続けるのが望ましい。クライエントに自殺に関する考え、希死念慮、自殺の計画について尋ねるべきである。治療者は次のように質問する。

生きることは価値がないと感じたことはありますか。死のことをよく考えますか。自分の死について考えますか。死ぬことで生の苦しみから解放されると感じることはありますか。自殺について考えますか。

　クライエントがこれらの質問に肯定の答えをしたとき、今までに自殺を試みたことがあるか、現時点で自殺の計画があるか、治療者は問わねばならない。希死念慮、自殺の計画、自殺企図についてクライエントからはっきりした答えを得るために、治療者は、具体的に尋ねるべきである。過去の自殺企図、将来の自殺の計画について、その意図や致死率を評価すべきである。例えば次のように尋ねる。

　自殺しようとしたり、自分の体を傷つけたことはありますか。それはいつですか。何をしましたか。どうなりましたか。病院で治療を受けましたか。誰かに自分がそうしたことを伝えましたか。起きたことについてどう思いましたか。

将来の自殺企図に関連する質問には以下のようなものが含まれる。

　自分自身を傷つけることについて、今はどう考えますか。そうしてしまう状況にどれぐらい近づいていますか。何によってあなたはそうせずにいられますか。自分自身を傷つける前に、誰かに話をすることができそうですか。

　過去の自殺企図、現在の希死念慮や自殺の計画、家庭や家族の安定性について評価し、自殺の危険が差し迫ったものかどうかを治療者は判断しなければならない。治療者がそれを判断できなければ、セカンドオピニオンを求めるべきである。自殺の危険が差し迫ったクライエントは、IPT-Aの治療には適応しておらず、精神科への入院治療が必要かもしれない。希死念慮のあるクライエントが治療に適応するかどうかは、そのクライエントが、治療同盟を構築してそれを維持する力をどの程度もっているかによって判断が分かれる。自殺の計画を実行しないこと、自殺衝動が抑えきれなくなったときは、治療者にすみやかに報告すること、治療者が対応できない状況では、すぐに精神科救急を利用すること、クライエン

トが治療者に対してこれらのことを誓約できるかどうかが治療同盟の要である。クライエントの自殺傾向を監視するだけでなく、クライエントが対処行動として自殺を不当に使用することについて扱うことも、治療者の仕事である。治療者は、クライエントの希死念慮と、怒り、落胆、欲求不満、絶望といった感情を結びつけてもよい。治療者はクライエントに次のように言う。

> 状況が変わらないと思って絶望したとき、あなたは自分自身を傷つけようと考えるんですね。あなたの扱われ方にも強い怒りを感じておられるんですね。怒り、絶望しているとき、あなたは自殺以外の解決方法が分からなくなるんですね。あなたが自分の感情を取り扱う方法は他にもあり、今よりもましな解決策があるのだと、私は信じています。一緒に他の方法を考えてみましょう。

攻撃的なクライエント

クライエントが非常に取り乱し、攻撃的、暴力的な行動を通じてしか、欲求不満を吐き出せないことがある。他者を傷つけようという考えは、自殺行動とともに評価しなければならないものである。治療者は以下のように尋ねてもよい。

> 今までに、他の人を傷つけようと考えたことがありますか。もしそうなら、誰を傷つけようと考えたのですか。自制できなくなって誰かを傷つけたことがありますか。そうすることを考えるほどに生きることがつらかったことはありますか。具体的にどういうことをするか計画していますか。それはどんな計画ですか。

自殺の評価と同様に、その行為を完遂する意図や可能性について、治療者がはっきりと具体的に尋ねることが重要である。この評価に基づいて、治療者は、クライエントが他者を害する危険性があるかどうか判断しなければならない。そのような状況であると判断したなら、法律に基づいて、治療者はクライエントを入院させなければならないし、クライエントが狙っている人物に警告を発する義

務がある (Southard & Gross 1982)*35。他者を害する危険性が高いクライエントは、IPT-A には適応していない。怒りと敵意を示すクライエントであっても、他者に対する危険性が明確には存在せず、治療者と治療同盟を確立することが可能で、攻撃的な行動を抑制する力量をもっており、治療中は暴力を振るわないと治療者に約束できるのであれば、IPT-A に適応するかもしれない。治療者は、より適切な問題解決法や、怒りを発散する方法をクライエントに教えなければならない。次のように言う。

> あなたがそういうこと（例えば、父親を傷つける）をしようとするとき、あなたは大変怒っていて、お父さんに行動を変えて欲しいと思っているんですね。でも、葛藤や感情を解決するために暴力を振るうことは、受け入れられないことです。お父さんへの怒りを取り扱う代わりの手段として、何か思いつきませんか。どういうときに怒りが沸き起こりますか。激怒したとき、冷静に自分の感情について話せるように自分を落ち着ける方法（例えば、音楽、散歩、電話）はありますか。

登校拒否

抑うつ的なクライエントのなかには、疲労、集中力の低下、アンヘドニアなどの結果、学校に毎日通うことができなくなる者もいる。1、2週間学校を休むと、まったく勉強に追いつけないと思うようになり、欠席し続けた後に学校に行くのはばつが悪く感じるようになり、さらに長い期間ひきこもるようになる。初期評価のときに、治療者は出席状況について親子に尋ねておいたほうがよい。治療者はこう尋ねるべきである。

> 学校に出席していますか。毎日行っていますか。この1か月で何日休みましたか。毎日遅刻していたりしませんか。学校に行っている間、授業をさぼっていませんか。どれぐらいよくさぼりますか。成績はどうですか。うつになる前と比べて、成績が変わっていませんか。

治療者は、親とクライエントの許可を得て、学校と連絡をとり、クライエントの成績表を確認する。学校に戻ることの重要性を強調して、クライエントが確実に学校へ戻れるように親や学校の支援を得ることが治療者の役割であろう。学校に戻ることに気が進まなかったり、ばつが悪かったりといったことはよくあるが、そういった困惑は学校に行けば1日で消えてしまうだろうし、学校で生産的なことをすれば気分も良くなるだろうと、治療者は説明しなければならない。さらに、うつ病が改善すれば集中力も改善するとクライエントに伝える必要がある。治療期間全体を通じて、治療者はクライエントの出席状況や成績を随時確認し、必要であれば学校と連絡をとるべきである。

物質乱用

スクリーニングと病歴聴取の一部として、薬物やアルコールの使用、乱用に関して、一通りの情報を得るべきである。家族は乱用について気づいていないかもしれないが、家族からも乱用について尋ねるべきである。例えば、治療者は次のように尋ねる。

> クスリを試してみたり、アルコールを飲んだことはありますか。マリファナはどうですか。1回もありませんか。コカインやLSDやシンナーはどうですか。クスリを初めて試したのはいつですか。何回ぐらい使いましたか。学校や家族関係に影響しませんでしたか。クスリをやめようとしたことはありますか。何が起きましたか。クスリを使ったせいで普通ではなくなってしまったことはありますか。具体的にはどうでしたか。薬物問題のために医療機関を受診したことはありますか。何が起きましたか。クスリを使っている友人はいますか。ご家族はどうですか。クスリを使ったり、アルコールを飲んでいる人はいますか。

必要であれば、IPT-Aを始める前に物質乱用の治療を紹介すべきである。IPT-Aを行うためには、クライエントは決して薬物やアルコールを使用、乱用してはならない。また、薬物やアルコールなしで、治療が気分にどの程度影響する

のかを理解するために、治療の間、クライエントは薬物やアルコールを使用しないと約束しなければならない。治療者は次のように言ってもよい。

> あなたのうつの治療のために、私はIPT-Aを使いますが、治療の間、あなたは絶対にクスリを使ってはいけません。使ってしまうと、治療の効果はなくなります。気分を良くしようとしてクスリを使う人がいますが、たいていは悪くなります。ほんの少しでもクスリを使っているなら、治療があなたにとって助けになるかどうかを理解することは、非常に難しくなります。治療の間、クスリと縁を切れますか。クスリにノーと言うことについてどのように感じますか。私があなたをうまく手助けするためには、クスリを使ったときは、あなたは私に言わなければなりません。そのとき、IPT-Aはあなたにとって適切な治療ではないかもしれません。クスリを使ったら、私に言えますか。

　クライエントによっては、物質乱用を監視するために、治療者は毎週の検査を提案してもよい[*36]。治療者は、クライエントが治療者に薬物を使用したことを告白しやすくし、薬物使用の情報を隠すことに罪悪感が生じやすくなるように、このやり方を提案することができる。治療者はこの治療技法を懲罰的に示してはならない。IPT-Aの期間中にクライエントが薬物を使用したら、薬物問題に対するクライエントのニーズにIPT-Aが手助けとなっていないことをはっきりと示し、IPT-A以外の治療を提案すべきである。物質乱用が主要な問題であり、抑うつは物質乱用から二次的に生じた問題に過ぎないと気づいたら、治療者は、クライエントを薬物治療専門の機関に紹介しなければならない。

　IPT-Aの枠組みでは、治療者は、薬物使用に結びつくような友人の強制、家族の力動にクライエントが対処できるように助け、クライエントが薬物を断つための助けとなるサポート源の一つとして家族と会うこともある。治療者は次のように尋ねてもよい。

> 同年代の子がクスリを使っているのに出くわしたら、どうなりますか。彼らに混じってクスリを使うのはどんな気分ですか。彼らに混じらないのはどんな

気分ですか。○○［薬物名］によってあなた自身はどう変わったと感じますか。誰かが誘ってきたら断れますか。断るのが難しいのはなぜですか。家にいるときにクスリが欲しくなってきたらどうしますか。クスリを使うと問題はなくなりますか。問題に対処する他の方法はありますか。クスリでハイになりたくなったり、気持ちを取り乱したりしたときに相談できるような、クスリをやっていない友達はいますか。

公的な保護機関

　公的な保護機関は、過酷な環境にいる子どもたちの福祉を守ることを目的としている。米国の各州では、虐待などをいつ、どのように通報すべきかを法律で規定していて、報告を受けつけて処理するための機関を有している。治療を開始する時点で、子どもはすでに保護機関の管轄下にあるかもしれない。また、治療の過程で子どもの身に危険が迫りつつあることに気づいた場合、治療者には保護機関に通報する義務がある、とその州の法律で規定されているかもしれない。公的な保護機関と接触した結果、親や子どもとの間の治療同盟が壊れることがある。治療者はその可能性に注意を払い、通報するに至る理由を彼らが十分に理解できるように援助し、また、親と子どもにとってストレスの多い状況を和らげ、援助を与えるために通報したと伝えるべきである。治療者は、公的な保護機関は家族に多くのソーシャルサポートを与えるための手段であると強調し、その目的は家族がよりよく機能できるようになることであると伝えるべきである。

性的虐待

　治療者は、クライエントが過去に性的虐待を受けたことがあるか、現在も性的虐待を受け続けているのか、慎重に評価すべきである。治療者は次のように尋ねるべきである。

　　誰かと二人だけでいるときに不快なことをされたことはありますか。どうし

てそういう気持ちになるのですか。その人と一緒にいるときに何が起きるのですか。○○さんはあなたがいやな気持ちになるようなやり方で触ってくることがありますか。○○さんは何をしましたか。それがあったのはいつですか。何回ぐらいですか。今も続いていますか。他にそのことを知っている人はいますか。

過去の性的虐待を示唆するものとしてよくある症状に、抑うつ、自殺企図、性的乱交、非行といったものがある。性的虐待を評価するためには、神経のこまやかさと時間が必要である。初めて会う場面では、クライエントは虐待されたことを明かさないことが多いが、治療者を信頼するようになって、治療経過のどこかで告白することがある。性的虐待が現在進行中である場合、家族に介入して、その家族とクライエントにとって適切な社会的サービス〔例えば、児童相談所によるクライエントの保護〕を与えるために、治療者は児童相談所と連絡をとる必要があると法律で定められている。IPT-Aは性的虐待の急性あるいは長期的な影響を取り扱うようにはデザインされていないので、虐待され続けているクライエントは、IPT-Aの治療には適応していないかもしれない。この場合、性的虐待に関連した問題を取り扱うためにデザインされた治療法[*37]をクライエントに紹介するのが望ましい。虐待が過去の出来事である場合も、治療者は家族関係の正確な見取り図を作成できるように、虐待が起きた対人関係的な文脈の歴史を詳細に把握する必要がある。

発達障害

抑うつは認知障害と関連することがよくあり、そのような認知障害は、うつ病の急性期に最も顕著なものとなる。発達歴や生活歴を聴取すると、治療者は、以前からずっと続いている学習の障害と、抑うつエピソードに伴う二次的な障害を区別しやすくなる。治療者は次のように尋ねるべきである。

学校でうまくいかなくなってきたのはいつ頃からですか。何年生ぐらいでし

たか。授業中に集中できなかったり、宿題がきちんとできなくなったのはいつ頃からですか。気分が落ち込むようになってから悪化していますか、それとも以前から同じですか。学校での課題をこなすのに何が問題ですか。集中力ですか、それとも難しくて分からないことですか。具体例があれば私に教えてもらえますか。

クライエントの抑うつ症状が長く続いていたり、ある種の人格スタイルがあって、認知的な限界が生じているなら、発達障害と抑うつを区別することはずっと困難になる。心理テストや学業達成度のテストは、発達障害を同定する助けになるかもしれない[*38]。発達障害と診断されると、特殊教育のリソースが必要になるので、治療者は学校システムと連携して、特殊教育を受けられるように取り計らう必要がある。認知障害がうつ病による二次的なものであれば、抑うつ症状が良くなるにつれて改善する。子どもと親は、学習の困難の原因について伝えられるべきであるし、それに伴って、学業上の達成に関する見通しを修正すべきである。

性体験を有するクライエント

思春期は性的な感情が高まり、性的な行動が増え、最初の性的経験に至ることがある。治療者は、性体験が有るかどうかを尋ね、もしそうなら、避妊をして安全な性交渉をしているかどうかを確認するべきである。治療者は、妊娠や性行為感染症といった性的問題に関する知識をクライエントがどの程度もっているのか把握しなければならない。例えば、治療者は次のように尋ねる。

あなたには付き合っている人がいますか。性的な関係がありますか。避妊はしていますか。どのような方法ですか。どうすると性病に感染するか知っていますか。予防していますか。もしそうなら、どのような方法で予防していますか。予防していないとしたら、それがうまくできないのはなぜですか。

性的に活発な女性が知識不足であったり、避妊をしていないときは、産婦人科医や小児科医に紹介することが重要である。治療者は、クライエントの性別を問わず、避妊の重要性について話し合い、性に関する感情、性的ファンタジー、妊娠に関するファンタジーについて探索すべきである。性的行動について事実に基づく情報を伝えることも重要だが、親子関係や恋人との関係に関するクライエントの感情、孤独や自尊心と、クライエントの性的感情と行動を結びつけて考えるべきである。そうすることで、治療者は対人関係的な葛藤と抑うつ感が、不適切で危険な性的行動に関係している可能性を検討しやすくなる。

同性愛のクライエント

思春期では、異性のパートナーと性的に親密な関係を形成することが多いが、同性のパートナーをもつクライエントもいる。複数のパートナーと性的関係を求めることはよくあることである。性的欲求が同性だけに向いているクライエントは、孤立していると感じていることが多い。自らの性的指向性に満足し、受け入れているクライエントもいる。そのような状況では、治療者はクライエントの決断に対して支持的に振る舞うべきである。同性と異性の両方に性的関心をもっているクライエントは、自らの性的指向性に混乱しているかもしれない。自らの性的感情と、性的指向性への関心をクライエントが探索することを中立的な立場で手伝うことが治療者の役割である。付け加えるなら、クライエントの混乱状態と抑うつの関連を同定するのが望ましい。

第16章
危機介入

　思春期の抑うつの治療に際して、何らかの危機が生じることは、まれではない。危機はクライエントの家族問題や社会的問題の直接的な結果であり、治療をただちに脅かす。クライエントと治療を守るために、迅速にかつ断固として危機に対処すべきである。危機はクライエントの生活状況、対人関係、家族関係、情緒的な幸福感における大きな変化であり、クライエントの心理的健康を脅かし、クライエントが状況に対処しようとする力を圧倒してしまう。本章では、IPT-Aの治療者が危機にどのように接し、取り扱うかということを示し、特別な危機的状況について論じる。

危機の評価

　IPT-Aの治療者が直面する最初の課題は、危機の性質と発端が何であったかを判断することである。そのためには、クライエントや関係者の話を聞かなければならない。最初の接触はじかに対面するのが望ましいが、電話越しのこともある。危機の第一報を電話で聞くことは多い。IPT-Aの治療者は、危機に際して何が起きたのかを明らかにして、危機に対するクライエントと家族の反応を評価しなければならない。危機は治療者への反応であるのか、治療で取り上げた問題への反応であるのかも判断しなければならない。治療者は、危機が迫りつつあるという早期警戒信号に気づかなかったのだろうか。治療者が知っていたら、危機に備え、

危機を防ぎえたような情報を家族とクライエントは隠していたのだろうか。どちらでもないとしたら、その出来事は予測不能で、出来事への反応を制御できるたぐいのものではなかったのかもしれない。

　治療者が次にすることは、できるだけ早く、緊急のセッションにクライエントを呼ぶことである。希死念慮や殺人念慮の場合、予約をすぐに設定できないのであれば、クライエントは最寄りの救急に搬送されるべきである。緊急のセッションが行われる場合、治療者は家族を関わらせる必要があるか、どの程度関わらせるかを決断しなければならない。18歳に満たないクライエントに接するとき、クライエントにとって深刻なリスクがあり、危機が真実であれば、親に知らせることは治療者の義務である。関わりの程度は、危機のタイプと、クライエント－家族関係の性質によって異なる。治療者は、特に誘因とそれに伴う情緒について、ストーリーの全体像をクライエントから注意深く引き出さなくてはならない。話を一通り聞いたら、自傷他害のリスクのために精神科への入院が必要であるかどうかを治療者は再評価しなければならない。付け加えると、治療者は、内科医や産婦人科医、弁護士、児童相談所といった別の機関や団体の関与を求める必要があるかどうかも評価しなければならない。

　外来治療の継続が可能と判断したら、IPT-Aの治療契約について、必要に応じて、再検討や更新を行うべきである。変更するかもしれない項目として、セッションの頻度、家族の関与、治療者とクライエントの電話連絡の頻度、治療の焦点となる問題領域などが挙げられる。危機が起きたのをきっかけとして、重要な問題領域が見逃されていたとか、二つの問題領域が相互作用していたといったことが分かり、セッションの焦点を変更しなければならないことがある。クライエントの状況が安定するまでは、治療者はしばらくの間、面接頻度を増やしてもよい。

　個人的な危機の管理は、状況によって異なる。治療者が最も頻繁に判断を強いられるのは、クライエントは入院すべきか否か、IPT-Aを中断して別の治療法を始めるべきか否かといったことがらである。家族を関与させる場合、問題がどのように理解されているか、最善の解決策は何かといったことを判断するためには、家族とクライエントと一緒に会うだけでなく、家族とクライエントと別々に会うことも重要である。誘因となる葛藤の解決について話し合うのを助け、クラ

イエントとの個人心理療法を再開するために、家族と数回のセッションを行うかもしれない。児童相談所に通告した場合は、治療者はクライエントがさらなる危害を受けないように、児童相談所がクライエントの状況を改善するのに協力しなければならない。

本章では、家出、妊娠、クライエントや家族の病気、逮捕や補導、暴力、クライエントによる治療中断といった問題の対応について示す。希死念慮や殺人念慮のような危機管理を要する他の問題については、第Ⅲ部の他の章で論じている。

危機のタイプ

家出

家出してしまうほどに家庭内で強い葛藤にさらされている思春期の若者は珍しくない。このような場合、治療者は、クライエントの意図や、クライエントが想定している家出の結果について、注意深い評価をしなければならない。例えば、次のように尋ねる。

> 家出を考えていますか。どこへ行くつもりですか。以前に家出したことはありますか。もしそうなら、どこへどれぐらい家出しましたか。あなたや家族にとって、それはどのような体験でしたか。何から逃げ出そうとしていますか。家出することは、あなたにとってどのようなことですか。あなたは何が変わって欲しいと思っていますか。

クライエントが実際に家出する可能性を評価するために、治療者は以前に試みられた家出について情報を得る必要がある。家出よりはましな選択肢を見つけるために、治療者とクライエントは選択肢のリストを作るべきである。このリストには、苦しい状況で連絡できる友人や親類のリストを書くこと、「頭を冷やす」ために訪れてもいいとクライエントが感じている友人や親類の家を確認しておくこと、精神保健の専門家に会って話をするために救急を受診すること、(利用可能であれば) 家出する人のためのホットラインに電話をかけること、散歩すること、

気分が冴えないことを書きつづること、など、クライエントがケアを得られたり、感情を発散させるための破壊的でない方法なら何でも含まれる。さらに言うと、治療者は治療関係の観点から家出が発生する可能性を検討すべきである。治療者は、クライエントに対して、家出を計画しているときはどこに行こうとしているかを治療者に伝え、家出をしてしまったとしても治療者と連絡を続けるように求めるべきである。良好な治療同盟があるなら、治療者はセッション間に家出しないようにクライエントと契約すべきである。家出はおそらく問題領域である役割の不和に含まれる非適応的なコミュニケーションスタイルであるが、そのように契約することで、治療者は家出を望む気持ちや家出の必要性について、理解しようと取り組むことができる。可能であれば、治療者は家出を引き起こさないような問題解決策をクライエントが生み出すのを手伝うべきである。治療はクライエントがより適応的なコミュニケーションスキルと問題解決技法を得られるように手助けするのが望ましい。

妊娠

少女が妊娠を望んでいることもあるが、適切な避妊ができていないこと、強姦などの破壊的な性的行動によって、妊娠の脅威にさらされているのかもしれない。家族の妊娠への反応や、相手との関係の質によって、状況ははるかに複雑になりうる。いかなる状況かにかかわらず、尋ねるべき最初の質問は、本当に妊娠しているかどうかということである。妊娠が疑われたら、クライエントを産婦人科や妊娠検査に紹介するのが望ましい。妊娠が明らかであれば、産んで育てる、養子に出す、中絶する、実の両親に関わってもらう、といった選択肢を彼女が検討するのを手伝うことが治療者の役割である。クライエントの感情を考えると、治療者は、妊娠や中絶がどのようにクライエントの生活に影響を与えるかを話し合ったり、さまざまな行動に関連した感情を探索する必要がある。治療者は、乳児の世話をするという現実について、クライエントと話し合わなければならない。治療者はクライエントに次のように話してもよい。

　　あなたの年齢で赤ちゃんをもつということはどういうことだと想像していま

すか。どうしたいですか。どうしたくないですか。まわりの友達についてはどう感じますか。友達との関係はどのように変わると感じていますか。家族とはどうですか。赤ちゃんのお父さんについてどう感じますか。彼との関係に何を期待していますか。

治療者は、クライエントの親が妊娠に気づいているかどうか、もし気づいているなら、彼らのクライエントに対する態度はどうかについても話し合わなければならない。クライエントの親が妊娠の初期でそれに気づいているとき、特にクライエントが予定日をあえて伝えており、家族からの援助を期待しているときは、そうすることがしばしば有用である。治療者は、誰が子どもの世話をするのかについて親子が話し合い、この状況に関する心配ごとをそれぞれが表明し、さまざまな解決策を検討するのを手伝うべきである。乳幼児が生活に与える影響について、クライエントを教育する。最終的に子どもを産むかどうかはクライエントが選択することである。十分に情報を与えられたうえで決断がなされたことを確かめることが治療者の役割となる。

クライエントや家族の病気

クライエントが病気にかかっているとき、適切な治療を受けているかどうかを治療者が確認することは重要である。必要なら、治療に協力できるように治療者と主治医は協議すべきである。家族の病気に対処する際も、同様の戦略を採用するべきである。病気と病気の意味するところにクライエントが対処するのを手伝えるように、治療者は医師に問い合わせて、状況を完全に理解すべきである。治療は病気とそれにまつわる感情、家族間の衝突などへの対処に焦点化することになる。

逮捕や補導

IPT-Aで治療中の思春期のクライエントが法的介入を要する反社会的行為を起こすと、治療の存続が危うくなる。収監された場合、治療は即座に中止となる。収監されていないのであれば、治療者は、この事態に関する事実を一通り把握す

るために、当局、時には保護司と連絡をとらなければならない。IPT-Aを続けるべきか、施設での治療や入院を含めた他の治療がクライエントのニーズに合っているのかどうかを判断するために、治療者は行為の深刻さとその結果を考慮する必要がある。IPT-Aの継続が決定すれば、治療者はクライエントと反社会的行為について話し合い、反社会的行為が治療を破壊するだけでなく、重大な法的結果につながることをクライエントに理解させなければならない。治療者は次のように伝えてもよい。

> それが起きたとき、どのように感じましたか。何がそれを引き起こしたのですか。それが終わったときどのように感じましたか。この行動の結果として、あなたは何を望んでいましたか。もう一回それが起きたら、あなたはそのように感じますか。それがもう一回起きたら、そのような状況であなたには他に何ができますか。治療で私たちが話し合っている問題とそれは、どのように関係していますか。

このとき、最初に合意した問題領域を再評価し、新たな行動を適切な問題領域に含めるべきである。治療は、感情の制御、より適応的な問題解決スキル、コミュニケーションスキルに焦点を当てる。

暴力

思春期のクライエントによる人やものへの破壊的行動が起きたが、法律が関与しないことがある。ここでも、IPT-Aの治療者は、クライエント、家族、他の人物（すなわち学校職員やきょうだい）と話して、出来事を徹底的に評価しなければならない。クライエントは現在の家庭環境で生活し続けることができるのか、別の新たな暴力が起きようとしているのか。制御不能になったクライエントは、入院や治療施設への入所が必要となるかもしれない。治療者は将来的に暴力を振るう意思、特定の標的の有無について評価しなければならない。特定の意図や標的をクライエントが報告したら、治療者はクライエントを入院させなければならない。暴力的な衝動を以前よりも制御できるだろうとクライエント自身、家族、治療者

が感じた場合は、IPT-Aは継続できるが、治療契約を再び取り決める必要がある。暴力的行動は、定義された問題領域の一つという文脈で、治療者とクライエントに理解される必要がある。クライエントが抱えている抑うつや怒りという感情と、暴力的な行動を結びつける必要がある。特に他の暴力的な出来事を取り扱う方法について、明確な行動計画が明らかにされ、クライエント、治療者、家族によって合意されなければならない。行動の深刻さに応じて、計画にはIPT-Aの終結、治療施設への紹介、次の事件が起きた場合の入院を含んでもよい。暴力的でないやり方による感情についてのコミュニケーションを増やし、より良い問題解決スキルを取り込むことを治療の最初の焦点とするのが望ましい。

親による早期の治療中断

クライエントの家族が、クライエントを治療から突然に遠ざけてやめさせようとすることがある。そのような場合、可能であれば、治療者はクライエントの家族と会って、治療への懸念を尋ね、現時点での中断が妥当な解決策であると信じているのかどうか、話し合ってみるとよい。治療者は次のように言う。

> あなたは息子さん（娘さん）が治療を続けることについて心配がおありのようですね。あなたが心配しておられることについて話し合うことが、あなたや息子さん（娘さん）にとって、助けになると思います。息子さん（娘さん）が治療に来るのをあなたがやめさせたいと思ったのはなぜですか。治療のどういった部分があなたをいやな気持ちにさせますか。あなたは治療のどういった部分を良いと考えていますか。息子さん（娘さん）が治療をやめた後はどうしようと考えていますか。息子さん（娘さん）にとって最良の助けとなるように、私たちはどのように協力できるでしょうか。

話し合いや面談は、治療者にとって、中断に至る原因となる治療への誤解を修正する機会となる。中断するという家族の決断を治療者が変えられず、自傷他害のリスクがなく、中断が医療的ネグレクトに当たるという判断でないのであれば、治療者は家族の決定を甘受する義務がある。治療の終了は絶対にしてはなら

ないことであり、クライエントが自傷他害のリスクにさらされていると感じる場合は、クライエントが自分のところか他の施設で適切な治療を受けられるように、児童相談所に報告しなければならない。

最後に

　短期間の治療であっても、クライエントに危機が起きることはある。治療者は、自分のところか別の施設で、IPT-Aか別の治療法を継続する必要があるかどうかを判断しなければならない。IPT-Aの継続が決定したら、治療者にとっての最初のステップは、危機に関連した対人関係上の問題をうまく取り扱えるように、治療契約を結び直すことである。新たな契約が結ばれると、クライエントの対人関係と抑うつの文脈に関する新しい情報を取り扱うために、治療者は前進することができる。

第17章
IPT-A
——包括的な症例提示

症例の概観

　ジェイは16歳の男子で、公立高校の2年生である。彼は、5か月前から両親との仲が悪くなり、両親と一緒にしぶしぶやって来た。ジェイの主訴は、両親、特に父親と手に負えないほど対立していることである。彼は、最初は抑うつ症状を否定したが、結局、悲哀とイライラ、集中力の低下、入眠困難、疲労、絶望感があることを認めた。彼は自殺したいと感じていることを否定したが、時々、自分が死んでしまったらいいのにと思っていることを認めた。自分がある日いなくなったら、両親はどのように反応するだろうかということを時々考えるのだ、と彼は付け加えた。

　街の別の地区から新しいアパートに引っ越したため、ジェイは、高校1年時（約1年半前）に現在の高校に転校した。両親、特に父親との間にいつも生じている葛藤は、彼が転校してから増え、この数か月でひどくなっていた。彼はいくつかの症状は約2年前からあると言っていたが、この数か月の経過で、症状は特にひどくなっていた。彼は、学業成績に関する両親からの精神的圧力の増加を症状の悪化と結びつけて考え、両親が高校卒業後の進路について話し始めたのが原因であるとしていた。ジェイは、友人ともっと多くの時間を過ごすことを両親が認めてくれず、彼の選んだ友人について「いつも文句ばかり」なので、両親のことを怒っているのだと話した。彼は、両親が厳しいために、友人と過ごす時間が実際とて

も少なく、友人と長く一緒にいるために、学校を時々さぼり始めたのだと主張した。彼は、新しい友人の何人かが前の学校の友人と異なったタイプであることは認めたものの、悪い影響を受けてはいないと話した。家族内の緊張のもう一つの源は、ジェイの父親がアパートの管理人であり、父はジェイが宿題をしていないときや、毎週の週末、他にも週に何回かは、その仕事を手伝うべきであると主張していることであった。

　抑うつは両親、特に父親との関係に起因しているとジェイは信じていた。彼は、母親とは関係がまだ良好であったが、母親は父親の「傀儡」であると感じていて、彼女自身の信念にかかわらず、父親の味方をしているのではないかと疑っていた。治療の目標について尋ねられると、彼は特定の目標を同定することができなかったが、最終的には、両親ともっと良い関係になり、自分が間違ったことはしていないということをもっと信用してくれて、年齢相応の自由を与えて欲しいと話した。両親やその行動が変化することは決してないと思う、と彼ははっきりと述べた。

　両親は、ジェイはすべての時間を友人との付き合いに使いたがり、自分の責任をまっとうせず、家の規則、特に門限を守らず、しばしば学校をなまけているのだと報告した。学業成績の平均点は、前期にはB+からC+まで低下していた。ジェイの父親は、「こいつは昔から手のかかる子どもなんです」と話し、この数か月は余計に大変だったのだと続けた。両親によれば、ジェイは家にいるとき、部屋で一人で時間を過ごすことが多く、両親や二人の弟（13歳と10歳）と過ごすことはほとんどなかった。両親にとっての治療の目標は、ジェイが責任を受け入れて「家族の一員として振る舞う」ことであった。このように両親とクライエントの目標が明らかに一致しない場合は、治療者は両者の目標の共通点を見つけるようにすべきである。このとき、治療者はより良い関係になりたいというジェイの希望と、家族の一員であって欲しいという両親の希望を結びつけることができた。より信頼されたいという彼の願いも、彼が自分自身のことを良い存在であるように感じて欲しいという母親の目標に対して、同じ役割を果たした。治療目標について家族が一致したことは、治療を始めるための共通の基盤をつくり出した。

初期セッション(第1回〜第4回)

　IPT-Aモデルに従い、ジェイの治療の全体的な目標は、彼の抑うつ症状を軽減し、対人的機能を改善することであった。この目標を達成するために、初期のセッションの目標は、(1)ジェイの抑うつ症状をさらに評価して、ジェイと両親に対してうつ病について教育すること、(2)ジェイと両親に、治療における彼らの役割を含め、IPT-A治療について教育すること、(3)ジェイの抑うつと、それが起きた対人的文脈を関連づけること、(4)対人関係質問項目を使って、現在の抑うつ症状に関連した現在と過去の対人関係を調べること、(5)ジェイの対人的問題領域を同定して治療契約を確立すること、であった。ジェイの場合、初期セッションは5回にわたって続き、個人セッションの初回と第2回の間にジェイと両親の合同セッションが開かれた。

うつ病の診断と教育

　ジェイは、治療前の評価では、最初は抑うつ症状があることを認めるのを嫌がった。治療が始まると、彼は、自分の症状の程度と重症度についてより率直に話すようになった。先に述べたような症状がかなりの頻度で起きており、自分を苦しめていることをジェイは認めた。さらに、胃痛や頭痛のような医学的に原因不明の身体症状が複数あること、無価値観などの症状があることも認めた。集中力の低下が学校での機能に影響を与えていることを告白した。ジェイは中等度の大うつ病と診断された。治療者は、情緒的、身体的な体験はうつ病によるものであることをジェイが理解できるように助けた。

　ジェイ、あなたの悲しみと怒り、眠れないことや疲れていること、自分にがっかりしていること、この状況が良くなることはないと考えてしまうことなどは、すべて、いわゆるうつ病の症状です。あなたがご両親とけんかして、学校の成績が低下しているのも、うつ病の症状です。この葛藤は、あなたのうつ病の原因になっているのかもしれないし、うつ病のせいでややこしくなっているのかもしれません。うつ病は、あなたの人生にいろいろな点で影響するので、でき

る限り早く助けを得ることが重要です。もう一つは、うつ病は珍しくないものであることを、あなたに知っておいて欲しいのです。

ジェイは、症状がうつ病の一部であると説明されて、ほっとしたように見えた。治療者が、うつ病は思春期の若者にはよくあるものであり、治療によって気持ちが楽になって、うまくやっていくための助けになるだろうと説明すると、彼はさらに安心したようだった。うつ病の医学的モデルの説明の一部として、限定された病者の役割がジェイには割り当てられた。治療者は、次のように説明した。

　ジェイ、あなたとご両親は、ここ数か月、学校であなたがうまくいっていないようだ、と言いました。うつ病を経験している人は、学校で勉強したり、仕事をしたり、ふだんならうまくやれているようなことをするのが難しくなることがよくあります。以前は興味をもっていたことに興味がなくなることもあります。これもうつ病の症状です。こういうことが、あなたにも起きているように見えます。私は、あなたとご両親に、うつ病のために、以前と比べてあなたがうまくいっていないという事実をしばらくの間は受け入れていただくようお願いしたいのです。つまり、しばらくの間は、どんなにがんばっても、あなたの成績はうつになる前のようにはならないということです。学校へ行ったり、他のことをするのをあきらめたり、やめるべきだ、ということではありません。実際のところ、あなたができる範囲で学校へ行き、その他のいろいろなことをするのは、非常に重要です。最終的には、あなたの症状は良くなって、もっとうまくいくようになるでしょう。

次に、治療者は、治療の焦点や治療におけるジェイの役割といったIPT-A治療の説明を始めた。最後に、彼らは治療に両親が参加することについて話し合った。治療者は、ジェイと両親にその週の後半に会った。セッションの半分は両親のみと行われ、半分はジェイが同席した。焦点は、ジェイのうつ病とその影響について両親を教育することであった。さらに、治療者は、IPT-Aのモデルと治療における両親の役割について説明した。治療者は、両親に対して、治療の大部分

はジェイとの個人セッションとして行われること、コミュニケーションと問題解決スキルの訓練がジェイにとって助けになるようであれば、治療の中期に、それらの練習のために両親の参加を求めるかもしれないことを説明した。ジェイと両親は治療への参加を同意したが、ジェイの父親は、ジェイの問題がうつ病のためであるとはまったく信じられない、と話した。父親は、それをなまけや反抗だと考えていたが、治療の時間を与えること、先入観をもたないようにすることに同意した。

そのセッションの間、治療者は、ジェイの両親の相互作用のパターンのいくつかを目の当たりにした。父親は明らかに会話を支配し、母親にはわずかな余地しか与えなかった。彼女はおとなしく、遠慮がちで、ほとんどは夫の意見を支持していたが、ジェイについては、抑うつ的で、援助を強く必要としていると思うと話した。自分自身も過去に抑うつと格闘し、それがどんなに大変なことか理解している、という内容を、母親はそれとなく示唆した。

対人関係質問項目

次の2回の個人セッションでの主な焦点は、対人関係質問項目を完成させることであった。この過程は、ジェイにとって重要な人物それぞれに対して、彼がどの程度親密さを感じているかを図示した親密度円環図を描くことから始まった。この円環図では、ジェイは両親と二人の弟であるロバート（13歳）とチャーリー（10歳）、いとこのゲイリー、おばのローリー、三人の友人であるブラッド、カール、イアンを最も重要な人物として示した。図17.1にその親密度円環図を示した。

そこに描かれているように、ジェイは、弟のチャーリーと友人であるブラッドとカールを最も近しい人物として示したが、すべてを話すほどに親しさを感じているわけではなかった。彼は、友人のイアンとおばのローリーを次の外側の円に位置づけ、個人的な問題のいくらかは彼らに話すし、かなり親しいと感じているのだと述べた。彼は、母親といとこのゲイリーには特定の問題についてだけ話すことができると話した。最後に、最も外側の円にはすぐ下の弟であるロバートと父親を置き、彼らにはまったく親密さを感じないと話した。

親密度円環図が完成するのに続いて、治療者はジェイと対人関係質問項目を完

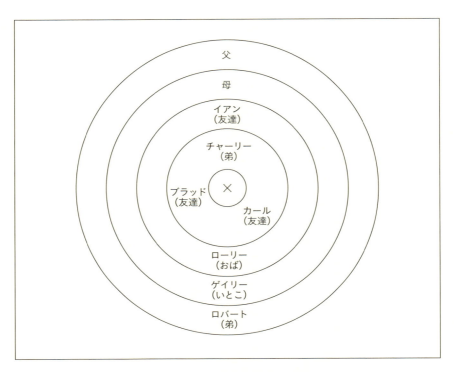

図17.1　ジェイの親密度円環図

成させる作業を始めた。彼らは、関係のポジティヴな面とネガティヴな面、望まれる関係の変化、関係におけるお互いの期待、関係における相互作用のパターン、ジェイの抑うつが関係に与える影響について、それぞれの関係を探索した。ジェイは曖昧で大雑把な言葉で話す傾向があり、最初はこの過程はジェイには難しかった。彼は、関係におけるグレーゾーンを理解するのが困難で、他人を完全に善か悪かで理解しようとする傾向があった。例えば、父親との関係について話し合っている際に、ジェイと治療者は次のようなやりとりをした。

　ジェイ　父は完全にサイテーのやつ。ぼくは父をこの円の中に書くのも嫌だし、とにかくあいつは変わりっこない。
　治療者　じゃあ、お父さんとの関係について、もっと細かく話しましょうか。

お父さんとあなたの関係の悪い面について、いくつか話してもらえますか。［治療者はネガティヴな話題から始めることを選択した。ジェイがそれらのことがらに注目しているのは明らかであり、いくらかは話しやすそうに見えたからである。］

ジェイ　数え切れないほどある。関係なんかぜんっぜんない。

治療者　ものごとというのは、実際に良くないときもあるし、対人関係での悪い点を具体的に説明するのは難しいけれど、私たちがここでそういったことをするのは大事なことです。じっくりと、この親子関係であなたが何に悩んでいるのかについて、具体的に考えましょう。

ジェイ　父は誰の言うことも聞かない。ぼくだけでなく、母さんの言うことも。いつも疲れていて不機嫌で。ぼくを怒鳴りつけるし、ぼくのことを正しいことが何もできないやつだと思っている。

治療者　話したら腹が立ったのですね。あなたとお父さんが話すことの具体例、そして、その会話がどのように進むのか、教えてください。

ジェイ　学校が終わった後の時間の過ごし方とか、友達と遊ぶ土曜日のこととか。父は、ぼくがずっと勉強するべきだと思っている。

治療者　あなたたちがそのことについて、先週口論したときのことを考えてみてください。［治療者は、先週の具体的な事例を得ようとしている。IPTにおける「今、ここ」への焦点づけは、対人関係質問項目でも始まっているのである。］

ジェイ　えーと、2日前か。

治療者　何が起きたか、具体的に教えてください。

ジェイ　学校から帰ってきて、友達と2、3時間公園へ行っていいかどうか聞いた。父はぼくを睨みつけて、「やらなきゃならないことがあるだろう。やらなきゃならないことがないのなら、アパートのことを手伝え」と言った。

治療者　どう感じましたか。

ジェイ　あたまにきた。あいつはそれを知ってた。

治療者　あなたは何か言うとかするとかしましたか。

ジェイ　部屋に行って、音楽を聞いた。

治療者　あなたがどう感じたか、お父さんに話したことはありますか。

ジェイ　無駄だよ。父にとってはどうでもいいんだ。それに、ぼくがどう感じてるのかは、知ってる。［治療のこの時点で、治療者は、ジェイの抑うつに関連した対人的問題を診断するために、特定の情報を集めようと試みている。特定の相互作用のパターンに介入する時期ではない。まず正確な評価を行うために必要な情報すべてが集められてから、そのような介入は治療中期に行われる。］

治療者　お父さんと一緒にいてもそんなふうに感じていないときのことを覚えていますか。

ジェイ　あまり覚えてない。一緒に遊んだことは時々あったけど、それはずっと昔の話で、大方、あいつはサイテーのやつだった。

治療者　あなたとお父さんは一緒に何をして遊んだのですか。［治療者は、父子関係における楽しみが何だったかについて、詳細な情報を集めようと試みている。このことは、中期において有益であると分かるかもしれない。治療者は彼らが一緒に活動を楽しんでいたことをジェイと父親に思い出してもらうよう試みる。］

ジェイ　ぼくらは野球がとても楽しかった。父は試合を見に来てくれたし、一緒にテレビも観た。引っ越してから、ぼくが野球をやめて、みんな変わった。父は成績のことだけを気にするようになった。自由時間には父のために作業をするように言うし、特に週末には、やたらと働かせるんだ。

　治療者は、詳細を検証できるような相互作用の例を提示するようにジェイを導く必要があった。具体的であることは、ある関係を特徴づける相互作用のパターンを治療者が同定し、治療の焦点となる特定の問題を見つけ出すうえで不可欠である。治療者は、第2回と第3回の個人セッションを通じて、対人関係質問項目を完成させた。集められた情報のいくつかは、次の段落で提示する。

　ジェイは、現在の家族のなかに複数の葛藤的な関係があった。そのなかでも最も葛藤的なものは、父親との関係であった。この関係は、彼にとっては問題ではない、と表向きは主張していたが、症状の重症度と、父親との葛藤と症状の増悪

の関連を考慮すると、明らかにそれは違っていた。ジェイと父親は、お互いにコミュニケーションをすることにかなりの困難を抱えていた。父親は他人の意見を聞くことが苦手で、独善的で了見が狭かった。ジェイは父親との関係において強い怒りを経験していたが、それを直接伝えることは滅多になかった。代わりに、学校をなまける、あらゆる交流から身を引く、といった受動−攻撃的な行動をより多く用いた。彼は、父親に対して自己主張することが非常に困難であった。父親と彼の葛藤は、ジェイが転校してからかなり増加した。ジェイは以前の学校の野球部では傑出した選手だったが、うまくやれないと思っていたので、新しい学校では野球部に参加しなかった。ジェイがそう決めたのを見て、ジェイはがんばるのをあきらめて、将来よりも日常への関心が強くなったのだと父親は理解した。治療者とジェイが、この決心と父親の反応について話し合うにつれて、父親はプロ野球選手になりたかったのだが、彼の弟たちを働いて支えるために、退学しなければならなかったのだということをジェイは語った。またジェイは、転居したことについて、父親に対して怒っていることを認めた。以前の学校では落ち着いていたが、父親が突然に転居を告げたのだと彼は説明した。彼らは、父親が最近管理人となったアパートの近くに転居した。転居の際に、父親は家族の誰にも意見を述べさせなかった。野球をしないというジェイの決心は、部分的には、転居を強制した父親に仕返しする彼なりの手段であったのである。

　治療者が質問項目を完成させていくにつれて、ジェイが多くの関係において、効果的なコミュニケーションをとるのが難しいことが明らかとなった。それは、ジェイがかなりの軽蔑と失望を覚えている、と話す彼の母親の相互作用のパターンと五十歩百歩であった。彼は、母親をドアマット〔いつも踏みにじられていても黙っている人の意〕とみなしていたが、彼女が彼の味方をしてくれないことで「傷ついている」ことを認めた。ジェイは母親との間で葛藤が表面化していることを否定したが、お互いにやりとりをすることがだんだんと少なくなっていると話した。以前は生活でのいろいろなことについて話していて、彼は、母親に興味をもってもらっていることがいつも心地良かった。彼は抑うつを感じるようになり、母親とやりとりをしなくなった。彼と話し、その心を開かせようとする母親の試みは、彼が言うには「ぼくをイライラさせて、ぼくは母を怒鳴りつけて、歩き去ること

が多かった」。母親はどのように反応したか尋ねると、母親は歩き去って話さなくなった、とジェイは話した。彼は、母親もたぶん傷ついているのだろうと考えている。抑うつにはあまり関係していないと考えられる円のなかに描かれたその他の関係について、ジェイと治療者は手短に検討した。ジェイはいくつかの関係を取り上げて、交流や相互作用のパターンを示した。

治療者の決定――問題領域の選択

　複数の対人的問題がジェイの抑うつと関連しているようであった。明らかに、彼は父親との関係において、かなりの不和を経験していた。二人は、特に感情についてうまく伝えられず、お互いと、お互いの関係について、非常に異なった期待をもっていた。また、ジェイは転校してから明らかに症状が悪化し、それは悪くなる一方でまったく改善していなかった。ジェイは対人関係の欠如が目立ち、効果的にはっきりと感情を伝える技術が特に乏しかった。治療者は、転校と対人的スキルの乏しさは重要だが、抑うつの原因としては、それらは二次的なものであり、ジェイと父親との葛藤が、彼の抑うつに関連した第一の問題であると考えた。転校や対人的スキルの乏しさといった因子は、ジェイと父親の葛藤への影響を通じて、彼に重大な影響を与えているようであった。それゆえ、問題領域として「対人関係上の役割における不和」、特に、父親が一方的に転居を決定したこと、転校がジェイに影響を与えたことに関連した不和が選択された。

治療契約の設定

　初期セッションの最後では、治療契約が設定された。これにはいくつかの異なった作業が含まれている。(1) 治療者はジェイと一緒に、彼の対人的問題と抑うつの関連についての治療者の仮説を検討し、この関連をうつ病円環図に描き出した。(2) 治療者は、対人的問題の領域を同定して、この対人的診断に関するジェイの反応を探索した。(3) 治療者は、今後の治療の構成要素の構造とパラメータ[*39]を、治療におけるジェイの役割を含めて紹介した。

　治療者は、このプロセスを次のような言葉から始めた。

ジェイ、この数週間、私たちはあなたの対人関係と抑うつについて、かなり細かく話し合ってきました。あなたは、関係において作用していること、作用していないこと、そして、あなたの対人関係とあなたが現在感じている抑うつの関連について、私が理解できるように助けてくれました。この話し合いから考えると、うつの軽い症状は、あなたが引っ越しと転校を経験した1年半前に始まったことが分かります[*40]が、あなたの抑うつは、約5か月前の夏の終わりか、新学期の始まり〔米国の新学期は9月に始まる〕に悪化しています。症状の悪化は、お父さんとの葛藤が増えたことと、引っ越しがあなたの友人関係と学校の成績に影響を与えたことに強く関連しているように思えます。他の人に自分の気持ちや願望を伝えられないとき、人は抑うつ的になることがあります。あなたは、お父さんや新しい友達に対して、自分の気持ちについて話すことが苦手であるように見えます。あなたたちお二人は、引っ越しや、最近のあなたに対するお父さんの期待があなたにどのように感じられるかについて、話し合うことができていません。引っ越しに関するあなたのお父さんへの怒りも、新しい学校への適応を難しくしています。抑うつ的になった結果として、あなたは人々、特に家族から距離を置いていて、家庭や学校でのものごとが改善するだろうという望みをもちにくくなっています。集中力が低下したこと、疲れやすくなったこと、このどちらもが成績に影響を与えています。学校でうまくやれなくなるほど、あなたは自分を情けなく感じるようになり、ご両親はますます問題だと感じるようになります。あなたの関係で起こっていることと、あなたの抑うつがどのように影響を与え合っているか分かりますか。あなたが私に話してくれたことを考えると、あなたは葛藤のサイクルの外に出る方法を見つけられなくなっているように思えます。これらのことを私がどのように組み合わせて理解したか、図に書いてみました〔図17.2〕。

　私たちは、まず、あなたとお父さんの口論に焦点を当てるべきだと思います。あなたとお父さんがうまく話し合えて、お互いに理解できて、よりよく交渉できるようになれば、それによってあなたの気分が良くなり、いくつかの領域でうまく機能できるようになるでしょう。この話について、あなたはどう思いますか。これはあなたが理解できるやり方ですか。それとも、これとは違った考

270　第Ⅲ部　思春期治療特有の諸問題

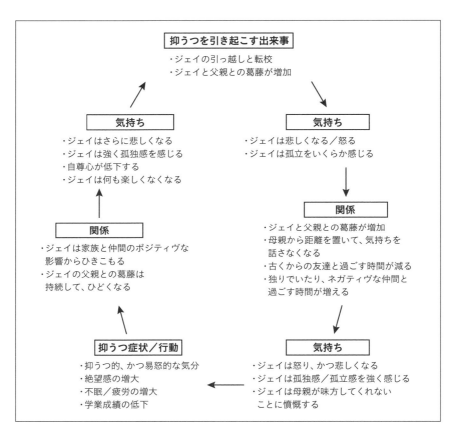

図17.2　ジェイのうつ病円環図

えがありますか。私のこの理解について疑問や異論があれば、それを私に知らせて、私と共有することが非常に重要です。

　ジェイが問題領域のこの枠組みを理解しているかどうかを確かめるために、治療者は、彼の言葉でこの考えを説明することを求めた。ジェイは治療者による問題の概念化には同意したが、父親との関係に関しては、治療者が自分を援助する力量があるかどうかはかなり悲観的に考えていると話した。治療者はジェイのためらいを認めて、彼らがどのように進むのか、具体的に説明した。

問題を解決する方法はないと、若者が感じることはよくあることです。実際のところ、保証などはないわけですが、私たちはどのように進むことができるか、数多くの選択肢を持っています。しかし、私たちは改善できるであろうと信じています。歩みは小さく、時間がかかるかもしれませんが、あなたはその好機を活かすことができると私は思っています。私とあなたで一つか二つの特定のテーマやお父さんとの口論について話し合って、彼ともっとうまくやっていく方法を探してみましょう。あなたがご両親とこういうテーマを話し合うのを手伝えるように、私たちはあなたのお父さん、たぶんお母さんとも会うと思います。ご承知のように、この治療は12週間続きます。最初の4週間が終わって、次の4週間に入るところですが、これらのテーマのいくつかを扱うには十分な時間があります。これらのセッションで、私はあなたにがんばってもらおうと思います。お父さんとのやりとりの具体的な例を持ち込んで、セッションの内外で、彼とやりとりして交渉する新しいやり方を実践することが、あなたのお仕事になるでしょう。このプロセスの一部として、私たちはあなたの他の対人関係、うまくいっているもの、うまくいっていないものがあると思いますが、それらで生じている問題を取り扱うかもしれません。とはいっても、私たちが主に焦点を当てるのは、お父さんとあなたの関係、そしけんかのタネになっている友達関係、勉強、お父さんから与えられる大工仕事です。こんな感じでよろしいでしょうか。

　ジェイは治療契約に同意した。この状況を解決しようとすることについて、彼は不安に思っていたが、状況が良くなっていくことを望んでいた。治療者は、治療のパラメータとジェイの期待について、さらに検討した。治療者は、限定された病者の役割について再び説明し、ジェイに学校に登校し続けるよう求め、治療期間中のマリファナやあらゆる薬物の使用を禁止した。薬物の影響がない状態で、彼の症状の変化を観察できるようにすることは重要であった。彼は、父親との口論の後にマリファナを最も多く使用しており、マリファナは抑うつの自己治療のようであった。

中期セッション（第5回〜第8回）

　治療中期の主要な焦点は、ジェイと父親の役割をめぐる不和であった。この時期は第5回〜第8回の個人セッションと、ジェイと両親の合同セッション1回で構成され、ここでの作業は終結期にも続いた。ジェイと父親は、お互いの違いを解決しようとして、いつも口論で終わっており、彼らの不和に関する予備的な評価では、再交渉期にいると示唆された。それゆえ、目標は、まず期待を明らかにして、次にコミュニケーションと期待を修正することによって、不和を定義して解決することだった（第10章を参照）。この時期のセッションは、最初は、不和の段階と目標をより明確にすることに使われた。不和を完全に解決するのに必要な変化をつくり出すためのジェイと父親の能力について、治療者は確信がもてなかったが、小さな進歩を重ねることによって葛藤の頻度は減ってくるであろうと楽観的に考えた。治療に使われた一般的な戦略は、(1) 不和の探索、(2) 不和のパターンの同定、(3) 不和を解決するための決断分析の施行、(4) 必要時の期待の修正、(5) コミュニケーションと交渉のスキルの改善であった。

　ジェイと父親の間の役割の不和に関する話し合いは、対人関係質問項目の聴取時から始まった。しかし、詳細は中期に聴取された。治療者が直面した最初の困難の一つは、セッションの焦点を、ジェイと父親の間の一つあるいは二つの特定の葛藤に狭めることだった。クライエントが誰かとひどく葛藤的な関係にあり、特にそれが家族の一員であるとき、これはよくある問題である。ジェイは父親との関係について、ありとあらゆるネガティヴなことを数多く話す傾向があった。治療者は、この傾向に波長を合わせつつ、その一方で、個別の問題に焦点づけることは、関係において彼が良くないと感じていること全体を考えると些細なことに感じられるとしても、変化を起こし始めるのに最良のやり方であるということを、ジェイに思い出させる必要があった。いくらかの進歩が特定の領域でなされると、他の問題は、それなりにうまくおさまったり、取り扱いやすくなるようであった。

治療者の決断——取り扱うべき特定の問題の選択

治療者　ジェイ、あなたがお父さんや自分の対人関係に強いマイナスの感情をもっていることを私は知っていますし、あなたは対人関係で良くないことがたくさんあると言いました[*41]。しかし、私たちは開始点を選ばなければなりません。私たちは一つの重要な問題に焦点を当てるのが最も良いでしょう。最も困難なことではなく、小さなことから始めたいと私は思います。私たちが取りかかるべきだと思う葛藤や問題はありますか。

ジェイ　父にもっとぼくを信頼して欲しい。若者らしくする機会を与えて欲しい。学校のことや宿題のことでいろいろと言ってくるのをやめて欲しい。

治療者　どれも分かります。でも、あなたはたくさんの問題を挙げました。どの問題も非常に重要だと思いますが、そのなかから一つだけ選べませんか。

ジェイ　信じて欲しい。ぼくは父にぼくを信じて欲しい。ぼくは始終面倒を起こしているわけではない。

治療者　分かりました。すばらしい。信頼というのは、まだ、本当に大きな問題なので、そのことについて絞りこむことから始めましょう。お父さんのどういうことがあなたを信じていないと感じさせるのか、話してみてください。

ジェイ　父は、ぼくを友達と外出させたがらない。日中はまれにあるけど、夜はほとんどない。外出したら、週末でも夜10時までには戻らなくちゃならないし、それでさえ、2、3週間に1回ぐらいしかない。

治療者　あなたは友達ともっと長い時間を過ごせるようになりたいということですね。それで合っていますか。

ジェイ　はい、だいたいは。

治療者　分かりました。この問題から始めましょう。この葛藤に関するあなたの考え方とお父さんの考え方を説明してもらえますか。

ジェイ　ぼくは、友達と時間を過ごして、リラックスできるようになりたい。父は、ぼくを勉強させたいだけ。ぼくが友達といたら、面倒を起こすか、なまけると思っている。自分が若者だったことがなかったみたいだ。

治療者のここでの作業は、治療が生産的な方向に進む可能性を高めるために、

治療と介入の焦点を特定の問題に絞ることである。選択されうる問題はたくさんあった。クライエントに状況は改善するかもしれないという希望を与えるために、可能な限り明確に定義され、それほど重要ではないが、解決される可能性が高いことが確かな問題が選ばれた。

　それゆえ、突然の引っ越しの後、ジェイが友人と多くの時間を過ごしたいと希望したにもかかわらず、父親がそれを禁止したことに対するジェイの怒りに、初期の治療は焦点づけられた。中期の最初の2回のセッションは、口論を激しいものにさせるような引っ越しと友人に関する感情や、ジェイと父親のコミュニケーションの特定のパターンを理解することに焦点づけられた。この主題は、治療者にさらなる難題をもたらした。ジェイが友人と一緒にいることへの父親の抵抗が、転校してから増していることは明らかであったのである。このことはおそらく、ジェイが野球をしなくなって学業成績も低下したこと、若者の行動に関する期待の違い、ジェイの友人の選択が原因であった。父親の抵抗は、部分的には、ジェイの新しい友人と低下した成績に対する父親としての正当な関心、ジェイが野球をやめたことへの失望に起因しているようであった。自分自身の交友関係と活動についてのジェイの決定と選択に関しては、治療者もまた、いくらか心配していて、口論に関する探索の一部として、それらを取り扱う必要があった。

　治療者　友達と過ごす時間に対するお父さんの反対について、あなたがどのように感じているかということを、私たちが明確に理解することは重要です。新しい学校に移る前に、お父さんはこれほど反対していましたか。
　ジェイ　こんなに反対していなかった。ぼくが勉強しているかどうか、ということにはいつも厳しかったけれど、野球をしたり、いとこと遊んだりすることについては、特に気にしていなかった。ぼくもこんなに外出したくなるわけではなかった。だいぶ変わった。
　治療者　ええ、あなたは、今は大きくなったし、だから、多くの自由を求めている。以前、あなたは、お父さんはあなたがなまけていると思っているので、あなたを外出させない、あなたにリラックスして楽に過ごして欲しいとは思っていない、と言いましたね。

ジェイ　うん、それも関係している。ぼくが言いたいのは、父はいつもたくさん勉強させることにイカれているということ。特に長男をね。

治療者　お父さんの義務なのでしょうか。

ジェイ　うん、それも関係していると思う。自分にとって、というよりも、ぼくにとってものごとが良くなって欲しいみたい。だから、父は自分がそうしていたように、ぼくにたくさん勉強させたい。ぼくは、父がいつも働かなければならなくて、楽しんではいないということさえ信じられない。たぶん、それが本当なのだろうけど……。

治療者　あなたは、本当にそれが理由だと信じていますか。あなたが新しい友達と一緒にいることと、あなたが野球をすることについて、お父さんが異なったように感じるのはなぜでしょうか。

ジェイ　分かりません。

治療者　難しいですね。若者でありたいと思うのはかまわないだろう、とあなたが思っているのは正しいです。けれども、私は、転校して以来、あなたが友達と一緒にいることについて、お父さんの態度が変化したことに興味があります。なぜこのような変化が起きたのだと思いますか。

ジェイ　ぼくの新しい友達のことを父は好きじゃないから。彼らのことをまったくダメだと思っていて、彼らにチャンスを与えることは絶対にない。それに、引っ越しを決めたのは父であって、引っ越してから、ぼくが彼らに出会ったのは、ぼくのせいじゃない。

治療者　引っ越しについて、あなたがお父さんに対して怒っていることは聞いています。でも私は、さっき話したことに戻って欲しい。最初、私は、友達と一緒にいるときのあなたの安全について、お父さんが少しは気にかけているのだと、あなたが思っているのではないかと思っていましたが。

ジェイ　少しはね。たぶん、もっと気にしているのは、ぼくが自分の将来を棒に振ってしまうのではないかということだと思う。でも、ここぞというときに、ぼくは自分自身のためになることをしないわけではないということを、父には分かっておいてもらわないと。別に自分で決めないってわけじゃないんだから。

治療者　えーと、質問をさせてください。あなたの今の友達、少なくとも彼らの何人かは良くない人たちであるとか、今していることのなかには、あなたの安全や将来を危険にさらすものがあるとあなたは思いますか。

ジェイ　もう一度言うけど、別に自分で決めないってわけじゃない。

治療者　そうですね。でも、私には、その仲間から一歩離れる方法を見つけることや、あなたが正しいと分かっていることをするのが難しいこともあるように聞こえます。

ジェイ　えーと……、ぼくは、父の心配がいくらかは正しいことは分かっています。でも、あいつらの何人かは、本当にいいやつだから……。

　最初、ジェイは、現在の自分の交友関係について防衛的だったが、結局は、これらの関係に関する彼自身の両価性を認めて、父親の視点をいくらか理解することができた。このことは、将来、ジェイが父親と交渉する準備をするために非常に重要であった。

　ジェイと父親のコミュニケーションのパターンを同定するためには、セッション直前の日々に起きた口論に関連したやりとりの具体的な例をジェイに挙げてもらう必要があった。治療者は、コミュニケーション分析を用いて、何が言われて、何がなされたかということだけではなく、やりとりが生み出した感情や、それらのやりとりがどのように抑うつに関連しているのかを含めて、父親とのやりとりについて非常に具体的に描写するように促した。どのようにこの技法がジェイに使われたかの例を次に示す。

治療者　ジェイ、私たちがあなたの症状について検討したセッションの開始時点では、あなたの気分はいくらかましだったと話しました。土曜日の夜に友達と外出することについてお父さんと口論した2日前までは、あなたの気分はより明るく、希望があって、あなたの集中力はより良好だったわけですね。お父さんとのその会話を、何が話されたかだけでなく、あなたとお父さんがどのように感じたかまで、細かく思い出すことができますか。

ジェイ　できます。全部はたぶん無理ですが。

治療者　できる限り細かく思い出してみましょう。私も一緒にお手伝いします。どのようにやりとりは始まりましたか。

ジェイ　ぼくは学校から帰って、何人かの友達と、マディソン・スクエア・ガーデンで開かれるプロレスのレッスルマニアを見に行っていいかと母に話していました。本当に行きたかったんです。すると、父が会話に入ってきて、何を話しているんだと尋ねました。だから父に話しました。何を言おうとしているか分からないわけじゃなかったけど。

治療者　正確には、あなたはお父さんにどのように言いましたか。

ジェイ　友達がレッスルマニアへ行く。ぼくを誘ってくれて、ぼくも行きたいと思う、と言いました。

治療者　お父さんはどのように答えましたか。

ジェイ　「行くんじゃない。街でそんな不良たちと厄介ごとを起こすのは何であれ許さんぞ。レスリングを観るのもダメだ。それより、アパートの一階で週末にしなきゃならんことが山ほどあるし、SAT〔scholastic achievement testの略。米国の大学教育で生徒がどれくらいやっていけるかを予想するために使う全国的標準テスト〕まで2週間だろう」と言いました。

治療者　どう感じましたか。

ジェイ　むかつきました。あいつはいつもうわべだけの判断をするんだということです。一緒に行くやつらは、厄介ごとを起こすようなやつらじゃないし、ぼくがレスリングが好きなわけじゃないって知ってるのかよって。なんというか、これ以上話すことはないです。まるであいつの奴隷みたいです。

治療者　他に何か感じましたか。

ジェイ　もちろん、父がぼくを信頼していないということに腹が立ちました。

治療者　悔しくて傷ついたのですね。お父さんはどう感じたと思いますか。

ジェイ　分かりません。腹が立っているように見えました。

治療者　あなたを心配していたのでしょうか。

ジェイ　分かりません。たぶんそう。どうでもいいよ。

治療者　えーと、あなたがどうでもよくても、そのことであなたの気分が本当

に台なしになったでしょう。あなたはこの口論をする前はもっと良い気分だったんですから。お父さんになんと言いましたか。

ジェイ　ぼくは父に「サイテーだな」と言って、台所を離れ、部屋に行きました。次の日までは口をききませんでした。

治療者　では、あなたは、あなたがどのように感じたか、お父さんには話していないのですね。

ジェイ　あいつは、分かってますよ。

治療者　お父さんはあなたが怒っていることが分かったのでしょう。それは明らかです。私たちは、自分の気持ちを人が分かってくれていると思いがちですが、実際のところは分かっていない、ということが時々あります。あなたは、お父さんが自分を信頼していないということに対する感情など、私に話せたことのすべてをお父さんに話しているわけではありません。あなたが伝えなければ、お父さんは自分の発言があなたにどのように感じられているか、知ることができません。お父さんに何か言えますか。

ジェイ　分かりません。

治療者　実際の会話と違った会話を想像してみてください。

ジェイ　そんなふうにダメだと言われてぼくはむかつく、ぼくが彼にどれほど信頼して欲しいか、どんな仲間と行くのかを父がどれほど知らないか、ということを父に言いたいです。

治療者　そうです。うまく始められました。お父さんの視点を少しだけ考えてみましょう。お父さんの視点を受け入れる必要はありませんよ。あなたがもっとうまく話し合い、交渉できる方法を見つけられるように、理解するだけでかまいません。お父さんがあなたを信じていないだけだ、と感じたあなたの最初の考えを脇に置いてみると、お父さんの心には何があって、そう答えたとき、彼は何を感じているのでしょうか。

ジェイ　えーと、アパートのことを強調しているのは分かりますが、それは一部分です。おそらく彼は、ぼくが父に手伝うよと言ったことを忘れてしまっているのだと思っています。週末の他の時間だったら手伝えないわけじゃないのに。

治療者　良い視点ですね。しかし、お父さんは、あなたがお父さんを他の時間なら手伝えるということや、あなたが勉強している、ということについて、どれぐらい知っているのでしょうか。

ジェイ　はい、ぼくはたくさん勉強しています。ぼくがたくさん勉強していることにはかまわずに、父はぼくを働かせます。ぼくはここに来るようになってから成績が上がっていて、それを知っているのに、ものごとがうまくいかないときは、そのことに注目しません。

治療者　そのことと、あなたがどのように感じたかということに戻りたいのですが、なぜお父さんがそういうやり方で反応せざるを得なかったかという点についても片づけたいと思います。私たちは、あなたが付き合っている人たちに関するお父さんの心配の一部がどれほど根拠に乏しいかということについても話し合ってきました。あなたは彼らと過ごす時間が少ないのだと私に話してくれましたね。私は、そのことについてお父さんが知っているかどうかは疑問です。私たちは、あなたに何かを答えるときにお父さんが考えているかもしれないたくさんのことを見つけました。お父さんが特に関心をもっていることを見つけて、あなたのしていることやあなたの計画をもっと伝えることで、そのうちのいくつかを和らげることはできるでしょうか。あなたはどう思いますか。

　いつ、どのように、父親がより肯定的に反応しやすくなるような方法でこれらの問題をジェイは取り扱えるのか、治療者は探索し始めた。続くセッションでは、ジェイと一緒に、同様のやりとりをいくつか探索して、治療者は、このやりとりの明白なパターンを何度も浮かび上がらせた。ジェイは、まず父親の心配について取り扱うことはせず、友人と何かしたい、と言って、父親に即座にネガティヴな反応を引き起こしていた。父親の心配を取り扱うことも、自分の感情を表現することもなく、ジェイは怒り、当惑し、自室にこもっていた。やがて、ジェイは、やりとりとコミュニケーションの他の方法をより積極的に同定し始めた。彼は、自分の父親の視点でものごとを見ることに熟達していった。

　合同セッションの準備の際に、治療者はセッション内でジェイとロールプレイ

を始めた。治療者とジェイは、ジェイと父親の役割を入れ換えては演じ、口論に関連したやりとりを練習した。ジェイは、徐々に近づいてきた学校でのダンスパーティーに参加したいと思っていたが、この話題について、まだ両親に話していなかった。これは多くのロールプレイの焦点となった。ロールプレイの例を次に示す。

治療者　ジェイ、あなたが学校のダンスパーティーに本当に行きたいと思っていることは分かりました。あなたを信頼していないので、お父さんは出席を許さず、あなたに家にいて勉強するように命令するだろうとあなたが考えているということについても話してくれました。では、このことについてお父さんにどう話したらいいか考えてみましょう。お父さんに話しかけるのはいつがよいかを決めることから始めてみましょう。あなたにとって大事なことをお父さんに話しかけるのに最も良いのはいつだと思いますか。彼が一番話を聞いてくれそうなのはいつですか。

ジェイ　イライラしていないとき……。いつもイライラしてるんですけど。

治療者　最もイライラしていないのはいつですか。

ジェイ　土曜日か平日の夜ですね。夕食を食べてリラックスしていて。試合か何かをテレビで観ていなければの話ですが。

治療者　分かりました。では、お父さんと話す練習をしてみましょう。平日の夜で夕食が終わった後で、お父さんは座っているだけで、リビングルームでリラックスしているとしましょう。どうやって会話を始めますか。

ジェイ　分かりません。

治療者　二つのことを勧めます。まず、あなたには真剣に話したいことがあって、それがあなたにとっては重要だということを伝えること。次に、お父さんに今話してよいかどうかを聞くこと。お父さんが同意したら、あなたは話し始める。こういうふうにしてみてください。自分の役をしますか、お父さん役をしますか。

ジェイ　父の役をします。

治療者　分かりました。では私があなたの役をしましょう。お父さん、大事な

ことを話したいんだけど。今いいかな。
ジェイ　何だ。
治療者　えーと、来々週の土曜日の夜に学校でダンスパーティーがあって、それに行きたいんだ。たくさん仕事をしなくちゃいけないことは分かってるし、それはちゃんとしようと思うんだけど。
ジェイ　なんでダンスに行かなくちゃいけないんだ。おまえが厄介ごとを起こさないって保証はあるのか。
治療者　ぼくを信じていいって言うよ。新しい友達のチャドとカイルと一緒に行こうと思う。二人ともいいやつだよ。よく勉強してるし、トラブルを起こしたこともないし。ダンスパーティーに行きたいんだ。11時には終わるし、父さんがそうしろって言うなら家にすぐ帰るよ。
ジェイ　分からんよ。
治療者　ちょっとでいいから考えてくれるかな。本当に行きたいんだ。しなくちゃいけないことはちゃんとするって誓うよ。

ロールプレイはここで中断された。

治療者　うまくお父さん役ができましたね。あなたの役をする私に対して、難しいお父さんを演じてくれました。私が演じるあなたはどうでしたか。
ジェイ　先生が話したことのいくつかは良かったと思います。
治療者　良くなかったのはどこですか。
ジェイ　午後11時にすぐに帰るというところです。
治療者　何時ぐらいがいいですか。
ジェイ　少なくとも11時半です。
治療者　あなたは11時半の門限をお父さんにお願いできますか。

セッションのこの時点では、ロールプレイは、ジェイが父親に信頼されていないことについてどのように感じているかを父親に伝え、信頼を取り戻せるように交渉することに焦点づけられた。ジェイは基本的な交渉スキルを習得するのは早

かったが、感情を表現することに苦労していた。治療者は、ジェイが感情をより直接的に表現することが学べれば、そのことがジェイと父親の関係にどれほど助けになるか、ジェイが理解できるように援助した。

治療者の決定──ロールプレイと自宅実習

　ロールプレイと「自宅実習」はいずれも、効果的なコミュニケーションと交渉の戦略を実践できるよう促すために、役割における不和でよく使われる技法である。この症例の治療者は、ジェイと父親がまず彼らのやりとりに折り合いがつけられるような援助を必要としていると最初に感じたので、中期の最初の2、3回のセッションではロールプレイだけを使うことを選択した。ゆえに、治療者はセッション内で練習を続けることを選択し、次に、必要なら治療者が助けたり仲裁したりできるような状況でコミュニケーションと交渉のスキルを練習できるように、ジェイと両親の合同セッションを企画した。

　合同セッションの準備の際に、治療者はジェイの両親に電話をして、参加するように話し、セッションの目的を説明した。父親は参加すると話したものの、電話ではいくらか否定的だった。母親はより前向きで、ジェイが少し良くなっているようだと思う、彼女には少しだけ率直になって、打ち解けてきたと話した。

　電話でのジェイの父親の反応を考慮し、治療者はまずジェイの両親だけに会い、ジェイの努力を彼らが支持できるように準備をさせるのが最良だと考えた。治療者はジェイと会って、治療者とジェイはこの面接のために数回のセッションを重ねて準備してきているが、両親はそうしていないので、治療者が両親に面接の準備をさせたほうがうまくいくだろうと説明した。ジェイはそれに同意し、治療者は合同セッションの前に約30分間両親と会った。ジェイの両親に対して治療者は次のように話した。

　　ジェイはこの治療セッションで、自分が何を感じているか、自分にとって重要なことについて何を考えているか、といったことをあなた方に直接伝える方法をがんばって学んでいます。それは彼にとって新しいやり方です。彼は本当にすごくがんばっていますが、最も大事なことは、治療セッションの外の現実

の生活で、ジェイがこれらのスキルを使うのを学ぶことです。あなた方がそろって一緒にいると、かなり大変なことは分かります。だからこそ、彼があなた方に対して新しいスキルを試みることができるように、あなた方をお呼びしました。新しいものは何でもそうですが、特に神経質になっていたり、しんどいときには、新しいスキルは彼にとって難しいかもしれません。だから、私たちがまず一緒にお話しして、私たちが彼を助けることができる最良の方法を見つけ出したいと思っています。私があなた方に本当に求めているものは、ジェイのコーチであること、コミュニケーションしようという彼の試みを支持することの二つです。彼はある学校での催しに参加したくて、そのことをあなた方に話したいと思っています。今日のために、その話題を彼は選びました。他のことを話すことができないという意味ではなくて、あなた方に受け入れられるなら、ここから始めてみようということです。自分の気持ちについて話すときに、彼はより直接的で明確であるように練習してきています。彼がそうしている、とあなた方が気づいたときには、そのことをジェイに伝えてくれたら最高です。あなた方二人からよりポジティヴなフィードバックを受けるほど、彼はより率直に話し続けようとするでしょう。お二人はこれでよろしいですか。何か心配なことや質問はありますか。

　ジェイの両親に心配なことや質問を発する機会を与えることや、彼らが支持的であることができるかどうか、介入を妨害しないかどうかといったことを治療者が見定めることは非常に重要だった。ジェイの母親は、この方針に強く同意していた。父親は同意したが、例えば学業のような、もっと重大な問題を扱うことに関心があると話した。治療者はこの問題の重要性を認識して、この領域の何らかの変化に気づいたかどうか尋ねた。両親は二人とも、わずかだが成績が上がっていると認めた。彼らは、ジェイが学校で一生懸命勉強すると約束することが彼らにとってどれほど重要かについて話し、このことについて生産的なやり方でどのように合同セッションの話し合いに組み込めるかについて話し合った。
　合同セッションの焦点は、学校のダンスパーティーに出席したいというジェイの要望に関する交渉と、家族のそれぞれがこの要望に関して抱いた感情について

やりとりをすることであった。両親の準備のための面接が助けとなって、合同セッションではジェイの親は非常に反応が良く、支持的であった。父親は懸念をはっきりと話し、学校の成績のような問題については引き下がらなかったが、和解を望み、自分の感情のいくらかを両親と共有しようと試みるジェイに対しては非常に肯定的に反応した。彼は学校に関するジェイの感情を言語的に認めて、考えられる限りの解決策を聞いてみたいと話した。母親はジェイの良い変化の一部にすぐ気づいた。治療者からのいくらかの助言もあって、ジェイは、両親が自分の気持ちを楽にしてくれるようなことを話してくれたときには、母親、そして時々は父親にそれを伝えるようにした。治療者は、彼ら、特にジェイの父親が目下の特定の問題に焦点づけ続けるようにするために、かなりの努力を払う必要があった。セッションの終わりには、両親は、ジェイがある程度の時間は家にいて勉強をし、月に2回は日曜日に父親のアパートの仕事を手伝うという条件で、ジェイがダンスパーティーに出席することで合意した。治療者はその他の機会に取り扱うべき問題があることを彼らに思い出させたが、目標の一つに到達したことは良い結果であり、家族の全員にとって、彼ら自身の感情と将来に起きるであろう葛藤を取り扱うのに使える効果的な戦略を学べたことについても希望をもつことができた。

　治療の中期の残りは、ジェイが家族と取り扱うことができるその他の問題と、友人との同じような困難を同定することに費やされた。治療者は、ジェイがダンスパーティー問題を解決するのに使ったスキルを、異なった状況と関係に般化できるように助けた。例えば、ジェイといとこの関係における問題の取り扱い、特にいとこが彼の信頼を裏切ったことに関する感情を正直かつ直接的に伝える方法について、治療者とジェイは作業をした。これらの戦略は、いとこを締め出してしまうのではなく、いとこと率直に話せるようにジェイを勇気づけるために使われた。ジェイはいとこから離れてその場を立ち去ってしまいたい、という衝動と格闘したが、自分がまさにそうしようとしていたとき、このパターンと抑うつの関連を理解して、それをすぐに認識するようになった。

第17章　IPT-A——包括的な症例提示　285

終結期セッション（第9回〜第12回）

　ジェイとの最後の4回の個人セッションは、終了に関する問題に主に焦点づけられたが、中期の作業も続き、特に第9回はそれが中心となった。第9回と第10回の主な焦点は、ジェイが治療で得たものを他の状況や関係に般化することに関する作業であった。最初の作業は、ジェイが治療で得たものを具体的に同定することだった。

　ジェイはこの作業に関していくらかの手助けと指導を必要とした。彼は抑うつ症状が明らかに改善したことを認識し、気分や睡眠の改善、疲労の減少、自尊心の改善を報告した。それに加えて、死について考えることはかなり減っていて、未来に対する希望が増したと報告した。父親自身や、父親に関する問題をすべて解決することが困難であることに不満を感じることは時々あったが、この数週間を振り返ると、父親との葛藤が頻度や量の点でより少なくなったことを認めることができた。父親との関係についての期待が切り替わったことを彼は報告した。彼は、父親と衝突することや父親の機嫌にもう責任を感じなくなった。感情についてやりとりすることや、葛藤的な問題についてより効果的なやり方で交渉することを学んだことを、ジェイは治療者に認めた。まだ時折、特に父親との話し合いのときに逃げ出したり避けたりすることがあったが、それはずっと少なくなった。彼は自分の感情を表現し、自分の人生における他者、特に母親や友人たちとより効果的にやりとりした。治療者は他の人物、特に弟やいとこの間での問題についても作業し続けるように彼を促した。彼は治療者と作業して、これらの関係において、異なる問題を取り扱うスキルを使う方法を確認した。ロールプレイと自宅実習の組み合わせは、話し合いを強化するのに使われた。

　ジェイは、父親やそれ以外の人生における重要な他者との間に将来起こりうる不和や問題を同定することができた。これらの状況を取り扱うために学んだスキルをどのように使うのかといったことについて話し合った。ジェイは特に大学に関する意思を決定して、志望校に対する父親の反応をどのように取り扱うかということに関心があった。ジェイはブラッドとの関係を断ちたい、少なくとも自分が楽しいとは思えない活動をすることからは離れたいと思うようにもなってい

た。彼は関係を変えることについて強い不安を表明し、それをどのように取り扱うかということについて心配していた。またジェイは、自分が「父親の意見に屈しているだけ」と父親に思われるのが嫌だということについても格闘していた。

　最後のセッションでは、ジェイの警告症状を同定すること、現在や未来においてさらなる治療が必要かどうか考えること、治療の終結に関する感情について話し合うことが焦点となった。治療の終結については、気分がすっきりしたとジェイはまず報告した。有意義な進歩をして、もし未来に問題が起きても、それを取り扱える能力がある、と以前より自信があるように感じていると彼は述べた。少し話を続けたところ、実際は、治療の終結に不安を感じていて、将来の試練を取り扱う能力については心もとないと思っていることを彼は認めた。警告症状を彼は同定できたが、悲しくなると昔のパターンに戻ってしまって、援助を求める代わりに人から距離を置いてしまうのではないかと心配していた。治療者は、昔のパターンに陥らない最も重要なステップの一つは、そのようなパターンを認識することであり、今やジェイはそれが簡単にできるのだと強調した。いくらか励まされて、治療関係（それは人生で初めて彼が大人から本当に助けられたと感じたときであった）の終結に自分も悲しみを感じていることをジェイは認めることができた。治療者はジェイの感情を認めて次のように言った。

　ジェイ、あなたとがんばれたことは本当に良かったです。あなたは本当に一生懸命で、あなた自身の治療からは多くのものが得られました。私はあなたとの面接を楽しみにしていたので、それが終わるのは残念です。一方で、私はあなたがしてきたことに満足していて、あなたが学んだ新しい有用なスキルに自信をもっています。あなたは、お父さんとの関係を解決するための重要なステップを進みたいと思ってきました。関係が、あなたが思うとおりにはならないとしても、かなり改善してきたようです。治療で良い経験をしたとあなたが言うのを聞いて、私も嬉しいです。私たちが話し合ったように、将来、あなたはまた抑うつ的になるかもしれません。でもこの経験を得たあなたは、症状がひどくなって、学業や人生の他の側面にひどい影響が出てくる前に、再び治療を受けてくれるでしょう。

治療を終えたとき、ここで得たものを維持する能力に自信があるとは感じないものの、試してみる必要はあるということに治療者とジェイは同意した。ジェイは、日々の生活のなかで自分の能力を疑問に思うことはあるが、いろいろな状況になんとか対処できていることに自分自身驚いていると認めた。彼は、今は治療を終了したいと感じているが、将来さらなる治療が必要となったときには治療者に連絡することに同意した。彼が得たものを維持して再燃を予防するために、頻度を減らして受診を続けるという形で治療を継続する選択肢を治療者は勧めた。この選択肢をジェイは気に入り、次の6か月間は月に1回の面接をして、治療を完全に終結するかどうか決める前に、症状と機能について再評価することで合意した。

　この症例はIPT-A治療の中心的な成分の多くを浮き彫りにしている。治療で焦点を当てる方向性について、治療者が決断しなければならなかったいくつかの場面と、これらの決断に関係した問題に注意すべきである。思春期うつ病の治療におけるIPT-Aのアプローチと認知行動療法 (cognitive behavioral therapy: CBT) のアプローチの違いについて説明してほしいと心理療法家に尋ねられることが多い。なぜなら、この二つのアプローチはこの思春期のクライエント群の治療に最も有効であるというデータが存在しているからである。次節では、IPT-Aの治療者と認知行動療法の治療者がそれぞれジェイと家族の問題をどのように取り扱うのか、その相違点と類似点について検討する。CBTから生まれた治療アプローチはいくつかあるが、これらのアプローチをここでやさしく説明することは、簡単なことではない。ここでは、これらの視点の完全な理解を提示することが目的ではなく、われわれはこれらの治療の専門家ではない。次節の議論は、CBTとIPT-Aのアプローチの重要な類似点と相違点を浮き彫りにするために行う。

ジェイの治療に関する認知行動療法のアプローチとIPT-Aのアプローチの比較

　ジェイの治療は、思春期うつ病に関するCBTアプローチとIPT-Aアプローチの類似点と相違点を示している。CBTアプローチは、Beck (1967) によるネガティ

ヴな認知の三つ組み*42 に焦点づけることと、Lewinsohn (1980) の抑うつの軽減における正の強化と楽しい活動の役割についての理論*43 に基づいている。IPT-AとCBTの治療者は、いずれも治療セッションにおいて、うつ病と関連した問題を解決するために、同定された問題の治療に焦点づけ、クライエントと協力的に作業する能動的な参加者である。クライエントが異なった視点から自分の問題を捉え、治療者からいくらかの指導と指示を受けることによって解決できるよう援助するために、オープンエンドな質問と特定の質問のどちらの方法も使うところも同様である。IPT-AとCBTは、「今、ここ」を強調する点や、問題解決スキルを教える点でよく似ている。しかしながら、一般的な問題解決に焦点づけられているCBTと比較すると、IPT-Aは、対人的問題、特に関係の問題を解決することにより焦点づけられている。とはいえ、思春期のクライエントを治療する際に、CBTの治療者も対人的問題解決の課題に非常に多くの時間を費やすかもしれない。

　ジェイの症例では、CBTの治療者は、年齢に適した方法で、抑うつの認知モデルをジェイに説明することから始めたかもしれない。すなわち、思考・行動・感情がすべて関連し合っているので、この三つのうち一つでも変化すれば、残りの二つも変わるだろう、と説明しただろう。感情は変わりにくい（すなわち「抑うつ的でない」ようにするのは難しい）ので、治療者は、他の二つの行動と思考を変えることによって、抑うつを治療しようとする。治療者は、ジェイが抑うつ的であるときと、抑うつ的でないときの行動と思考の例を導き出す。

　次の段階では、ジェイと両親の治療目標を同定する。治療者と両親は、治療者がうつ病に関する心理教育を行い、治療への共同作業に誘うための合同セッションで会う。治療目標が定まると、治療者は、自分の気分をモニタリングする方法をジェイに教える。治療者は、簡単な気分の尺度と、気分と出来事の関係をジェイに示すための図を使い、最初のセッションでの気分のモニタリングに基づいて、ホームワークを割り当てる。表と日記を使った構造化されたホームワークは、治療中に学んだスキルを強化し続ける。

　気分のモニタリングで集められた情報を用いて、治療者は、良い気分は楽しみや達成感を与える活動に伴って起こる傾向があり、悪い気分は楽しくない、いや

な活動に伴って起こる傾向があることをジェイに分かりやすく教える。治療者は、楽しい行動を増やすことの重要性を指摘する、つまり、行動活性化と呼ばれる技法で行動を変化させることを通じてジェイの気分に影響を与える。こうすることで、治療者は法律に反しないような、安く済ませることができて実行が可能な活動を強調しつつ、楽しみと信頼を回復させる行動のリストをジェイと一緒に作成する。ジェイはアンヘドニアが特にないので、行動活性化は簡潔にして、学業の問題のために彼が感じている挫折感と格闘するための、達成感のある活動が強調されるだろう。

友人と時間を過ごす許可を得ようと試みる際に、ジェイは父親とかなりの困難を経験しているので、治療の大部分は、ジェイに問題解決スキルを教えることに焦点づけられる。具体的には、彼は問題を定義し、親の許可を得るための選択肢を生み出し、実行可能性の最も高い方法を選び、それを実行する方法を教えられる。必要なら、行動活性化、問題解決アプローチの両方を親に理解させるために、治療者は親と作業する。

治療のこの時期が終わると、治療者は焦点を変えて、ジェイの非適応的な認知を変えることによって彼の気分が改善するよう手伝う。治療者は、彼が自分の自動思考を同定できるように助け、悲観的で、自己批判的で、必要以上に大きく捉える型の思考と抑うつの関係を指摘する。治療者はこれらの非適応的な思考に「反論」して、より正しく有用なものとそれらを置き換えられるようにジェイを指導する。例えば、「父はぼくに外出してはいけないとわめいた。あいつはぼくを全然信頼していないし、ぼくが厄介ごとを起こすだけだと思っている」と考える代わりに、ジェイは「父はアパートのことがあるから調子が悪くて、ぼくが厄介ごとを起こすんじゃないかと不安に思っている」と考える。残りのセッションの大半で出されるホームワークは、非適応的な認知を変えることによって気分を改善することをジェイに強調する。

上に述べたことは、CBTの治療者が、ジェイの治療でどのようにアプローチするかということをほんの少しだけ描いたものに過ぎない。CBTには多くのヴァリエーションがあり、それぞれ異なった点を強調する。BeckとLewinsohnのモデルに基づくなら、思春期の治療でよく使われる技法は(1)気分のモニタリ

ング、(2) 行動活性化、(3) 問題解決スキルの教示、(4) 非適応的な認知の変化、(5) 感情の制御である。IPT-Aの治療者と同様に、CBTの治療者も、変化を起こすためにロールプレイの技法を使う。

　ジェイの例で示されたように、IPT-A固有の特徴は、(1) 医学的疾患として抑うつを概念化すること、(2) 限定された病者の役割を付随的に割り当てること、(3) 対人関係についての診断評価または対人関係質問項目、(4) 感情、対人的な出来事、抑うつの関係に焦点づけること、である。ジェイの治療の中期で利用されたIPT-A技法の中心は、感情の明確化、関係への期待の明確化、感情の処理と感情表現の励まし、ロールプレイなどの行動変化技法、問題のあるやりとりに関するコミュニケーション分析であった。表と日記を使ったホームワークを割り当てるCBTと比較すると、IPT-Aの「自宅実習」はあらかじめ決められたホームワークのリストからではなく、セッションの内容から自発的に現れるのが普通であり、気分や非機能的な思考をモニタリングすることではなく、異なった対人的相互作用を促進することに焦点づけられる傾向がある。

　治療アプローチにおける最も重要な違いは、CBTの治療者は気分と行動を変化させるために思考を標的とすることであり、IPT-Aの治療者は気分と行動を変化させるために感情を標的とすることである。付け加えると、IPT-Aは抑うつに対して、対人関係にアプローチするために、CBTでは使われない四つの問題領域(すなわち悲哀、役割の不和、役割の移行、対人関係の欠如)の枠組みを用いる。CBTとIPT-Aは異なった視点から抑うつにアプローチするが、これら二つの期間限定で行う治療は、前述したような違いだけではなく、よく似たところがある。これについて検討することは、抑うつの治療に関するCBTの治療者のアプローチについて少しだけでも描き出し、クライエントがどの治療アプローチからより利益を得られるか考えるための最初の枠組みを提供してくれる。この問題に答えるには、さらなる研究が必要であろう。

付録A　親密度円環図

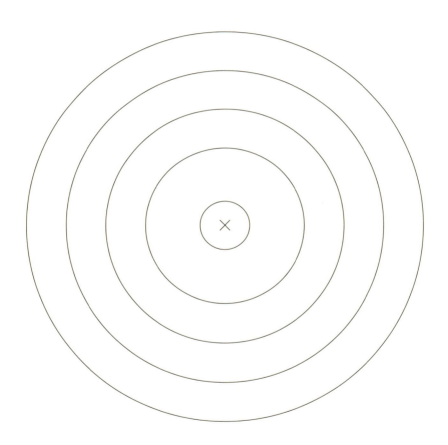

付録B　対人関係質問項目

どのように対人関係を尋ねるのか

一般的な質問

1. あなたの生活上で重要な人、例えばご両親、兄弟姉妹、親友、彼氏（彼女）、親類、友人との関係についてお尋ねしたいと思います。
2. まず、そのリストを作ってみましょう。
3. うつ病は、その親密な人たちとの関係に影響を与えていますか。それはどんなふうにですか。
4. それぞれの人について、その人との関係がうつ病にどのように関係していて、またうつ病によって、その人との関係が変化しましたか。

対人関係質問項目を進めていくうえでの具体的な質問を以下に示す。これらの関係のなかで起こった対人関係や相互関係についての非常に詳細な情報を集めることが大切なのだ、ということを心に留めておいて欲しい。それに対して、たいていの思春期のクライエントは、大雑把なことしか話してくれないものである。治療者の仕事は、どのようにして、詳細な情報を集められるかということである。

特定の人との関係についての質問の始め方

- ○○さんのことがどんなふうに好きですか。
- ○○さんのことがどんなふうに嫌いですか。
- ○○さんにあなたがどんなふうに感じているか、話したことがありますか。
- なぜできないのですか。
- 何が起こると思うのですか。

- ○○さんと一緒にいることはありますか。また、それについてはどうですか。
- 具体的にどんなふうですか。
- その人との関係での良いところは何ですか。
- その人との関係で変えたいところは、どんなことですか。
- その人との関係が変わったら、気分はどうなると思いますか。
- 今のままにしておきたいところは、どんなところですか。
- その人との関係で、どんなところがあなたは好きですか。
- その人と一緒にいると、どんなふうに感じるのですか。

対人関係上の不和に対する質問の進め方

- ごく親しい人との間で、意見が一致しないことがありますか。
- それは、どんなことですか。
- それについて話し合おうとしたときに、どうなりますか。
- そのときどんなふうに感じますか。どうしますか。
- ○○さんと、どのようにして仲良くやっていますか。
- ○○さんが言うことやすることについて、腹が立ちますか。
- 何がきっかけでけんかになってしまうのですか。それはどれぐらいの頻度ですか。
- どうなりますか。あなたはどうしますか。
- そうなったら、あなたはどう感じますか。
- ○○さんにあなたがどのように感じているのか、話せますか。
- ○○さんになぜそのことを話せないのですか。
- どうすれば、○○さんにあなたがどのように感じているか話せますか。

対人関係の欠如に関連する質問の進め方

- 友達がなかなかできないですか。それはどんなふうに難しいのですか。
- あなたは人のあら探しをすることがありますか。他の人はあなたのあら探し

をすることがありますか。
- 初めて会う人に会うとき、どのように感じますか。
- 初めて会う人に会うとき、どのように困ってしまいますか。
- 初めて会う人でも、どんなことなら、会ったり話したりするのが大丈夫ですか。
- 初めて行く社交的な場所ではどのように感じますか。
- 誰かに秘密を打ち明けられますか。それは誰ですか。
- 個人的な相談ごとを○○さんにした後、どのように感じますか。
- どれぐらい頻繁に、対人関係に困難さを感じますか。それはどんなふうにですか。
- 彼氏（彼女）がいますか。
- 彼氏（彼女）との関係をどうしたいですか。
- デートをしていてどうですか。

悲哀に対する質問の進め方

- 最近、まわりで誰かお亡くなりになりましたか。
- その○○さんとどれぐらい親しかったですか。
- それで、あなたはどうなりましたか。
- 何がしんどかったですか。
- 誰かあなたの気持ちを助けてくれる人はいましたか。
- そのことは今、あなたの気持ちにどのように影響を及ぼしていると思いますか。
- そのあなたの気持ちを共有してくれる人はいますか。今はどうですか。以前はどうでしたか。

役割の移行に対する質問の進め方

- 最近、あなたの家族に何か変化がありましたか。
- 進学、転校、新しい隣人など、あなたが合わせていかないといけない何か新

しい対人関係がありますか。
・その人たちはどんな人ですか。
・それはあなたにとってどうですか。良いですか。良くないですか。どんな感じですか。
・その変化の後、あなたはどう感じましたか。あなたの家族はどうですか。
・家族関係は、それによってどのように影響を受けましたか。
・その他のあなたの生活もそれによって変化しましたか。
・その変化について、何がしんどいですか。

対人関係質問項目の具体的な質問の進め方については表B.1に示している。

表B.1 対人関係質問項目の進め方

1. 誰があなたにとって大切な人ですか。
   - それぞれの人との関係を整理しましょう——一度につき一人ずつ。
2. それぞれに三種類の質問があります。
   - 事実や考えについて
   - その考えに関連した出来事
   - その関係の他の面に関連した気持ち

例：母との関係

事実・考え	出来事	気持ち
お母さんのことが好きですか。		
↓		
お母さんのどんなところが嫌いですか。		
↓		
どんなふうに付き合っていますか。	→ お母さんが何を言って（して）怒ったのですか。	あなたがどのように思ったか、お母さんに話したことはありますか。
		↙
	何があって口論になったのですか。どれぐらいの頻度ですか。どうなったのですか。あなたはどうするのですか。具体例を挙げていただけますか。	→ それが起きたらあなたはどのように感じますか。どうしたらあなたが感じていることをお母さんに言えますか。
あなた方の関係の良い面は何ですか。	→ どんなことを一緒にしているときが楽しいですか。	→ それをお母さんと一緒にしているとき、あなたはどのように感じますか。
お母さんは、これらの異なった状況であなたがどのように感じているのか、分かってくれていると思いますか。	→ お母さんが分かっている、ということをあなたに示してくれるような状況について、具体例を挙げていただけますか。	→ それによって、あなたはどのように感じますか。
お母さんとの関係であなたが変えていきたいと思うことはありますか。	→ 状況はどのように変わるか、具体例を挙げていただけますか。	→ そんなふうに変わったら、あなたはどんなふうに感じますか。
どんなところは今のままであって欲しいと思いますか。	→	それで、あなたの気持ちはどんなふうに良くなりますか。

付録C

思春期うつ病の対人関係療法のための セッションごとのチェックリスト

治療初期

第1週
- 治療計画の整理とIPT-Aの説明
- 抑うつ症状の整理と診断の確認
- 関連する心理社会的生活歴の整理
- うつ病についての心理教育。すなわち、症状と治療選択肢の説明
- 限定された病者の役割を割り当てる
- （両）親に会い、うつ病と治療についての心理教育
- セッションの総括と次のセッションの予定の確認

第2週
- この1週間の抑うつ症状の評価
- 気分評価の使用
- 親密度円環図の記入
- クライエントの日常生活での問題とうつ病との関連
- 対人関係質問項目を始める
- それぞれの対人関係の気分への影響、気分の対人関係への影響の評価
- セッションの総括と次のセッションの予定の確認

第3週
- この1週間の抑うつ症状の評価
- 気分評価の使用

- 対人関係質問項目を続ける
  ・大切な人との関係でうまくいっている面、うまくいってない面を整理
- セッションの総括と次のセッションの予定の確認

第4週
- この1週間の抑うつ症状の評価
- 気分評価の使用
- 対人関係質問項目の完了
- 特定の問題領域を描出、同定
- 明確な治療者－クライエント契約を結ぶ
  ・同定した問題領域について合意
  ・セッションでのクライエントの役割を明確化
  ・セッションでの治療者の役割を明確化
  ・セッションの無断欠席、キャンセル、遅刻、頻度の取り扱いを説明
  ・治療における大切な人や両親の役割を明確化
- セッションの総括と次のセッションの予定の確認

治療中期の一般的な構造

第5回セッション〜第8回セッション
- 現在の抑うつ症状の評価（気分評価の使用）
- 同定された問題領域に焦点を当てる
- この1週間に対人関係の問題があったかどうか尋ねる
- 抑うつ気分や易怒的な気分に関連する対人関係の出来事についてくわしく話し合う

✒ 一般的なIPT-A技法
- 感情表現の励まし
- 指示的技法（教育、助言、限界設定、モデリング）

- 感情と対人関係上の出来事を関連づける
- 起こすことが可能な変化を探索
- 非機能的なコミュニケーションを同定
- 新しいコミュニケーション戦略を練習（コミュニケーション分析）
- 問題に対する代わりの解決法を生み出す練習
- 決断する過程の練習（決断分析）
- 代わりとなる対人的相互作用のロールプレイ
- 対人関係に関するフィードバックを与えるために治療者－クライエント関係を使用
- セッションに重要な他者を参加させる

悲哀

- きっかけ
    - 愛する人の死による異常な悲哀と正常な悲哀
- 問題の現れ
    - 慢性の悲哀反応、遅延した悲哀反応、歪んだ悲哀反応
    - 過剰な無力感、行動抑制、機能低下といった症状
    - 今ここにあるかのように死を追想
    - 顕著に現れるひきこもりや行動化
- 目標
    - 喪の過程の促進
- 戦略
    - クライエントに喪失したことについて詳細に考えるよう促す
    - 故人との関係の詳細を整理
    - 現在の行動と死にまつわる感情とを関連づける
    - コミュニケーションスキルの向上
    - 支持的な関係を発展させる
    - 社会への再参加

🌿 対人関係上の役割における不和

- きっかけ
  - 大切な人との葛藤
  - 非相互的な期待（すなわち、デート、門限、お金、価値観、責任の問題についてのルールをめぐる両親との間の不一致）
  - 生活のなかでいくつもの違った役割をする困難（すなわち、学校では子ども／家では親の役割をする）
- 問題の現れ
  - 両親、友達との口論
  - やりとりを避ける
  - 密かに禁じられた行為を行う
  - 関係における怒りおよび不満の増大
- 目標
  - 不和の同定と解消（再交渉と行き詰まりの段階）
  - 関係の喪失を嘆く（離別の段階）
- 戦略
  - 不和を探索
  - 不和のパターンを同定
  - 対人関係や不和への対処法に関する決断分析
  - コミュニケーションスキル、交渉スキルを改善

🌿 役割の移行

- きっかけ
  - 予期された、あるいは予期せぬ生活の変化
  - 例
    - ——離婚、別居、病気、死による家族構造の変化
    - ——高校進学を含む新しい学校への入学、転校
    - ——初めてのデート
    - ——家族からの自立の試み、および自立

──思春期の妊娠
- 問題の現れ
  - 家族内で10代にしては不適当な責任を引き受ける
  - 家族全体でのコミュニケーション不足
  - 役割や期待が不明瞭
  - 親が機能せず（あるいはおらず）、10代なのに支えてもらえない
  - 親が世話をしてくれない状況が続く
  - 10代の行動化、新しい役割に関連した課題からの逃避
- 目標
  - 古い役割の放棄と新しい役割の受け入れ
  - 新しい役割における充実感を高める
- 戦略
  - 移行についての教育
  - 新旧の役割の整理：感情、期待の整理
  - ソーシャルスキルの評価と改善
  - 社会的支援のネットワークの構築

対人関係の欠如

- きっかけ
  - うつによる対人的スキルのつまずきやひきこもり
  - うつやライフイベントによって悪化した、小さなあるいは限定的な対人関係の欠如
  - 問題の現れ
  - 社会的スキル、コミュニケーションスキルの欠如
  - 例
    - ──新しい関係を始められない
    - ──関係を維持できない
    - ──言語的、効果的な意見表明が困難
    - ──コミュニケーションで、他の人から話を引き出すことが困難

- 目標
  - 社会的孤立の緩和
  - スキルの改善、社会的な自信の向上による対人関係の改善および増加
- 戦略
  - 現在と過去の人間関係の整理
  - 治療者とのやりとりの探索
  - 関係で繰り返されるパターン、問題の認識
  - スキルと能力に焦点を当てる
  - 対人的スキルの構築

治療終結期：第9週～第12週

- この1週間の抑うつ症状の評価（気分評価の使用）
- うつ病の警告症状の再確認
- 同定された問題領域の再確認
- 治療で使用した戦略の再確認
- 変化を起こすために行ってきた対人的な成功と努力の再確認
- 戦略を将来も般化して使用することについての話し合い
- 治療終結に伴う感情についての話し合い
- 再発、将来の（またはさらに別の）治療の可能性についての話し合い
- 対人関係の良い終わり方の実践、モデリング
- 将来に向けた治療の進め方と今後の計画について両親と話し合う

訳　注

[序]
* 1　adolescentとpubertyでは学問的意味が異なり、従来はadolescentを青年期、pubertyを思春期としてきた。一方、この年代を思春期と訳すことも多く、日本うつ病学会のガイドラインでも「児童思春期のうつ病」との名称が使われるようになり、「思春期」のほうが一般的となっているため、あえて本書でも「思春期」「思春期うつ病」と訳した。
　　また、原書では「患者」の代わりに「adolescent」が使用されているが、男女の区別を無くすために、「青年」ではなく、「クライエント」か「思春期のクライエント」と訳している。
* 2　成人期うつ病を対象とした対人関係療法では、悲哀（grief）、対人関係上の不和（interpersonal role dispute）、役割の移行（interpersonal role transition）、対人関係の欠如（interpersonal deficit）という四つの問題領域がある。初期のセッションを通じて問題領域を一つ選び、中期以降のセッションでその問題領域に焦点化するという治療構造は、成人期うつ病を対象とした対人関係療法でも、IPT-Aでも変わらない。なお、水島広子らはrole transitionを「役割の変化」と邦訳しているが、思春期（青年期）に関する文献では、transitionは「移行」と訳されていることが多く、本書もそれにならった。
* 3　本書の著者であるマフソンらによって行われた無作為化対照試験では、大うつ病性障害だけでなく、気分変調性障害、特定不能のうつ病性障害、抑うつ気分を伴う適応障害が対象に含まれていた（Mufson et al. 2004）。
　　・Mufson, L., Dorta, K. P., Wickramaratne, P., Nomura, Y., Olfson, M., & Weissman, M. M. (2004). A randomized effectiveness trial of interpersonal psychotherapy for depressed adolescents. *Archives of General Psychiatry*, 61, 577-584.
* 4　原則として、大うつ病性障害（major depressive disorder）、抑うつエピソード（depressive episode）、注意欠如・多動症（attention deficit/hyperactivity disorder）、不安症（anxiety disorders）、パニック症（panic disorder）などの精神障害の訳語は『DSM-5 精神疾患の診断・統計マニュアル』（医学書院）に準じた。
　　用語がDSM-5に含まれていない（「気分変調性障害 dythymic disorder」）、日本語文献ではDSM-IV時代の訳語が用いられていることが多い（「素行障害 conduct disorder」）などの理由で、一部の訳語は『DSM-IV-TR 精神疾患の診断・統計マニュアル』（医学書院）に準じた。

[第1章]
* 5　動機づけ（motivation）は、いわゆる「やる気」のことである。抑うつ障害では、抑うつ症状であるアンヘドニアの一部として、社会参加の動機づけや、変化への動機づけが低

下する。
* 6 閾値下うつ病（subsyndromal depression）とは、臨床閾値に達する抑うつ症状の項目数が少ないために、大うつ病性障害や気分変調性障害の診断基準を満たさない「抑うつ状態」をあらわす用語である。例えば、アンヘドニア、易疲労性、集中困難を伴うが、抑うつ気分、罪責感、睡眠の障害、食欲の障害、精神運動抑制または焦燥、自殺性を伴わない人は、社会的機能障害がどれほど深刻であったとしても、大うつ病性障害の診断基準は満たさない。このような人は、内科医や小児科医によって、慢性疲労症候群などの機能性身体症候群を診断されているかもしれない。
* 7 DSM-5では、重篤気分調節症が児童・思春期の症例のための診断基準として新設された。
* 8 anhedoniaは興味の喪失、快楽の喪失など、さまざまな訳語があるが、多義的な用語であるため、「アンヘドニア」に訳を統一した。
* 9 本書では明快な解説とは言い難いが、前思春期（児童期とほぼ同義）は思春期に比べて、男児は女児に比べて、うつ病の有病率が低い（Son & Kirchner 2000; Galvao et al. 2014）。
　・Son, S. E., & Kirchner, J. T. (2000). Depression in children and adolescents. *American Family Physician*, 62, 2297-2308.
　・Galvao, T. F., Silva, M. T., Zimmermann, I. R., Souza, K. M., Martins, S. S., & Pereira, M. G. (2014). Pubertal timing in girls and depression: A systematic review. *Journal of Affective Disorders*, 155, 13-19.
* 10 outcomeは臨床経過がどのようになっていくかということを意味する言葉であり、医学領域では「転帰」と訳されることが多い。例えば、高血圧の転帰としては脳卒中や脳出血、糖尿病の転帰としては視力低下や腎障害が有名である。

［第2章］
* 11 emotionsは「情緒」、feelingsとaffectは「感情」と訳し分けた。ただし、会話文はこの限りではなく、文意に沿って訳し分けている。affective disordersは文脈に応じて「うつ病と双極性障害」「気分障害」などと訳し分けている。
* 12 I軸とはDSM-IVやDSM-IV-TRの用語であり、「パーソナリティ障害と精神遅滞以外の種々の障害や疾患のすべて」を多軸診断で記録する際に用いられ、I軸に記載される障害がI軸障害である。すなわち、パーソナリティ障害、精神遅滞（DSM-5における知的発達障害）を除く、すべての精神障害がI軸に含まれる。なお、DSM-5では多軸診断は廃された。
* 13 うつ病は再発を繰り返す精神障害であり、警告症状（warning symptoms）は、うつ病の再発に前駆する精神症状である。警告症状としては、アンヘドニアや睡眠障害のような抑うつ症状が認められる。警告症状についてあらかじめ教育されていると、クライエン

トや家族は再発を予防するための行動を選択しやすくなると考えられている。

[第3章]
* 14 原文では、"adjustments to learning disabilities" となっており、ADHD、読字障害などを広く含む、さまざまな発達障害を表していると思われる。第15章「発達障害」の項でも同様に発達障害が論じられている。

[第4章]
* 15 米国では、このような問題は一般的であるが、日本では状況に応じて質問するべきである。

[第8章]
* 16 encouragement of affectは「感情表現の奨励」「感情の励まし」などの訳語を水島広子が用いているが、本書では「感情表現の励まし」を採用した。原文にはencouraging affective expressionという表現も認められる。
* 17 治療者は、ここでクライエントの感情、回避行動、対人関係を結びつけようとしている。
* 18 感情カード（feeling cards）のいくつかのタイプはインターネットで紹介されている。

[第9章]
* 19 偽りの成熟（pseudomaturity）はボウルビィ（Bowlby, 1973, 1980, 1982）が提唱した概念であり、親の役割と子どもの役割を逆転させて、親の世話をするようになる行動などが生じる。
* 20 甲状腺疾患がうつ病に類似した状態を引き起こすことはよく知られている。甲状腺疾患の診断については、米国甲状腺学会の「甲状腺機能低下症ガイドライン」（Jonklaas et al. 2014）、日本甲状腺学会の「診断ガイドライン」などを参照。
  ・Jonklaas, J., Bianco, A. C., Bauer, A. J., Burman, K. D., Cappola, A. R., Celi, F. S. et al. (2014). Guidelines for the treatment of hypothyroidism: Prepared by the American thyroid association task force on thyroid hormone replacement. *Thyroid*, 24, 1670-1751.

[第10章]
* 21 米国の疫学研究では、ヒスパニックの思春期女児において、文化変容が自傷行為と相関すること（Cevantes et al. 2014）、ヒスパニックの成人において、女性であること、文化変容、家族の不和が自殺企図と相関することが報告されている（Fortuna et al. 2007）。
  ・Cervantes, R. C., Goldbach, J. T., Varela, A., & Santisteban, D. A. (2014). Self-harm among Hispanic adolescents: Investigating the role of culture-related stressors. *Journal of*

Adolescent Health, 55, 633-639.
・Fortuna, L. R., Perez, D. J., Canino, G., Sribney, W., & Alegria, M. (2007). Prevalence and correlates of lifetime suicidal ideation and suicide attempts among Latino subgroups in the United States. *Journal of Clinical Psychiatry*, 68, 572-581.

［第11章］
＊22　内在化症状（internalizing symptoms）は、不安、恐怖、抑うつ、身体化など、外在化症状（externalizing symptoms）は多動、かんしゃく、反抗性、非行などを指している。
＊23　原書は2004年に書かれているが、著者らが活動しているニューヨークの殺人件数は1990年には年間で2245件であった。日本全体の殺人の年間被害者数は2012年度で383件である。
＊24　思春期（青年期）の問題を取り扱う際によく用いられる技法であり、神経性やせ症の「家族をベースとする治療（family based treatment）」などでも用いられている。

［第13章］
＊25　再燃（relapse）と再発（recurrence）はその意味するところが異なるが、本書ではrecurrenceという単語がやや曖昧に用いられているため、再燃、再発、反復性といった訳語で文意に沿って訳し分けている。
＊26　パーソナリティ障害に関するデータではないが、思春期うつ病に関する大規模な臨床試験において、うつ病が寛解すると、ADHD症状、不安、易怒性、反抗性などが改善することが報告されている（Hilton et al. 2013）。
・Hilton, R. C., Rengasamy, M., Mansoor, B., He, J., Mayes, T., Emslie, G. J. et al. (2013). Impact of treatments for depression on comorbid anxiety, attentional, and behavioral symptoms in adolescents with selective serotonin reuptake inhibitor-resistant depression. *Journal of the American Academy of Child and Adolescent Psychiatry*, 52, 482-492.
＊27　原文では、"moderately symptomatic"となっているが、抑うつ症状のことを指していると思われたため「中等度の抑うつ症状」と訳した。単極性うつ病の治療ガイドラインでは、軽症の抑うつ症状では抗うつ薬や構造化された心理療法を使用する必要性が乏しく、中等症や重症の抑うつ症状では、それらを使用する必要があると述べられていることが多い。
＊28　IPT-AMはIPT-Aをベースとして開発されたIPT-Mの思春期（青年期）版のようであるが、予備的研究の後は、研究が進展していないようである。
＊29　重症の摂食障害を伴って抑うつ的となった思春期のクライエントに、IPT-Aが選択されることは少なく、著者らはIPT-A治療終結後のクライエントに残存した摂食障害について言及する際に「軽度の」摂食障害（mild eating disorders）とわざわざ断っている。原書

刊行の8年後に、神経性やせ症の過食排出型を伴う18歳未満の思春期のクライエントでは、家族をベースとする治療（family based treatment）の効果が大きく、個人心理療法の効果が乏しいという報告が発表された（Le Grange et al. 2012）。

- Le Grange, D., Lock, J., Agras, W. S., Moye, A., Bryson, S. W., Jo, B. et al. (2012). Moderators and mediators of remission in family-based treatment and adolescent focused therapy for anorexia nervosa. *Behaviour Research and Therapy*, 50, 85-92.

*30 反復性短期抑うつ障害（recurrent brief depressive disorder）のことを指していると思われる（Pezawas et al. 2003）。

- Pezawas, L., Wittchen, H. U., Pfister, H., Angst, J., Lieb, R., & Kasper, S. (2003). Recurrent brief depressive disorder reinvestigated: A community sample of adolescents and young adults. *Psychological Medicine*, 33, 407-418.

*31 摂食障害、ADHDや読字障害などの広義の発達障害、虐待の文脈で生じたPTSD、パーソナリティ障害を取り扱う前提として、思春期うつ病が併存していれば、まず、それをIPT-Aなどで治療すべきであると述べている。

[第14章]

*32 2008年の国立国会図書館の資料によると、米国では成人年齢が州によって異なっており、45州とコロンビア特別区が成人年齢を18歳とし、残りの5州は19歳または21歳を成人としている。

*33 思春期の大うつ病性障害において、夏休みに入ることが治療反応率を高めることが実証されている（Shamseddeen et al. 2011）。

- Shamseddeen, W., Clarke, G., Wagner, K. D. Ryan, N. D., Birmaher, B., Emslie, G. et al. (2011). Treatment-resistant depressed youth show a higher response rate if treatment ends during summer school break. *Journal of the American Academy of Child and Adolescent Psychiatry*, 50, 1140-1148.

[第15章]

*34 原書刊行の2年後に、著者の一人であるワイスマンが筆頭著者として発表した研究では、母親のうつ病が寛解することで、子どものさまざまな精神症状が改善することが示された（Weissman et al. 2006）。

- Weissman, M. M., Pilowsky, D. J., Wickramaratne, P. J., Talati, A., Wisniewski, S. R., Fava, M. et al.; STAR*D-Child Team (2006). Remissions in maternal depression and child psychopathology: A STAR*D-child report. *Journal of the American Medical Association*, 295, 1389-1398.

*35　この記述は、米国の精神医療におけるタラソフ原則（Tarasoff rule）のことを指している。タラソフ原則がある米国では、重症の精神疾患に罹患したプロセンジ・ポダー（Prosenjit Podder）が、タチアナ・タラソフ（Tatiana Tarasoff）嬢を殺害した事件に対する1976年のカリフォルニア州最高裁の判決に基づき、「患者が人に危険を及ぼすことが予測されたとき、医師や治療者は、この危険に対処する責務がある」（林公一のウェブサイト「Dr 林のこころと脳の相談室」http://kokoro.squares.net/?p=2865 より引用）とされ、医師や治療者に第三者への加害防止義務が発生する。2016年3月現在、本邦にはこのような法律はない。

*36　大麻を使用してから数日間は尿検査で代謝産物が検出される（Cary 2005）。
・Cary, P. L. (2005). The marijuana detection window: Determining the length of time cannabinoids will remain detectable in urine following smoking: A critical review of relevant research and cannabinoid detection guidance for drug courts. *Drug Court Review*, 5, 23-58.

*37　ジュディス・A・コーエン他著『子どものトラウマと悲嘆の治療――トラウマ・フォーカスト認知行動療法マニュアル』（白川美也子ら監訳，金剛出版）、ジュディス・A・コーエン他著『子どものためのトラウマフォーカスト認知行動療法――さまざまな臨床現場におけるTF-CBT実践ガイド』（亀岡智美ら監訳，岩崎学術出版社）で紹介されているトラウマフォーカス認知行動療法がその例である。

*38　本書が対象としている中学生や高校生に相当する年代では、本邦では適切な尺度が入手できない。小学生を対象とした尺度では、宇野彰ら著『小学生の読み書きスクリーニング検査――発達性読み書き障害（発達性dyslexia）検出のために』（インテルナ出版）が刊行されている。

[第17章]

*39　パラメータは、外部から投入されてシステムの挙動に影響を与えるデータのことであり、ここでは、クライエントにどの技法を適用するか判断するために用いる臨床的情報のことを指していると思われる。

*40　治療者はジェイの診断として、大うつ病性障害のみを告知しているが、まず、引っ越しと転校を契機として、ジェイは軽度かつ慢性の抑うつを生じており、この時点ですでに気分変調性障害と診断される状態になっていた可能性がある。

*41　ジェイは、トラウマフォーカスト認知行動療法で、今週の危機（crises of the week: COW）と呼ばれるような出来事をたくさん報告している。トラウマフォーカスト認知行動療法では、これらを回避の産物とみなすが、IPT-Aでは、このうちの一つに焦点化した上で、セッションで積極的に取り扱う（Cohen et al. 2010）。
・Cohen, J. A., Berliner, L., & Mannarino, A. (2010). Trauma focused CBT for children

with co-occurring trauma and behavior problems. *Child Abuse and Neglect*, 34, 215-224.

*42 アーロン・ベック（Aaron Beck）は米国の精神科医であり、うつ病の認知療法を開発して、今日の認知行動療法の源の一つとなった。認知療法では、ネガティヴな認知があるとき、状況、気分、自動思考の三つを区別することが教育される。対人関係質問項目（例えば、付録Bの表B.1）にあるように、IPT-Aでは、事実と思考を区別せず、また、思考の直接的な修正も行わない。原書の第2章〔本書では未訳〕によると、期間限定の心理療法として、非機能的な信念体系に焦点づけるのが認知療法であり、非機能的な対人的コミュニケーションプロセスに焦点づけるのがIPT-Aである。

*43 児童精神医学の領域では、Peter Lewinsohnは、Oregon Adolescent Depression Projectという疫学研究を行った研究者、Adolescent Coping with Depressionという集団療法の開発者としても知られている。彼は認知行動療法のコンポーネント解析を行い、成人期の単極性うつ病では認知再構成をコンポーネントに含まず、行動活性化のみを行っていても治療効果が保たれることを発見した。生活環境における正の強化の不足、正の罰の増加、負の強化の増加によって、うつ病が発症し、維持されると、行動活性化療法では仮定している。

文　献

Alessi, N. E., & Robbins, D. R. (1984). Symptoms and subtypes of depression among adolescents distinguished by the dexamethasone suppression test: A preliminary report. *Psychiatry Research*, 11, 177-184.

Alessi, N. E., Robbins, D. R., & Dilsaver, S. C. (1987). Panic and depressive disorders among psychiatrically hospitalized adolescents. *Psychiatry Research*, 20, 275-283.

Altmann, E. O., & Gotlib, I. H. (1988). The social behavior of depressed children: An observational study. *Journal of Abnormal Child Psychology*, 16, 29-44.

Amato, P. R., & Keith, B. (1991). Parental divorce and the well-being of children: A meta-analysis. *Psychological Bulletin*, 110, 26-46.

American Academy of Child and Adolescent Psychiatry (1998). Practice parameters for the assessment and treatment of children and adolescents with depressive disorders. *Journal of the American Academy of Child and Adolescent Psychiatry*, 37 (Suppl. 10), 63S-83S.

American Psychiatric Association (1987). *Diagnostic and statistical manual of mental disorders* (3rd ed., rev.). Washington, DC: Author.（髙橋三郎訳（1988）．DSM-III-R 精神障害の診断・統計マニュアル　医学書院）

American Psychiatric Association (2000a). *Diagnostic and statistical manual of mental disorders* (4th ed., text rev.). Washington, DC: Author.（髙橋三郎・大野裕・染矢俊幸訳（2003）．DSM-IV-TR 精神疾患の診断・統計マニュアル　医学書院）

American Psychiatric Association (2000b). Practice guideline for the treatment of patients with major depressive disorder (revision). *American Journal of Psychiatry*, 157 (Suppl. 4), 1-45.

Angold, A. (1988). Childhood and adolescent depression: II. Research in clinical populations. *British Journal of Psychiatry*, 153, 476-492.

Angold, A., Costello, E. J., & Erkanli, A. (1999). Comorbidity. *Journal of Child Psychology and Psychiatry*, 40, 57-87.

Angold, A., Weissman, M. M., John, K., Merikangas, K. R., Prusoff, B. A., Wickramaratne, P., et al. (1987). Parent and child reports of depressive symptoms in children at low and high risk of depression. *Journal of Child Psychology and Psychiatry*, 28, 901-915.

Angst, J., Merikangas, K., Scheidegger, P., & Wicki, W. (1990). Recurrent brief depression: A new subtype of affective disorder. *Journal of Affective Disorders*, 19, 87-98.

Baker, J. E., & Sedney, M. A. (1996). How bereaved children cope with loss: An overview. In C. A. Corr & D. M. Corr (Eds.), *Handbook of childhood, death and bereavement* (pp. 109-129). New York: Springer.

Balk, D. E., & Corr, C. A. (2001). Bereavement during adolescence: A review of research. In M. S. Stroebe, R. O. Hansson, W. Stroebe & H. Schut (Eds.), *Handbook of bereavement research: Consequences, coping, and care* (pp. 199-218). Washington, DC: American Psychological Association.

Balk, D. E., & Vesta, L. C. (1998). Psychological development during four years of bereavement: A longitudinal case study. *Death Studies*, 22, 23-41.

Beardslee, W. R., Bemporad, J., Keller, M. B., Klerman, G. L., Dorer, D. J., & Samuelson, H. (1983). Children of parents with major affective disorder: A review. *American Journal of Psychiatry*, 140, 825-832.

Beck, A. T. (1967). *Depression: Clinical, experimental, and theoretical aspects.* New York: Harper & Row.

Beck, A. T, Rush, A. J., Shaw, B. F, & Emery, G. (1979). *Cognitive therapy of depression*. New York: Guilford Press.（坂野雄二（監訳），神村栄一・清水里美・前田基成（訳）（2007）．うつ病の認知療法　新版　岩崎学術出版社）

Bemporad, J. R. (1988). Psychodynamic treatment of depressed adolescent. *Journal of Clinical Psychiatry*, 49 (Suppl. 9), 26-31.

Bemporad, J., & Lee, K. W. (1988). Affective disorders. In C. Kestenbaum & D. Williams (Eds.), *Handbook of clinical assessment of children and adolescents* (Vol. II, pp. 626-650). New York: New York University Press.

Bernstein, G. A., & Garfinkel, B. D. (1986). School phobia: The overlap of affective and anxiety disorders. *Journal of the American Academy of Child and Adolescent Psychiatry*, 25, 235-241.

Biederman, J., Munir, K., Knee, D., Armentano, M., Autor, S., Waternaux, C., et al. (1987). High rate of affective disorders in probands with attention deficit disorder and in their relatives: A controlled family study. *American Journal of Psychiatry*, 144, 330-333.

Birmaher, B., & Brent, D. A. (2002). Pharmacotherapy for depression in children and adolescents. In D. Shaffer & B. D. Waslick (Eds.), *The many faces of depression in children and adolescents* (pp. 73-103). Washington, DC: American Psychiatric Publishing.

Birmaher, B., Brent, D. A., Kolko, D., Baugher, J., Bridge, J., Holder, D., et al. (2000). Clinical outcome after short-term psychotherapy for adolescents with major depressive disorder. *Archives of General Psychiatry*, 57, 29-36.

Birmaher, B., Ryan, N. D., Williamson, D. E., Brent, D. A., Kaufman, J., Dahl, R. E., et al. (1996a). Childhood and adolescent depression: A review of the past 10 years. Part I. *Journal of the American Academy of Child and Adolescent Psychiatry*, 35, 1427-1439.

Birmaher, B., Ryan, N. D., Williamson, D. E., Brent, D. A., & Kaufman, J. (1996b). Childhood and adolescent depression: A review of the past 10 years. Part II. *Journal of the American*

Academy of Child and Adolescent Psychiatry, 35, 1575-1583.

Black, K., Shea, C., Dursun, S., & Kutcher, S. (2000). Selective serotonin reuptake inhibitor discontinuation syndrome: Proposed diagnostic criteria. *Journal of Psychiatry and Neuroscience*, 25, 255-261.

Blos, P. (1962). *On adolescence: A psychoanalytic interpretation*. New York: Free Press of Glencoe.（野沢栄司（訳）（1971）．青年期の精神医学　誠信書房）

Boszormenyi-Nagy, I., & Krasner, B. R. (1986). *Between give and take: A clinical guide to contextual therapy*. New York: Brunner/Mazel.

Bowlby, J. (1978). Attachment theory and its therapeutic implications. *Adolescent Psychiatry*, 6, 5-33.

Brent, D. A., Holder, D., Kolko, D., Birmaher, B., Baugher, M., Roth, C., et al. (1997). A clinical psychotherapy trial for adolescent depression comparing cognitive, family, and supportive therapy. *Archives of General Psychiatry*, 54, 877-885.

Brent, D. A., Kolko, D. J., Birmaher, B., Baugher, M., & Bridge, J. (1999). A clinical trial of adolescent depression: Predictors of additional treatment in the acute and follow-up phases of the trial. *Journal of the American Academy of Child and Adolescent Psychiatry*, 38, 263-270.

Brent, D. A., Perper, J. A., Moritz, G., Liotus, L., Schweers, J., Roth, C., et al. (1993). Psychiatric impact of the loss of an adolescent sibling to suicide. *Journal of Affective Disorders*, 28, 249-256.

Brody, G., & Forehand, R. (1990). Interparental conflict, relationship with the noncustodial father, and adolescent post-divorce adjustment. *Journal of Applied Developmental Psychology*, 11, 139-147.

Brown, D., Winsberg, B. G., Bialer, I., & Press, M. (1973). Imipramine therapy and seizures: Three children treated for hyperactive behavior disorders. *American Journal of Psychiatry*, 130, 210-212.

Brown, G. W., & Harris, T. O. (1978). *Social origins of depression: A study of psychiatric disorders in women*. New York: Free Press.

Brown, G. W., Harris, T. O., & Copeland, J. R. (1977). Depression and loss. *British Journal of Psychiatry*, 130, 1-18.

Burns, B. J. (1991). Mental health service use by adolescents in the 1970s and 1980s. *Journal of the American Academy of Child and Adolescent Psychiatry*, 30, 144-150.

Carlson, G., & Cantwell, D. (1980). Unmasking masked depression in children and adolescents. *American Journal of Psychiatry*, 137, 445-449.

Carlson, G., & Strober, M. (1979). Affective disorders in adolescence. *Psychiatric Clinics of North America*, 2, 511-526.

Chambers, W. J., Puig-Antich, J., Hirsch, M., Paez, P., Ambrosini, P. J., Tabrizi, M. A., et al. (1985). The assessment of affective disorders in children and adolescents by semistructured interview:

Test-retest reliability of the schedule for affective disorders and schizophrenia for school-age children, present episode version. *Archives of General Psychiatry*, 42, 696-702.

Cherlin, A. J., & Furstenberg, F. F. (1994). Stepfamilies in the United States: A reconsideration. *Annual Review of Sociology*, 20, 359-381.

Christie, K. A., Burke, J. D., Regier, D. A., Rae, D. S., Boyd, J. H., & Locke, B. Z. (1988). Epidemiologic evidence for early onset of mental disorders and higher risk of drug abuse in young adults. *American Journal of Psychiatry*, 145, 971-975.

Clark, D., Pynoos, R., & Goebel, A. (1994). Mechanisms and processes of adolescent bereavement. In R. Haggerty (Ed.), *Stress, risk, and resilience in children and adolescents: Processes, mechanisms, and interventions* (pp. 100-145). Cambridge, UK: Cambridge University Press.

Clarke, G. N., Hawkins, W., Murphy, M., Sheeber, L. B., Lewinsohn, P. M., & Seeley, J. R. (1995). Targeted prevention of unipolar depressive disorder in an at-risk sample of high school adolescents: A randomized trial of group cognitive intervention. *Journal of the American Academy of Child and Adolescent Psychiatry*, 34, 312-321.

Clarke, G. N., Hops, H., Lewinsohn, P. M., & Andrews, J. (1992). Cognitive-behavioral group treatment of adolescent depression: Prediction of outcome. *Behavior Therapy*, 23, 341-354.

Clarke, G. N., Rohde, P., Lewinsohn, P. M., Hops, H., & Seeley, J. R. (1999). Cognitive-behavioral treatment of adolescent depression: Efficacy of acute group treatment and booster sessions. *Journal of the American Academy of Child and Adolescent Psychiatry*, 38, 272-279.

Corey, G. (1981). *Theory and practice of group counseling* (2nd ed.). Monterey, CA: Brooks/Cole.

Costello, E. J., Angold, A., Burns, B. J., Stangl, D. K., Tweed, D. L., Erkanli, A., et al. (1996). The Great Smoky Mountains Study of youth: Goals, design, methods, and the prevalence of DSM-III-R disorders. *Archives of General Psychiatry*, 53, 1129-1136.

Costello, E. J., Erkanli, A., Federman, E., & Angold, A. (1999). Development of psychiatric comorbidity with substance abuse in adolescents: Effects of timing and sex. *Journal of Clinical Child Psychology*, 28, 298-311.

Costello, E. J., Pine, D. S., Hammen, C., March, J. S., Plotsky, P. M., Weissman, M. M., et al. (2002). Development and natural history of mood disorders. *Biological Psychiatry*, 52, 529-542.

Coyne, J. C. (1976). Towards an interactional description of depression. *Psychiatry*, 39, 28-40.

Cytryn, L., & McKnew, D. H. (1972). A proposed classification of childhood depression. *American Journal of Psychiatry*, 129, 63-69.

Cytryn, L., & McKnew, D. H. (1985). Treatment issues in childhood depression. *Psychiatric Annals*, 15, 401-403.

Cytryn, L., McKnew, D. H., Zahn-Waxler, C., & Gershon, E. S. (1986). Developmental issues in risk research: The offspring of affectively ill parents. In M. Rutter, C. E. Izard & P. B. Read

(Eds.), *Depression in young people: Developmental and clinical perspectives* (pp. 163-189). New York: Guilford Press.

Diamond, G. S., Reis, B. F., Diamond, G. M., Siqueland, L., & Isaacs, L. (2002). Attachment-based family therapy for depressed adolescents: A treatment development study. *Journal of the American Academy of Child and Adolescent Psychiatry*, 41, 1190-1196.

Diamond, G. S., Serrano, A. C., Dickey, M., & Sonis, W. A. (1996). Current status of family-based outcome and process research. *Journal of the American Academy of Child and Adolescent Psychiatry*, 35, 6-16.

Diamond, G. S., & Siqueland, L. (1995). Family therapy for the treatment of depressed adolescents. *Psychotherapy: Theory, research, practice, training*, 32, 77-90.

DiMascio, A., Weissman, M. M., Prusoff, B. A., New, C., Zwilling, M., & Klerman, G. L. (1979). Differential symptom reduction by drugs and psychotherapy in acute depression. *Archives of General Psychiatry*, 36, 1450-1456.

Downey, G., & Coyne, J. C. (1990). Children of depressed parents: An integrated review. *Psychological Bulletin*, 108, 50-76.

Edelbrock, C. S., Costello, A. J., Dulcan, M. K., Kalas, R., & Conover, N. C. (1985). Age differences in the reliability of the psychiatric interview of the child. *Child Development*, 56, 265-275.

Eissler, K. R. (1958). Notes on problems of technique in the psychoanalytic treatment of adolescents. *Psychoanalytic Study of the Child*, 13, 223-254.

Elkin, I., Shea, M. T., Watkins, J. T., Imber, S. D., Sotsky, S. M., Collins, J. F., et al. (1989). National Institute of Mental Health Treatment of Depression Collaborative Research Program: General effectiveness of treatments. *Archives of General Psychiatry*, 46, 971-983.

Emery, G., Bedrosian, R., & Garber, J. (1983). Cognitive therapy with depressed children and adolescents. In D. P. Cantwell & G. A. Carlson (Eds.), *Affective disorders in childhood and adolescence: An update* (pp. 445-471). New York: Spectrum.

Emslie, G. J., Heiligenstein, J. H., Wagner, K. D., Hoog, S. L., Ernest, D. E., Brown, E., et al. (2002). Fluoxetine for acute treatment of depression in children and adolescents: A placebo-controlled, randomized clinical trial. *Journal of the American Academy of Child and Adolescent Psychiatry*, 41, 1205-1215.

Emslie, G. J., Rush, A. J., Weinberg, W. A., Kowatch, R. A., Carmody, T., & Mayes, T. L. (1998). Fluoxetine in child and adolescent depression: Acute and maintenance treatment. *Depression and Anxiety*, 7, 32-39.

Emslie, G. J., Rush, A. J., Weinberg, W. A., Kowatch, R. A., Hughes, C. W., Carmody, T., et al. (1997). A double-blind, randomized, placebo-controlled trial of fluoxetine in children and adolescents with depression. *Archives of General Psychiatry*, 54, 1031-1037.

Erikson, E. H. (1968). *Identity: Youth and crisis*. New York: W. W. Norton.（岩瀬庸理（訳）(1973). アイデンティティ——青年と危機　金沢文庫）

Fendrich, M., Warner, V., & Weissman, M. M. (1990). Family risk factors, parental depression, and psychopathology in offspring. *Developmental Psychology*, 26, 40-50.

Fergusson, D. M., Horwood, L. J., & Lynskey, M. T. (1995). Maternal depressive symptoms and depressive symptoms in adolescents. *Journal of Child Psychology and Psychiatry*, 36, 1161-1178.

Fine, S., Forth, A., Gilbert, M., & Haley, G. (1991). Group therapy for adolescent depressive disorder: A comparison of social skills and therapeutic support. *Journal of the American Academy of Child and Adolescent Psychiatry*, 30, 79-85.

Fine, S., Gilbert, M., Schmidt, L., Haley, G., Maxwell, A., & Forth, A. (1989). Short-term group therapy with depressed adolescent outpatients. *Canadian Journal of Psychiatry*, 34, 97-102.

Frank, E., Kupfer, D. J., Perel, J. M., Cornes, C., Jarrett, D. B., Mallinger, A. G., et al. (1990). Three-year outcomes for maintenance therapies in recurrent depression. *Archives of General Psychiatry*, 47, 1093-1099.

Frank, E., Kupfer, D. J., Wagner, E. F., McEachran, A. B., & Cornes, C. (1991). Efficacy of interpersonal psychotherapy as a maintenance treatment of recurrent depression: Contributing factors. *Archives of General Psychiatry*, 48, 1053-1059.

Freud, A. (1958). Adolescence. *Psychoanalytic Study of the Child*, 16, 225-278.

Fristad, M. A., Gavazzi, S. M., & Soldano, K. W. (1998). Multi-family psychoeducation groups for childhood mood disorders: A program description and preliminary efficacy data. *Contemporary Family Therapy*, 20, 385-402.

Furman, W., & Buhrmester, D. (1992). Age and sex differences in perceptions of networks of personal relationships. *Child Development*, 63, 103-115.

Garber, J., Kriss, M. R., Koch, M., & Lindholm, L. (1988). Recurrent depression in adolescents: A follow-up study. *Journal of the American Academy of Child and Adolescent Psychiatry*, 27, 49-54.

Garfield, S. L. (1986). Research on client variables in psychotherapy. In S. L. Garfield & A. E. Bergin (Eds.), *Handbook of psychotherapy and behavior change* (3rd ed., pp. 213-256). New York: Wiley.

Geis, H., Whittlesey, W., McDonald, N., Smith, K., & Pfefferbaum, B. (1998). Bereavement and loss in childhood. In B. Pfefferbaum (Ed.), *Childhood and adolescent psychiatric clinics of North America: Vol. 7. Stress in children* (pp. 73-85). Philadelphia: Saunders.

Geller, B., Zimerman, B., Williams, M., Bolhofner, K., & Craney, J. L. (2001). Bipolar disorder at prospective follow-up of adults who had prepubertal major depressive disorder. *American Journal of Psychiatry*, 158, 125-127.

Ghali, S. B. (1977). Culture sensitivity and the Puerto Rican client. *Social Casework*, 58, 459-468.

Goodman, S. H., Schwab-Stone, M., Lahey, B. B., Shaffer, D., & Jensen, P. S. (2000). Major depression and dysthymia in children and adolescents: Discriminant validity and differential consequences in a community sample. *Journal of the American Academy of Child and Adolescent Psychiatry*, 39, 761-770.

Gould, M. S., King, R., Greenwald, S., Fisher, P., Schwab-Stone, M., Kramer, R., et al. (1998). Psychopathology associated with suicidal ideation and attempts among children and adolescents. *Journal of the American Academy of Child and Adolescent Psychiatry*, 37, 915-923.

Gray, R. E. (1987). Adolescent response to the death of a parent. *Journal of Youth and Adolescence*, 16, 511-525.

Haley, J. (1976). *Problem-solving therapy: New strategies for effective family therapy*. San Francisco, CA: Jossey-Bass.（佐藤悦子（訳）（1985）．家族療法――問題解決の戦略と実際　川島書店）

Hall, G. S. (1904). *Adolescence: Its psychology and its relations to physiology, anthropology, sociology, sex, crime, religion, and education*. New York: Appleton.（元良勇次郎・中島力造・速水滉・青木宗太郎（訳）（1910）．青年期の研究　同文館）

Hammen, C. (1999). The emergence of an interpersonal approach to depression. In T. Joiner & J. C. Coyne (Eds.), *The interactional nature of depression: Advances in interpersonal approaches* (pp. 21-37). Washington, DC: American Psychological Association.

Hammen, C., Burge, D., Burney, E., & Adrian, C. (1990). Longitudinal study of diagnoses in children of women with unipolar and bipolar affective disorder. *Archives of General Psychiatry*, 47, 1112-1117.

Hammen, C., Rudolph, K., Weisz, J., Rao, U., & Burge, D. (1999). The context of depression in clinic-referred youth: Neglected areas in treatment. *Journal of the American Academy of Child and Adolescent Psychiatry*, 38, 64-71.

Hardy-Fanta, C., & Montana, P. (1982). The Hispanic female adolescent: A group therapy model. *International Journal of Group Psychotherapy*, 32, 351-366.

Harold, G. T., Fincham, F. D., Osborne, L. N., & Conger, R. D. (1997). Mom and dad are at it again: Adolescent perceptions of marital conflict and adolescent psychological distress. *Developmental Psychology*, 33, 333-350.

Harrington, R. C., Fudge, H., Rutter, M., Pickles, A., & Hill, J. (1990). Adult outcomes of childhood and adolescent depression: I. Psychiatric status. *Archives of General Psychiatry*, 47, 465-473.

Harrington, R. C., Whittaker, J., & Shoebridge, P. (1998). Psychological treatment of depression in children and adolescents: A review of treatment research. *British Journal of Psychiatry*, 173, 291-298.

Hersen, M., & Van Hasselt, V. B. (Eds.), (1987). *Behavior therapy with children and adolescents: A clinical approach*. New York: John Wiley.

Hetherington, E. M. (1989). Coping with family transitions: Winners, losers, and survivors. *Child Development*, 60, 1-14.

Hetherington, E. M. (1997). Teenaged childbearing and divorce. In S. S. Luthar, J. A. Burack, D. Cicchetti & J. R. Weisz (Eds.), *Developmental psychopathology: Perspectives on adjustment, risk, and disorder* (pp. 350-373). New York: Cambridge University Press.

Hetherington, E. M., Bridges, M., & Insabella, G. M. (1998). What matters? What does not?: Five perspectives on the association between marital transitions and children's adjustment. *American Psychologist*, 53, 167-184.

Hoberman, H. M. (1992). Ethnic minority status and adolescent mental health services utilization. *Journal of Mental Health Administration*, 19, 246-267.

Holahan, C. J., Moos, R. H., & Bonin, L. A. (1999). Social context and depression: An integrative stress and coping framework. In T. Joiner & J. C. Coyne (Eds.), *The interactional nature of depression: Advances in interpersonal approaches* (pp. 39-65). Washington, DC: American Psychological Association.

Horowitz, L. M. (1996). The study of interpersonal problems: A Leary legacy. *Journal of Personality Assessment*, 66, 283-300.

Horowitz, M. J. (1976). *Stress response syndromes: PTSD, grief, adjustment, and dissociative disorders*. New York: Jason Aronson.

Howard, K. I., Kopata, S. M., Krause, M. S., & Orlinsky, D. E. (1986). The dose-effect relationship in psychotherapy. *American Psychologist*, 41, 159-164.

Hughes, C. W., Emslie, G. J., Crismon, M. L., Wagner, K. D., Birmaher, B., Geller, B., et al. (1999). The Texas Children's Medication Algorithm Project: Report of the Texas Consensus Conference Panel on medication treatment of childhood major depressive disorder. *Journal of the American Academy of Child Psychiatry*, 38, 1442-1454.

Hussong, A. M. (2000). Perceived peer context and adolescent adjustment. *Journal of Research on Adolescence*, 10, 391-415.

Kandel, D. B., & Davies, M. (1986). Adult sequelae of adolescent depressive symptoms. *Archives of General Psychiatry*, 43, 255-262.

Kashani, J. H., Burbach, D. J., & Rosenberg, T. K. (1988). Perceptions of family conflict resolution and depressive symptomatology in adolescents. *Journal of the American Academy of Child and Adolescent Psychiatry*, 27, 42-48.

Kashani, J. H., Carlson, G. A., Beck, N. C., Hoeper, E. W., Corcoran, C. M., McAllister, J. A., et al. (1987). Depression, depressive symptoms, and depressed mood among a community sample of adolescents. *American Journal of Psychiatry*, 144, 931-934.

Kashani, J. H., Orvaschel, H., Burke, J. P., & Reid, J. C. (1985). Informant variance: The issue of parent-child disagreement. *Journal of the American Academy of Child Psychiatry*, 24, 437-441.

Kashani, J. H., Rosenberg, T. K., & Reigh, N. C. (1989). Developmental perspectives in child and adolescent depressive symptoms in a community sample. *American Journal of Psychiatry*, 146, 871-875.

Kaslow, N. J., & Thompson, M. P. (1998). Applying the criteria for empirically supported treatments to studies of psychosocial interventions for child and adolescent depression. *Journal of Clinical Child Psychology*, 27, 146-155.

Kazdin, A. E., French, N. H., Unis, A. S., & Esveldt-Dawson, K. (1983). Assessment of childhood depression. *Journal of the American Academy of Child and Adolescent Psychiatry*, 22, 157-164.

Keller, M. B., Beardslee, W. R., Lavori, P. W., Wunder, J., Drs, D. L., & Samuelson, H. (1988). Course of major depression in nonreferred adolescents: A retrospective study. *Journal of Affective Disorders*, 15, 235-243.

Keller, M. B., Lavori, P. W., Beardslee, W. R., Wunder, J., & Ryan, N. (1991). Depression in children and adolescents: New data on the "undertreatment" and a literature review on the efficacy of available treatments. *Journal of Affective Disorders*, 21, 163-171.

Keller, M. B., McCullough, J. P., Klein, D. N., Arnow, B., Dunner, D. L., Gelenberg, A. J., et al. (2000). A comparison of nefazodone, the cognitive behavioral-analysis system of psychotherapy, and their combination for the treatment of chronic depression. *New England Journal of Medicine*, 342, 1462-1470.

Keller, M. B., Ryan, N. D., Strober, M., Klein, R. G., Kutcher, S. P., Birmaher, B., et al. (2001). Efficacy of paroxetine in the treatment of adolescent major depression: A randomized, controlled trial. *Journal of the American Academy of Child and Adolescent Psychiatry*, 40, 762-772.

Kessler, R. C., & Walters, E. E. (1998). Epidemiology of DSM-III-R major depression and minor depression among adolescents and young adults in the National Comorbidity Survey. *Depression and Anxiety*, 7, 3-14.

Kestenbaum, C. J., & Kron, L. (1987). Psychoanalytic intervention with children and adolescents with affective disorders: A combined treatment approach. *Journal of the American Academy of Psychoanalysis*, 15, 153-174.

Kiesler, D. J. (1979). An interpersonal communication analysis of relationship in psychotherapy. *Psychiatry*, 42, 299-311.

Kiesler, D. J. (1983). The 1982 interpersonal circle: A taxonomy for complementarity in human transactions. *Psychological Review*, 90, 185-214.

King, N. J., & Berstein, G. A. (2001). School refusal in children and adolescents: A review of the past 10 years. *Journal of the American Academy of Child and Adolescent Psychiatry*, 40, 197-205.

Klein, D. N., Lewinsohn, P. M., Seeley, J. R., & Rohde, P. (2001). A family study of major depressive disorder in a community sample of adolescents. *Archives of General Psychiatry*, 58, 13-20.

Klerman, G. L., DiMascio, A., Weissman, M. M., Prusoff, B., & Paykel, E. S. (1974). Treatment of depression by drugs and psychotherapy. *American Journal of Psychiatry*, 131, 186-194.

Klerman, G. L., Weissman, M. M., Rounsaville, B. J., & Chevron, E. S. (1984). *Interpersonal psychotherapy of depression*. New York: Basic Books.（水島広子・嶋田誠・大野裕（訳）（1997）．うつ病の対人関係療法　岩崎学術出版社）

Kovacs, M. (1980). The efficacy of cognitive and behavioral therapies for depression. *American Journal of Psychiatry*, 137, 1495-1501.

Kovacs, M. (1996). Presentation and course of major depressive disorder during childhood and later years of the life span. *Journal of the American Academy of Child and Adolescent Psychiatry*, 35, 705-715.

Kovacs, M. (1997). Depressive disorders in childhood: An impressionistic landscape. *Journal of Child Psychology and Psychiatry*, 38, 287-298.

Kovacs, M., Akiskal, H. S., Gatsonis, C., & Parrone, P. L. (1994). Childhood-onset dysthymic disorder: Clinical features and prospective naturalistic outcome. *Archives of General Psychiatry*, 51, 365-374.

Kovacs, M., Devlin, B., Pollack, M., Richards, C., & Mukerji, P. (1997a). A controlled family history study of childhood-onset depressive disorder. *Archives of General Psychiatry*, 54, 613-623.

Kovacs, M., Feinberg, T. L., Crouse-Novak, M. A., Paulauskas, S. L., & Finkelstein, R. (1984). Depressive disorders in childhood: I. A longitudinal prospective study of characteristics and recovery. *Archives of General Psychiatry*, 41, 229-237.

Kovacs, M., Gatsonis, C., Paulauskas, S. L., & Richards, C. (1989). Depressive disorders in childhood: IV. A longitudinal study of comorbidity with and risk for anxiety disorders. *Archives of General Psychiatry*, 46, 776-782.

Kovacs, M., Obrosky, D. S., Gatsonis, C., & Richards, C. (1997b). First-episode major depressive and dysthymic disorder in childhood: Clinical and sociodemographic factors in recovery. *Journal of the American Academy of Child and Adolescent Psychiatry*, 36, 777-784.

Kupfer, D. J., Frank, E., & Perel, J. M. (1989). The advantage of early treatment intervention in recurrent depression. *Archives of General Psychiatry*, 46, 771-775.

Leaf, P. J., Alegria, M., Cohen, P., Goodman, S. H., Horwitz, S. M., Hoven, C. W., et al. (1996). Mental health service use in the community and schools: Results from the four-community MECA study. *Journal of the Academy of Child and Adolescent Psychiatry*, 35, 889-897.

Lebowitz, B. D. (2000). A public health approach to clinical therapeutics in psychiatry: Directions for new research. *Dialogues in Clinical Neuroscience*, 2, 309-314.

Leon, G. R., Kendall, P. C., & Garber, J. (1980). Depression in children: Parent, teacher, and child

perspectives. *Journal of Abnormal Child Psychology*, 8, 221-235.
Levy, J. C., & Deykin, E. Y. (1989). Suicidality, depression, and substance abuse in adolescence. *American Journal of Psychiatry*, 146, 1462-1467.
Lewinsohn, P. M., Antonuccio, D. O., Steinmetz-Breckenridge, J. L., & Teri, L. (1984). *The coping with depression course: A psychoeducational intervention for unipolar depression*. Eugene, OR: Castalia.
Lewinsohn, P. M., & Clarke, G. N. (1999). Psychosocial treatments for adolescent depression. *Clinical Psychology Review*, 19, 329-342.
Lewinsohn, P. M., Clarke, G. N., Hops, H., & Andrews, J. (1990). Cognitive-behavioral treatment for depressed adolescents. *Behavior Therapy*, 21, 385-401.
Lewinsohn, P. M., Clarke, G. N., Rohde, P., Hops, H., & Seeley, J. R. (1996). A course in coping: A cognitive-behavioral approach to the treatment of adolescent depression. In E. D. Hibbs & P. S. Jensen (Eds.), *Psychosocial treatments for child and adolescent disorders: Empirically based strategies for clinical practice* (pp. 109-135). Washington, DC: American Psychiatric Press.
Lewinsohn, P. M., Clarke, G. N., Seeley, J. R., & Rohde, P. (1994a). Major depression in community adolescents: Age at onset, episode duration, and time to recurrence. *Journal of the American Academy of Child and Adolescent Psychiatry*, 33, 809-818.
Lewinsohn, P. M., Roberts, R. E., Seeley, J. R., Rohde, P., Gotlib, I. H., & Hops, H. (1994b). Adolescent psychopathology: II. Psychosocial risk factors for depression. *Journal of Abnormal Psychology*, 103, 302-315.
Lewinsohn, P. M., Rohde, P., Klein, D. N., & Seeley, J. R. (1999). Natural course of adolescent major depressive disorder: I. Continuity into young adulthood. *Journal of the American Academy of Child and Adolescent Psychiatry*, 38, 56-63.
Lewinsohn, P. M., Weinstein, M. S., & Shaw, D. (1969). Depression: A clinical-research approach. In R. D. Rubin & C. M. Frank (Eds.), *Advances in behavior therapy* (pp. 231-240). New York: Academic Press.
Lieb, R., Isensee, B., Hofler, M., Pfister, H., & Wittchen, H. U. (2002). Parental major depression and the risk of depression and other mental disorders in offspring: A prospective-longitudinal community study. *Archives of General Psychiatry*, 59, 365-374.
Liebowitz, J. H., & Kernberg, P. F. (1988). Psychodynamic psychotherapies. In C. J. Kestenbaum & D. T. Williams (Eds.), *Handbook of clinical assessment of children and adolescents* (Vol. II, pp. 1045-1065). New York: New York University Press.
Lobovits, D. A., & Hendal, P. J. (1985). Childhood depression: Prevalence using DSM-III criteria and validity of parent and child depression scales. *Journal of Pediatric Psychology*, 10, 45-54.
Lowenstein, A. (1986). Temporary single parenthood: The case of prisoners' families. *Family*

Relations, 35, 79-85.

Mandoki, M. W., Tapia, M. R., Tapia, M. A., & Sumner, G. S. (1997). Venlafaxine in the treatment of children and adolescents with major depression. *Psychopharmacology Bulletin*, 33, 149-154.

Marriage, K., Fine, S., Moretti, M., & Haley, G. (1986). Relationship between depression and conduct disorder in children and adolescents. *Journal of the American Academy of Child and Adolescent Psychiatry*, 25, 687-691.

Martin, A., Kaufman, J., & Charney, D. (2000). Pharmacotherapy of early-onset depression: Update and new directions. *Child and Adolescent Psychiatric Clinics of North America*, 9, 135-157.

Marx, E. M., & Schulze, C. C. (1991). Interpersonal problem-solving in depressed students. *Journal of Clinical Psychology*, 47, 361-367.

Matson, J. L. (1989). *Treating depression in children and adolescents*. New York: Pergamon Press.

McCauley, E., Myers, K., Mitchell, J., Calderon, R., Schloredt, K., & Treder, R. (1993). Depression in young people: Initial presentation and clinical course. *Journal of the American Academy of Child and Adolescent Psychiatry*, 32, 714-722.

McGoldrick, M., & Walsh, F. (1991). A time to mourn: Death and the family life cycle. In F. Walsh & M. McGoldrick (Eds.), *Living beyond loss: Death in the family*. New York: W. W. Norton.

Meyer, A. (1957). *Psychobiology: A science of man*. Springfield, IL: Thomas.

Middleton, W., Moylan, A., Raphael, B., Burnett, P., & Martinek, N. (1993). An international perspective on bereavement-related concepts. *Australian and New Zealand Journal of Psychiatry*, 27, 457-463.

Minuchin, S. (1974). *Families and family therapy*. Cambridge, MA: Harvard University Press.（山根常男（監訳）（1984）．家族と家族療法　誠信書房）

Mitchell, J., McCauley, E., Burke, P. M., & Moss, S. J. (1988). Phenomenology of depression in children and adolescents. *Journal of the American Academy of Child and Adolescent Psychiatry*, 27, 12-20.

Monck, E., Graham, P., Richman, N., & Dobbs, R. (1994a). Adolescent girls: I. Self-reported mood disturbance in a community population. *British Journal of Psychiatry*, 165, 760-769.

Monck, E., Graham, P., Richman, N., & Dobbs, R. (1994b). Adolescent girls: II. Background factors in anxiety and depressive states. *British Journal of Psychiatry*, 165, 770-780.

Moretti, M. M., Fine, S., Haley, G., & Marriage, K. (1985). Childhood and adolescent depression. *Journal of the American Academy of Child and Adolescent Psychiatry*, 24, 298-302.

Mueller, C., & Orvaschel, H. (1997). The failure of "adult" interventions with adolescent depression: What does it mean for theory, research, and practice? *Journal of Affective Disorders*, 44, 203-215.

Mufson, L., Dorta, K. P., Wickramaratne, P., Nomura, Y., Olfson, M., & Weissman, M. M. (2004a). A randomized effectiveness trail of interpersonal psychotherapy for depressed adolescents.

Archives of General Psychiatry, 61, 577-584.

Mufson, L., Gallagher, T., Dorta, K. P., & Young, J. F. (2004b). Interpersonal psychotherapy for adolescent depression: Adaptation for group therapy. *American Journal of Psychotherapy*, 58, 220-237.

Mufson, L., Moreau, D., Weissman, M. M., & Klerman, G. L. (1993). *Interpersonal psychotherapy for depressed adolescents*. New York: Guilford Press.

Mufson, L., Moreau, D., Weissman, M. M., Wickramaratne, P., Martin, J., & Samoilov, A. (1994). The modification of Interpersonal Psychotherapy with Depressed Adolescents (IPT-A): Phase I and II studies. *Journal of the American Academy of Child and Adolescent Psychiatry*, 33, 695-705.

Mufson, L., & Velting, D. M. (2002). Psychotherapy for depression and suicidal behavior in children and adolescents. In D. Shaffer & B. D. Waslick (Eds.), *The many faces of depression in children and adolescents* (pp. 37-72). Washington, DC: American Psychiatric Publishing.

Mufson, L., Weissman, M. M., Moreau, D., & Garfinkel, R. (1999). The efficacy of interpersonal psychotherapy for depressed adolescents. *Archives of General Psychiatry*, 56, 573-579.

Nichols, M. (1984). *Family therapy: Concepts and methods*. New York: Gardner Press.

Nissen, G. (1986). Treatment for depression in children and adolescents. *Psychopathology*, 19 (Suppl. 2), 156-161.

Offer, D. (1969). Adolescent turmoil. *The psychological world of the teenager: A study of normal adolescent boys* (pp. 174-193). New York: Basic Books.

Offer, D., Ostrov, E., & Howard, K. (1982). The mental health professional concept of the normal adolescent. In S. Chess & A. Thomas (Eds.), *Annual progress in child psychiatry and development* (pp. 593-601). New York: Brunner/Mazel.

Olfson, M., Marcus, S. C., Weissman, M. M., & Jensen, P. S. (2002). National trends in the use of psychotropic medications by children. *Journal of the American Academy of Child and Adolescent Psychiatry*, 41, 514-521.

Orvaschel, H. (1990). Early onset psychiatric disorder in high risk children and increased familial morbidity. *Journal of the American Academy of Child and Adolescent Psychiatry*, 29, 184-188.

Osterweis, M., Solomon, F., & Green, M. (Eds.), (1984). *Bereavement: Reactions, consequences, and care* (pp. 99-145). Washington, DC: National Academy Press.

Parker, G. (1979). Parental characteristics in relation to depressive disorders. *British Journal of Psychiatry*, 134, 138-147.

Pine, D. S., Cohen, P., Gurley, D., Brook, J. S., & Ma, Y. (1998). The risk for early adulthood anxiety and depressive disorders in adolescents with anxiety and depressive disorders. *Archives of General Psychiatry*, 55, 56-64.

Puig-Antich, J. (1982). Major depression and conduct disorder in prepuberty. *Journal of the American*

Academy of Child and Adolescent Psychiatry, 21, 118-128.

Puig-Antich, J., Goetz, D., Davies, M., Kaplan, T., Davies, S., Ostrow, L., et al. (1989). A controlled family history study of prepubertal major depressive disorder. *Archives of General Psychiatry, 46,* 406-418.

Puig-Antich, J., Kaufman, J., Ryan, N. D., Williamson, D. E., Dahl, R. E., Lukens, E., et al. (1993). The psychosocial functioning and family environment of depressed adolescents. *Journal of the American Academy of Child and Adolescent Psychiatry, 32,* 244-253.

Puig-Antich, J., Lukens, E., Davies, M., Goetz, D., Brennan-Quattrock, J., & Todak, G. (1985a). Psychosocial functioning in prepubertal major depressive disorders: I. Interpersonal relationships during the depressive episode. *Archives of General Psychiatry, 42,* 500-507.

Puig-Antich, J., Lukens, E., Davies, M., Goetz, D., Brennan-Quattrock, J., & Todak, G. (1985b). Psychosocial functioning in prepubertal major depressive disorders: II. Interpersonal relationships after sustained recovery from affective episode. *Archives of General Psychiatry, 42,* 511-517.

Rao, U., Hammen, C., & Daley, S. (1999). Continuity of depression during the transition to adulthood: A 5-year longitudinal study of young women. *Journal of the American Academy of Child and Adolescent Psychiatry, 38,* 908-915.

Rao, U., Ryan, N. D., Birmaher, B., Dahl, R. E., Williamson, D. E., Kaufman, J., et al. (1995). Unipolar depression in adolescents: Clinical outcome in adulthood. *Journal of the American Academy of Child and Adolescent Psychiatry, 34,* 566-578.

Rao, U., Weissman, M. M., Martin, J. A., & Hammond, R. W. (1993). Childhood depression and risk of suicide: A preliminary report of a longitudinal study. *Journal of the American Academy of Child and Adolescent Psychiatry, 32,* 21-27.

Raphael, B. (1983). *The anatomy of bereavement.* New York: Basic Books.

Raphael, B. (1997). The interaction of trauma and grief. In D. Black, M. Newman, J. H. Hendricks & G. Mezey (Eds.), *Psychological trauma: A developmental approach* (pp. 31-43). London: Gaskell.

Reinecke, M. A., Ryan, N. E., & DuBois, D. L. (1998). Cognitive-behavioral therapy of depression and depressive symptoms during adolescence: A review and meta-analysis. *Journal of the American Academy of Child and Adolescent Psychiatry, 37,* 26-34.

Reinherz, H. Z., Gianconia, R. M., Pakiz, B., Silverman, A. B., Frost, A. K., & Lefkowitz, E. S. (1993). Psychosocial risks for major depression in late adolescence: A longitudinal community study. *Journal of the American Academy of Child and Adolescent Psychiatry, 32,* 1155-1163.

Reinherz, H. Z., Stewart-Berghauer, G., Pakiz, B., Frost, A. K., Moeykens, B. A., & Holmes, W. M. (1989). The relationship of early risk and current mediators to depressive symptomatology in adolescents. *Journal of the American Academy of Child and Adolescent Psychiatry*, 28, 942-947.

Research Units of Pediatric Psychopharmacology Anxiety Study Group (2001). Fluvoxamine for the treatment of anxiety disorders in children and adolescents. *New England Journal of Medicine*, 344, 1279-1285.

Reynolds, C., & Imber, S. (1988). *Maintenance therapies in late-life depression* (MH #43832). Bethesda, MD: National Institute of Mental Health.

Reynolds, W. M., & Coats, K. I. (1986). A comparison of cognitive-behavioral therapy and relaxation training for the treatment of depression in adolescents. *Journal of Consulting and Clinical Psychology*, 54, 653-660.

Rohde, P., Lewinsohn, P. M., & Seeley, J. R. (1991). Comorbidity of unipolar depression: II. Comorbidity with other mental disorders in adolescent and adults. *Journal of Abnormal Psychology*, 100, 214-222.

Rosselló, J., & Bernal, G. (1999). The efficacy of cognitive-behavioral and international treatments depression in Puerto Rican adolescents. *Journal of Consulting and Clinical Psychology*, 67, 734-745.

Rounsaville, B. J., Chevron, E. S., Weissman, M. M., Prusoff, B. A., & Frank, E. (1986). Training therapists to perform interpersonal psychotherapy in clinical trials. *Comprehensive Psychiatry*, 27, 364-371.

Rutter, M. (1979). *Changing youth in a changing society: Patterns of adolescent development and disorder*. London: Nuffield Provincial Hospitals Trust.

Rutter, M., Graham, P., Chadwick, O. F. D., & Yule, W. (1976). Adolescent turmoil: Fact or fiction? *Journal of Child Psychology and Psychiatry*, 17, 35-56.

Ryan, N. D., Puig-Antich, J., Ambrosini, P., Rabinovich, H., Robinson, D., Nelson, B., et al. (1987). The clinical picture of major depression in children and adolescents. *Archives of General Psychiatry*, 44, 854-861.

Sandler, I. N., Miller, P., Short, J., & Wolchik, S. A. (1989). Social support as a protective factor for children in stress. In D. Belle (Ed.), *Children's social networks and social supports* (pp. 207-307). New York: Wiley.

Sanford, M., Szatmari, P., Spinner, M., Munroe-Blum, H., Jamieson, E., Walsh, C., et al. (1995). Predicting the one-year course of adolescent major depression. *Journal of the American Academy of Child and Adolescent Psychiatry*, 34, 1618-1628.

Schilling, R., Koh, N., Abramovitz, R., & Gilbert, L. (1992). Bereavement groups for inner-city children. *Research on Social Work Practice*, 2, 405-419.

Schoeman, L. H., & Kreitzman, R. (1997). Death of a parent: Group intervention with bereaved children and their caregivers. *Psychoanalysis and Psychotherapy*, 14, 221-245.

Shaffer, D. (1988). The epidemiology of teen suicide: An examination of risk factors. *Journal of Clinical Psychiatry*, 49 (Suppl. 9), 36-41.

Shaffer, D., & Finkelson, J. (Eds.). (2002). *Columbia treatment guidelines: Depressive disorders* (version 2). New York: Columbia University, Department of Child and Adolescent Psychiatry.

Shaffer, D., Fisher, P., Dulcan, M. K., & Davies, M. (1996a). The NIMH Diagnostic Interview Schedule for Children version 2.3 (DISC-2.3): Description, acceptability, prevalence rates, and performance in the MECA Study. Methods for the Epidemiology of Child and Adolescent Mental Disorders Study. *Journal of the American Academy of Child and Adolescent Psychiatry*, 35, 865-877.

Shaffer, D., Gould, M. S., Fisher, P., Trautman, P., Moreau, D., Kleinman, M., et al. (1996b). Psychiatric diagnosis in child and adolescent suicide. *Archives of General Psychiatry*, 53, 339-348.

Shaffer, D., & Greenberg, T. (2002). Suicide and suicidal behavior in children and adolescents. In D. Shaffer & B. D. Waslick (Eds.), *The many faces of depression in children and adolescents*. Washington, DC: American Psychiatric Publishing.

Shochet, I., & Dadds, M. (1997). Adolescent depression and the family: A paradox. *Clinical Child Psychology and Psychiatry*, 2, 307-312.

Simeon, J. G., Dinicola, V. F., Ferguson, H. B., & Copping, W. (1990). Adolescent depression: A placebo-controlled fluoxetine treatment study and follow-up. *Progress in Neuro-Psychopharmacology and Biological Psychiatry*, 14, 791-795.

Sklar, F., & Hartley, S. F. (1990). Close friends as survivors: Bereavement patterns in a "hidden" population. *Omega: Journal of Death and Dying*, 21, 103-112.

Slesnick, N., & Waldron, H. B. (1997). Interpersonal problem-solving interactions of depressed adolescents and their parents. *Journal of Family Psychology*, 11, 234-245.

Sloane, R. B., Stapes, F. R., & Schneider, L. S. (1985). Interpersonal therapy versus nortriptyline for depression in the elderly. In G. D. Burrows, T. R. Norman & L. Dennerstein (Eds.), *Clinical and pharmacological studies in psychiatric disorders* (pp. 344-346). London: John Libbey.

Southard, M. J., & Gross, B. H. (1982). Making clinical decisions after Tarasoff. *New Directions for Mental Health Services*, 16, 93-101.

Stader, S. R., & Hokanson, J. M. (1998). Psychosocial antecedents of depressive symptoms: An evaluation using daily experiences methodology. *Journal of Abnormal Psychology*, 107, 17-26.

Sullivan, H. S. (1953). *The interpersonal theory of psychiatry*. New York: W. W. Norton. (中井久夫・宮﨑隆吉・高木敬三・鑪幹八郎（訳）（1990）．精神医学は対人関係論である　みすず書房）

Swift, W. J., Andrews, D., & Barklage, N. E. (1986). The relationship between affective disorder and eating disorders: A review of the literature. *American Journal of Psychiatry*, 143, 290-299.

Task Force on Promotion and Dissemination of Psychological Procedures (1996). Training in and

dissemination of empirically validated psychological treatments: Report and recommendations. *Clinical Psychologist*, 8, 3-24.
Velez, C. N., & Cohen, P. (1988). Suicidal behavior and ideation in a community sample of children: Maternal and youth reports. *Journal of the American Academy of Child and Adolescent Psychiatry*, 27, 349-356.
Vernberg, E. M. (1990). Psychological adjustment and experiences with peers during early adolescence: Reciprocal, incidental, or unidirectional relationships? *Journal of Abnormal Child Psychology*, 18, 187-198.
Wagner, K. D., Ambrosini, P., Rynn, M., Wohlberg, C., Yang, R., Greenbaum, M. S., et al. (2003). Efficacy of sertraline in the treatment of children and adolescents with major depressive disorder: Two randomized controlled trials. *Journal of the American Medical Association*, 290, 1033-1041.
Walker, M., Moreau, D., & Weissman, M. M. (1990). Parents' awareness of children's suicide attempts. *American Journal of Psychiatry*, 147, 1364-1366.
Warner, V., Weissman, M. M., Fendrich, M., Wickramaratne, P., & Moreau, D. (1992). The course of major depression in the offspring of depressed parents: Incidence, recurrence, and recovery. *Archives of General Psychiatry*, 49, 795-801.
Waslick, B. D., Kandel, R., & Kakouros, A. (2002). Depression in children and adolescents: An overview. In D. Shaffer & B. D. Waslick (Eds.), *The many faces of depression in children and adolescents* (pp. 1-36). Washington, DC: American Psychiatric Publishing.
Weissman, M. M., Bland, R., Joyce, P. R., Newman, S., Wells, J. E., & Wittchen, H. U. (1993). Sex differences in rates of depression: Cross-national perspectives. *Journal of Affective Disorders*, 29, 77-84.
Weissman, M. M., Gammon, G. D., John, K., Merikangas, K. R., Warner, V., Prusoff, B. A., et al. (1987a). Children of depressed parents: Increased psychopathology and early onset of major depression. *Archives General Psychiatry*, 44, 847-853.
Weissman, M. M., Klerman, G. L., Paykel, E. S., Prusoff, B., & Hanson, B. (1974). Treatment effects on the social adjustment of depressed patients. *Archives of General Psychiatry*, 30, 771-778.
Weissman, M. M., Leckman, J. F., Merikangas, K. R., Gammon, G. D., & Prusoff, B. A. (1984a). Depression and anxiety disorders in parents and children. *Archives of General Psychiatry*, 41, 845-851.
Weissman, M. M., Markowitz, J. C., & Klerman, G. L. (2000). *A comprehensive guide to interpersonal psychotherapy*. Albany, NY: Basic Books.（水島広子（訳）（2009）．対人関係療法総合ガイド　岩崎学術出版社）

Weissman, M. M., Prusoff, B. A., DiMascio, A., Neu, C., Goklaney, M., & Klerman, G. L. (1979). The efficacy of drugs and psychotherapy in the treatment of acute depressive episodes. *American Journal of Psychiatry*, 136, 555-558.

Weissman, M. M., Prusoff, B. A., Gammon, G. D., Merikangas, K. R., Leckman, J. F., Kidd, K. K. (1984b). Psychopathology in the children (ages 6-18) of depressed and normal parents. *Journal of the American Academy of Child and Adolescent Psychiatry*, 23, 78-84.

Weissman, M. M., Rounsaville, B. J., & Chevron, E. S. (1982). Training psychotherapists to participate in psychotherapy outcome studies: Identifying and dealing with the research requirement. *American Journal of Psychiatry*, 139, 1442-1446.

Weissman, M. M., Warner, V., Wickramaratne, P., Moreau, D., & Olfson, M. (1997). Offspring of depressed parents: Ten years later. *Archives of General Psychiatry*, 54, 932-940.

Weissman, M. M., Warner, V., Wickramaratne, P., & Prusoff, B. A. (1988). Early-onset major depression in parents and their children. *Journal Affective of Disorders*, 15, 269-278.

Weissman, M. M., Wickramaratne, P., Warner, V., John, K., Prusoff, B. A., Merikangas, K. R., et al. (1987b). Assessing psychiatric disorders in children: Discrepancies between mothers' and children's reports. *Archives of General Psychiatry*, 44, 747-753.

Weissman, M. M., Wolk, S., Goldstein, R. B., Moreau, D., Adams, P., Greenwald, S., et al. (1999a). Depressed adolescents grown up. *Journal of the American Medical Association*, 281, 1707-1713.

Weissman, M. M., Wolk, S., Wickramaratne, P., Goldstein, R. B., Adams, P., Greenwald, S., et al. (1999b). Children with prepubertal onset major depressive disorder and anxiety grown up. *Archives of General Psychiatry*, 56, 794-801.

Weller, R. A., Weller, E. B., Fristad, M. A., & Bowes, J. M. (1991). Depression in recently bereaved prepubertal children. *American Journal of Psychiatry*, 148, 1536-1540.

Wilfley, D. E., MacKenzie, K. R., Welch, R. R., Ayres, V. E., & Weissman, M. M. (2000). *Interpersonal psychotherapy for group*. New York: Basic Books.（水島広子（訳）（2006）．グループ対人関係療法──うつ病と摂食障害を中心に　創元社）

Williamson, D. E., Birmaher, B., Frank, E., Anderson, B. P., Matty, M. K., & Kupfer, D. J. (1998). Nature of life events and difficulties in depressed adolescents. *Journal of the American Academy of Child and Adolescent Psychiatry*, 37, 1049-1057.

Wu, P., Hoven, C., Bird, H., Moore, R., Cohen, P., Alegria, M., et al. (1999). Depressive and disruptive disorders and mental health service utilization in children and adolescents. *Journal of the American Academy of Child and Adolescent Psychiatry*, 38, 1081-1092.

Zajecka, J., Tracy, K. A., & Mitchell, S. (1997). Discontinuation symptoms after treatment with serotonin reuptake inhibitors: A literature review. *Journal of Clinical Psychiatry*, 58, 291-297.

索　引

[ア行]

IPT-A
　——で概念化されたうつ病　17
　——でのクライエントの役割を教えること　65
　——への適合性　21, 27, 31, 42
　集団——　23
アタッチメント（愛着）理論　15
アルコール乱用　19, 119, 234, 245, 246
アンヘドニア　8, 36, 43, 186, 244, 289, 304, 305
家出　253, 254
怒り　17, 29, 57, 68, 79, 86, 87, 89, 102, 110, 117, 119, 122, 125, 129, 131-133, 136, 137, 140, 144, 147, 149-151, 156, 163-165, 169, 173, 174, 177, 178, 184, 194, 199, 205, 214, 243, 244, 257, 261, 267, 269, 270, 274, 279, 301, 339
閾値下うつ病　7, 305
移行　→役割の移行
　——へのソーシャルサポートを育てる　159, 175
維持期　18, 23
維持治療　18, 197, 198, 208, 213-216, 218
依存　18, 86, 96, 98, 123, 127, 128, 156, 165, 166, 190, 199, 215, 226
移民　135, 136, 215
うつ　5, 19, 87, 121, 125, 182, 202, 244, 246, 262, 269, 302
うつ病
　——に関連する転帰　11
　——に関連する問題　223, 236
　——に関連するライフイベント　54
　——の経過　9
　——の診断　v, 5, 12, 28, 34, 54, 261
　——の診断と教育　261
　——の絶望感や無力感に起因する問題　236
うつ病円環図　85, 86, 90, 268
　ジェイの——　270
　ジェリーの——　86, 87
易怒性　7, 8, 10, 29, 42, 86, 87, 93, 100, 113, 131, 132, 149, 176, 179, 205, 231, 259, 267, 280, 307
易疲労性　37, 39, 43, 86, 131, 244, 259, 270, 285, 305
オープンエンドな質問　56, 61, 82, 85, 288
親子関係の緊張を調整する方法　22
親のうつ病　126, 238-241, 308
親の参加困難　47
親の治療　128
親の報告　28

[カ行]

外在化症状　157, 307
核家族でない家族　238
学業成績低下　7, 42, 67, 117, 124, 125, 131, 157, 176, 270, 274, 286, 289
家族
　——が治療を早く終わらせたいと希望する場合　234, 257
　——内での関係悪化　20
　——に関連する問題　223, 234
家族関係　10, 19, 20, 48, 68, 134, 167, 172, 176, 179, 191, 245, 248, 251, 252, 296

家族構造の変化 vi, 21, 54, 131, 154-159, 161, 165-169, 172, 173, 176, 301, 339, 340
　　──に特有の移行 156, 158, 159, 161, 165-167, 172, 176
家族療法 217, 234, 235
家族歴 10, 16, 27, 28, 33
片親家族 238
学校 v, viii, 7, 9, 23, 27, 30, 33, 40, 42-44, 46, 48, 54, 61, 76, 92, 100, 105, 106, 111-114, 120, 124, 125, 131-133, 149, 152, 160, 166, 171, 175, 182, 185, 186, 188, 190, 201, 202, 206, 215, 216, 224, 230, 239, 244, 245, 248, 249, 256, 260-262, 265, 267, 269, 271, 273, 274, 277, 280, 281, 283, 284, 301
葛藤 5, 6, 13-16, 19-21, 46, 58, 61, 63, 67, 68, 70, 74, 86, 122, 127-132, 134-139, 141-144, 148, 150, 156, 157, 160, 161, 165, 195, 202, 203, 214, 219, 220, 244, 250, 252, 253, 259, 261, 266-270, 272, 273, 284, 285, 301
過度の罪悪感 40
悲しみ 6, 7, 57, 68, 86, 87, 89, 117, 118, 120, 125, 129, 136, 140, 144, 149, 156, 161, 165, 176, 178, 194, 199, 261, 286
カルチャーショック 135
環境 v, vi, 14, 30, 31, 55, 62, 69, 74, 98, 105, 127, 175, 214, 219, 233, 238, 239, 247, 256, 310
関係への期待 53, 136, 138, 139, 167, 290
感情
　　──訓練 88
　　──の制御 259, 290
　　──の探索 123, 185
　　──の明確化 195, 290
　　──を出来事と結びつける 125
感情カード 88, 306
感情表現の励まし 85-89, 123, 185, 290, 299, 306
期間限定の治療 31, 54, 63, 67, 70, 77, 98, 181, 190, 197, 199, 229, 230, 237
　　──の枠組みの維持 77
危機
　　──管理 79, 253
　　──のタイプ 252, 253
　　──の評価 251
危険因子 9-11, 127
希死念慮 7, 8, 11, 12, 29, 40, 42, 47, 79, 173, 186, 194, 196, 215, 234, 241-243, 252, 253, 259, 285, 343
期待 8, 18, 34, 49, 53, 56, 59, 66, 67, 69, 75, 77, 114, 127, 134-136, 138, 139, 141-144, 146, 148, 150, 159, 162, 163, 166-170, 174, 176, 178, 179, 186, 187, 197, 214, 232, 254, 255, 264, 268, 269, 271, 272, 274, 285, 290, 301, 302
記念日反応 215
気分
　　──の評価 50, 298, 299, 303
　　──のモニタリング 125, 288
気分変調性障害 7-9, 32, 96, 98, 236, 304, 305, 309
　　──というジレンマ 236
虐待 16, 83, 111, 247, 248, 308
　身体的── 22, 219, 234
　性的── 22, 234, 238, 247, 248, 339, 340
キャンセル 69, 70, 228, 299
境界 186, 189, 227

教師　6, 27, 29, 48, 52, 53, 56, 61, 100, 118, 133, 134, 175, 189, 215, 225
強迫症状　40
クライエント
　　——が引き起こす治療の混乱　228
　　——が持ち出した周縁的な話題への対応　78
　　——に関連する問題　223
　　——の治療経過への欲求不満の対処　80
　　過剰に依存的な——　225
警告症状　21, 198, 202, 217, 233, 286, 303, 305
軽躁病エピソード　30
継続治療　197, 208, 209, 212, 213, 218
欠席　130, 160, 228, 229, 232, 244, 299
決断分析　99, 103, 104, 138, 143, 272, 300, 301
限界　30, 69, 96, 186, 197, 224, 225, 299
幻覚　37, 41
研究　iii, v-ix, 5, 6, 9-12, 14-16, 18, 19, 22, 23, 28, 43, 117, 118, 134, 197, 212-214, 218, 239, 290, 306-308, 310, 343-345
限局性恐怖症　219
現在と過去の対人関係と相互作用を評価する　184
倦怠感　173, 176, 186, 194, 196, 215
限定された病者の役割　35, 43, 44, 46, 49, 114, 262, 271, 290, 298
恋人　22, 134, 250
抗うつ薬　iii, 17, 213, 241, 307
　　三環系——　8, 18
強姦　254
甲状腺機能低下症　28, 306
甲状腺の問題　119

公的な保護機関　247
行動活性化　289, 290, 310, 343, 344
合同セッション　29, 45, 64, 77, 148, 151, 163, 167, 173, 174, 191, 209, 210, 261, 272, 279, 282-284, 288
孤独感　29, 46, 86, 101, 109, 118, 136, 195, 250, 270
子どもの報告　28
コミュニケーション
　　——スキル　13, 21, 121, 126, 138, 145-147, 152, 160, 170, 172, 176, 179, 180, 183, 190, 193, 208, 215, 216, 226, 235, 254, 256, 263, 272, 282, 300-302
　　——の機能分析　91
　　——分析　276, 290, 300
　　効果的な——　224, 234, 267, 282
　　非効果的な——　90, 300, 310
根拠　v, 19, 45, 61, 119, 279

[サ行]
罪悪感　7, 8, 17, 40, 86, 87, 116, 119, 122, 125, 132, 163, 166, 167, 194-196, 218, 235, 240, 246
再燃　16, 125, 128, 197, 199, 209, 212, 213, 233, 287, 307
　　——率　17, 213
再発　9, 10, 12, 16, 21, 152, 197-199, 202, 205, 209, 214, 216, 217, 220, 233, 303, 305-307
殺人　128, 307
　　——念慮　252, 253
里親の家　238
さらなる治療の必要性　21, 198, 212, 217
産婦人科医　250, 252
事故　54, 118, 219

自己記入式尺度　28
自殺　iii, 11, 12, 37, 40, 50, 118, 128, 238, 241-243, 259, 305, 344
　　──企図　29, 30, 37, 47, 242, 248, 306
　　──傾向　8, 29, 30, 32, 50, 241, 243, 339
　　──行動　40, 243
　　──の計画　241, 242
　　──未遂　11, 12, 19, 22
指示的　46, 65, 74, 84, 97, 98, 123
　　──技法　83, 84, 96, 98, 299
　　──探索　82, 83, 85
思春期うつ病　iii, v, vii, ix, 5, 6, 9-12, 19-23, 35, 134, 213, 214, 223, 236, 287, 298, 304, 307, 308, 339, 340
　　──の経過　9
　　──の対人関係療法のためのセッションごとのチェックリスト　298-303
思春期
　　──危機　5, 6
　　──における悲哀　117, 119
　　──における役割の移行　155
　　──に用いることでの特別な問題　88
　　──版への改変　21
自傷他害　30, 224, 243, 252, 257, 258
姿勢　20
自尊心　74, 135, 154, 156-158, 186, 194, 196, 206, 250, 270, 285
自宅実習　111, 113, 114, 127, 204, 208, 230, 282, 285, 288-290
　　──をやってこない　230
児童期うつ病　9
児童相談所　iii, 22, 234, 238, 248, 252, 253, 258
自罰的行動　119, 140
死別　22, 37, 38, 54, 61, 116-124, 126-132, 154, 238, 300, 301
社会経済的状態　10
社会的因子　16
社会的機能　vii, 17, 22, 23, 27, 28, 30, 46, 61, 63, 64, 67, 76, 158, 182, 184, 214, 219, 305, 345
　　──障害　vii, 7, 9, 11, 12, 15, 16, 19, 31, 116, 119, 156, 181, 210, 214, 217, 219, 236, 305
社会的支援　16, 302
社会的ひきこもり　44, 62, 67, 180, 345
社交不安　107, 108
死や喪失にまつわる感情と現在の行動を関連づける　124
宗教　41, 127
重症うつ病　83, 215, 217, 234
集中困難　7, 40, 44, 131, 149, 176, 305
守秘義務　30, 69, 70, 209, 223, 224, 227
正直に話してもらうことの重要性　69
症状　iii, ix, 6-9, 16-23, 27-33, 35-37, 39-44, 50, 51, 62-65, 68, 72, 73, 80, 87, 116, 119, 120, 125, 147, 162, 173, 186, 197, 202, 203, 209, 210, 212, 213, 216, 217, 236, 237, 248, 259, 261, 262, 266, 268, 269, 271, 276, 286, 287, 298, 300
　　──形成　17
　　──的な寛解　213
焦燥　8, 37, 39, 305
情緒　14-16, 19, 55, 56, 83, 88, 89, 102, 111, 120, 123-128, 130, 136, 155, 156, 176, 181, 185, 186, 199, 216, 240, 251, 252, 261, 305
　　──の同定とラベルづけ　89

索　引　333

小児科医　27, 42, 250, 305
情報を集める　33, 53, 95, 214, 293
症例提示　131, 149, 176, 194, 259
初回セッションへの親の参加　46
食思不振　149, 176, 186, 194
食欲
　　——と体重　38
　　——の障害　116, 131, 305
　　——の問題　7
助言　44, 96-98, 110, 284, 299
白か黒か思考　104
身体化症状　117
身体症状　41, 42, 120, 261
診断基準　iii, 7, 8, 12, 27, 37, 305
心的外傷　111
親密度円環図　51, 58, 263, 292, 298
　　ジェイの——　264
心理教育　18, 20-22, 30, 32, 34, 35, 42-44, 46-49, 55, 73, 80, 89, 96-99, 104, 122, 128, 132, 136, 159, 161-165, 186, 190, 195, 227, 233, 235-237, 239, 240, 255, 261, 262, 288, 298, 299, 302, 305, 310
心理テスト　28, 249
心理療法　v, vii, 10, 13, 17, 21, 23, 32, 43, 50, 70, 109, 213, 217, 219, 233, 234, 240, 253, 287, 307, 308, 310, 340, 343, 344
　　長期の——　210, 219, 237
　　他の——　13, 18, 32, 43, 46, 65, 82, 103, 210, 217, 219, 229, 246, 252, 256, 258
　　力動的——　76, 343
睡眠障害　7, 8, 305
　　過眠　39
　　早朝覚醒　7, 38, 215

中途覚醒　7, 38, 176, 194, 215
入眠困難　7, 38, 176, 194, 259
頭痛　41, 64, 176, 194, 261
ステップファミリー（拡大家族）　vi, 145, 156, 158, 169, 177-179, 339, 340
ステロイド　28
ストレス　vi, 7, 8, 15, 16, 21, 54, 67, 68, 70, 83, 129, 144, 156-158, 166, 173, 176, 181, 194, 195, 198, 206, 207, 211, 214, 217, 224, 233, 239, 240, 247
スモールステップ　80, 104, 108, 191, 236, 272, 273
性　10, 22, 40, 54, 61, 117, 154, 155, 181, 186, 187, 194, 195, 234, 238, 248-250, 254, 306
　　——的逸脱　119, 248
　　——的症状　40
制止　39
　　精神運動性の——　8, 37, 119
精神科既往歴　27
成人対人関係療法の始まり　16
正の罰　310
積極性　96
積極的　20, 36, 42, 45, 65, 74, 75, 98, 103, 113, 123, 229, 279, 309
摂食障害　iii, 11, 219, 307, 308, 339, 341, 343, 344
セッション
　　——時間　31, 47, 69, 70, 77, 83, 111, 142, 152, 190, 191, 197, 211, 213, 229
　　初回——　34, 35, 46, 48, 49, 53, 65, 67, 131, 150, 177, 194, 202, 214, 261, 298
　　第2回——　34, 35, 45, 46, 49, 50, 53, 131, 150, 177, 194, 261, 266, 298
　　第3回——　34, 50, 131, 150, 177,

194, 261, 266, 298
　　第4回――　34, 50, 59, 131, 150, 177, 194, 216, 261
絶望感　6-8, 41, 42, 97, 104, 131, 147, 186, 215, 236, 240, 243, 259, 270, 340
早期の終結　228, 232, 233
双極性障害　iii, 32, 305, 344
喪失　15, 16, 22, 37, 38, 54, 61, 116-132, 136, 138, 145, 154, 155, 161, 165, 167, 198, 207, 210, 238, 300, 301
躁病エピソード　30
ソーシャルサポート　88, 98, 103, 118, 127, 149, 155, 156, 159, 175, 176, 185, 198, 199, 204, 211, 213, 218, 224, 225, 227, 240, 246, 247
ソーシャルスキル　160, 166, 180, 187, 193, 302
　　――を評価して発展させる　159, 170, 181
素行障害　10, 11, 30, 32, 304

［タ行］

大うつ病　7-12, 19, 32, 36, 37, 54, 119, 131, 137, 144, 160, 171, 173, 186, 194, 208, 213, 215, 219, 236, 237, 261, 304, 305, 308, 309, 339, 340, 343
怠学　119, 124
体重増加　8, 37
対人関係
　　――で繰り返されるパターンや問題を同定し、探索する　188
　　――における力量を実感させる　198, 203
対人関係質問項目　34, 50, 51, 54, 56, 57, 59, 75, 94, 116, 120, 137, 138, 150, 180, 182, 186, 188, 193, 202, 261, 263, 265, 266, 272, 290, 293-299, 310
対人関係上の不和　v, 61-63, 77, 81, 94, 95, 107, 134-139, 141-143, 145-150, 157, 183, 210, 226, 254, 268, 272, 282, 290, 294, 301, 304, 340
対人関係の欠如　v, 16, 58, 61, 62, 76, 81, 107, 110, 146, 149, 165, 180-183, 185, 186, 189, 191, 193, 195, 268, 290, 294, 302, 304, 340
　　――の診断　181
　　――の治療における目標と戦略　183
対人関係療法　iii-v, ix, 13, 15, 16, 18, 27, 32-34, 77, 182, 194, 210, 214, 215, 298, 304, 339, 340, 343
対人実験　114
対人的スキルを構築する　183, 190, 191
対人的相互作用のパターン　185
逮捕や補導　253, 255
他者の視点を理解するのが苦手であること　136
達成感　19, 68, 74, 77, 83, 159, 176, 190, 204, 209, 288, 289
短期療法　70, 83, 96
探索的技法　82
　　――を用いるべき時期と対象　83
男女の役割　135
遅刻　65, 228, 232, 244, 299
注意欠如・多動症　10, 32, 304, 343
長期治療の必要性　218
懲罰　10, 29, 40, 41, 44, 100-102, 124, 151, 178, 246, 339
直面化　122
治療アドヒアランス　80
治療外　76, 111, 113, 187, 193, 207, 227

治療関係　31, 32, 48, 69, 72, 78, 83, 109, 110, 127, 170, 186, 187, 193, 218, 223, 225, 227, 254, 286, 300
　——の利用　76, 109, 110, 126, 127
治療契約　34, 60, 62, 65-67, 69, 71, 72, 75, 78, 197, 213, 233, 252, 254, 257, 258, 261, 271, 340
　——の設定　268
治療者との相互作用を探索する　183, 185
治療者の治療終結に対する感情　217
治療終結期　20, 21, 77, 81, 103, 132, 152, 178, 196-198, 202-204, 207, 208, 210, 212, 220, 272, 285, 303
治療終結に対する感情を引き出す　198
治療初期　20, 22, 34, 47, 51, 53, 60, 61, 66, 70, 72-74, 77, 80, 83, 85, 95, 96, 98, 103, 109, 114, 131, 150, 177, 194, 197, 199, 203, 209-211, 226, 228-230, 261, 268, 274, 298, 304
治療セッション外　76
治療中期　16, 20, 21, 34, 45, 60, 65, 66, 71-81, 91, 94, 95, 103, 110, 113, 132, 147, 148, 151, 161, 177, 182, 183, 188, 191, 195, 197, 204, 263, 266, 272, 274, 282, 284, 285, 290, 299, 304
　——の一般的な構造　299
　——の概要　72
　——の諸問題　78
治療中断　31, 65, 110, 111, 114, 188, 212, 252, 253, 257
治療同盟　48, 224, 229, 242-244, 254
治療における家族の役割　127, 174, 191
治療における役割　34, 73

治療前評価の結論を出す　32
治療目標　13, 15, 20-22, 34, 35, 44, 45, 48, 58, 61, 64-67, 72, 77, 79, 83, 85, 88-90, 94, 95, 99, 100, 102, 103, 105, 108, 109, 121, 122, 130, 138, 142, 144-146, 149, 150, 159, 160, 169, 174, 176, 180, 183, 185, 192, 193, 203, 208, 209, 211, 213, 220, 225, 227, 234, 241, 260, 261, 272, 284, 288, 300-303
沈黙　82, 90, 137, 151
強さ　54, 96, 110, 111, 132, 189, 190, 211
DSM-IV　6-8, 27, 31, 36, 37, 48, 54, 237, 304, 305
抵抗　80, 84, 108, 144, 199, 215, 228-230, 234, 236, 240
定式化　58-61, 64, 70, 75
適応障害　7, 32, 304
転移・逆転移　76, 109, 187
電話　v, 46, 69, 70, 73, 86, 87, 92-94, 128, 148, 173, 192, 215, 217, 224, 226, 227, 229, 234, 240, 244, 251-253, 282
同一化　117, 171
動機づけ　237, 304
　——の低下　7, 236
登校拒否　7, 22, 48, 238, 244
同性愛のクライエント　238, 250
特定不能のうつ病性障害　7, 32, 304

[ナ行]
内在化症状　156, 181, 307
夏休み　233, 308
なまけ　44, 260, 263, 267, 273, 274
日内変動　39
入院　219, 242, 243, 252, 256, 257, 339
妊娠　249, 250, 253-255, 302

10代の—— 155
認知行動療法　iii, iv, 19, 197, 287, 309, 310, 343
ネグレクト　67, 83, 98, 166, 234, 238, 257

[ハ行]
パーソナリティ　17, 18, 203, 219, 237
背景　13, 227, 339
発症年齢　10
発達障害　28, 31, 103, 219, 238, 248, 249, 305, 306, 308
般化　21, 61, 111, 188, 191, 201, 205, 230, 284, 285, 303
反抗挑発症　11, 32, 343
反社会的行動　5, 10, 11, 30, 32, 55, 77, 119, 124, 139, 140, 238, 243, 248, 254-256, 304, 307
反応性の喪失　38
伴侶と死に別れた親　126-128
悲哀　→悲しみ
　　——の症例　131
　　思春期における——　117, 119
　　正常な——　116-119, 128-130, 300
　　成人における——　116
　　異常な悲哀反応の評価　120, 121
悲哀反応
　　——の慢性化　126
　　異常な——　118-121, 126, 130, 300
　　正常な——　116, 119, 128-130, 300
　　遅延した——　119, 120, 300
　　病的な——　116, 118, 119
　　慢性——　126
　　歪んだ——　119, 121, 124, 300
ひきこもり　117, 120, 130, 135, 152, 300, 301, 341, 345

非指示的　82-84
　　——探索　82-84
ヒスパニック　135, 306, 343
非相互的な期待　134, 135, 141, 301
引っ越し　54, 132, 206, 207, 259, 266-270, 274, 275, 309, 340
ひとり親家族　vi, 156-158, 172
避妊　40, 249, 250, 254
　　——薬　28
評価
　　——としての対人関係質問項目　51-58
　　——のための尺度　28
　　IPT-Aの適合性の——　31, 32
　　異常な悲哀反応の——　120, 121
　　うつ病に関連するライフイベントの——　54-58
　　危機の——　251-253
　　攻撃性の——　243, 244
　　自殺傾向の——　241-243
　　物質乱用の——　245-247
病気　22, 37, 44, 54, 61, 63, 67, 68, 123, 128, 132, 145, 154, 155, 216, 238, 253, 255, 301
貧困　10, 23, 110, 117, 156, 343
不安　5, 8, 83, 107, 115, 118, 121, 122, 124, 307, 339
不安症　iii, 10, 11, 30, 32, 170, 175, 176, 182, 188, 199, 219, 231, 271, 286, 289, 304, 339
　　社交——　iii, 107, 108, 166, 215
　　パニック症　11, 30, 304, 344
フィードバック　16, 74, 104, 108-111, 126, 186, 190, 283, 300
付加的な技法　96, 111
複雑化　28, 157

――した悲哀　116, 117, 128, 130
物質依存　30
物質乱用　11, 19, 30, 32, 119, 169, 234, 238, 245, 246
不登校　7, 215
部分的な寛解　210
不眠　37, 149, 196, 270
古い役割と新しい役割を見直す　165
不和　5, 6, 13-16, 19-21, 46, 58, 61-63, 67, 68, 70, 74, 75, 77, 86, 89, 90, 92, 107, 122, 127-132, 134-144, 146-148, 150, 151, 156, 157, 160, 161, 165, 177, 195, 202, 203, 207, 208, 214, 219, 220, 226, 227, 238, 244, 250, 252, 253, 259, 261, 265-274, 276, 278, 280, 284, 285, 297, 301, 306
　――の段階としての行き詰まり　137, 138, 141, 142, 148, 301
　――の段階としての再交渉　137, 138, 141, 142, 148, 149, 272, 301
　――の段階としての離別　137, 138, 145, 147, 148, 155, 301, 339
文化的な差異　161
分離個体化　122, 162
分離の問題　36
併存症　5, 10, 11, 30, 31, 33, 36, 42, 48, 339, 340
変化できる可能性を強調する　68
弁護士　252
暴力　243, 244, 253, 256, 257
保守的な親　135
保証を与える　121, 123

[マ行]
見捨てられ感　167
無価値感　119

無作為化対照試験　22, 23, 214, 215, 304, 345
無力感　7, 41, 131, 135, 136, 147, 157, 186, 189, 236, 240, 300
妄想症状　39
モデリング　18, 96, 108, 147, 224, 240, 299, 303
門限　21, 57, 135, 162, 164, 193, 208, 260, 281, 301
問題解決技法　195, 254
問題解決スキル　19, 22, 62, 81, 160, 208, 256, 257, 263, 288, 289, 290
問題の定式化　63, 68
問題領域　v, vi, ix, 20, 21, 27, 34, 46, 50, 53, 55, 58-67, 70-82, 94, 95, 98, 99, 107, 110, 113, 116, 121, 127, 134-138, 157, 158, 173, 180, 182-184, 186, 189, 190, 193, 195, 198, 200-204, 207, 208, 210, 212, 214, 220, 238, 252, 254, 256, 257, 261, 268, 270, 290, 299

[ヤ行]
薬物療法　13, 16, 18, 30, 43, 46, 72, 131, 210, 212, 213, 217, 237
役割の移行　v, vi, 21, 61-63, 67, 68, 81, 149, 154-156, 158, 159, 161, 162, 170, 173, 175, 176, 183, 200, 210, 215, 290, 295, 301, 304, 340, 344
　――における目標と戦略の要約　159
　――の問題を診断する　158
　――を治療する　159
有効性　iii, v, vi, viii, 13, 22, 23, 43, 197, 212, 213
友人　6, 9, 15, 18, 19, 21, 22, 30, 31, 36, 41, 42, 44, 52, 53, 56, 61, 62, 65, 67,

68, 86, 87, 92, 94, 96, 97, 101, 102, 109, 111-113, 118, 126, 129, 130, 134, 135, 139-141, 144, 145, 149, 150, 155, 160, 162-164, 166, 171, 173-175, 181, 182, 184, 186, 189, 190, 192, 194-196, 202, 203, 206-208, 215, 216, 224-227, 237, 245-247, 253, 255, 259, 260, 263-265, 269-271, 273-277, 279, 281, 284, 285, 289, 293, 294, 301

ユーモア　108, 110

養育権　vi, 157, 158, 165, 167-169, 172, 174

　──をもたない　vi, 167, 168

抑うつエピソード　vii, 17, 19, 21, 30, 34, 48, 50, 53, 134, 135, 180, 181, 213, 214, 217, 219, 233, 248, 304

抑うつ気分　7, 8, 17, 32, 36, 37, 56, 59, 65, 69, 86, 117, 131, 148, 149, 176, 186, 194, 196, 205, 206, 208, 219, 241, 299, 304, 305

抑うつ障害　iv, 7, 10, 42, 49, 61, 304, 308, 343, 344

　他の──　12

抑うつ症状　13, 20-22, 28-30, 34-36, 41, 44-46, 50, 51, 55, 60, 66, 67, 72-74, 82, 86, 104, 116, 120, 129, 145, 147, 160, 161, 174, 181, 185, 199, 202, 203, 210, 212, 214, 216-220, 228, 234, 236, 237, 249, 259, 261, 270, 285, 298, 299, 303-305, 307

　──の再発　216, 220

　──を問題領域と結びつける　60

[ラ行]

ラベル付け　56, 89, 184, 188, 189, 195, 204, 235

離婚 →家族構造の変化　21, 131, 154, 156, 157, 165, 166, 168, 169, 173, 176, 238, 301, 339, 340

離人症　39

理想化　137, 165

離別　156

両価性　150, 276

両価的な感情　136

料金　47, 69

両親

　──への対応　21

臨床像　6

ロールプレイ　18, 76, 103-109, 112, 126, 147, 151, 160, 170, 175, 186, 187, 189-191, 193, 195, 215, 216, 226, 231, 279-282, 285, 290, 300

あとがき、まさに対人関係療法の時代

　児童青年期(思春期)精神科臨床は大きく変わった。小生が初めて、日本の摂食障害では性的な虐待がほとんど無いが、親からの体罰が非常に多いことを報告したとき(Nagata et al. 1999)、そのほとんどの患者は実の両親と暮らしていた。その報告の数年前(1995年頃)にアメリカ摂食障害専門病棟で診療に従事したとき、多くの患者が離婚などによる親との別離に苦しみ、さらには親の再婚により血のつながらない兄弟、そして新しい父親(母親)に怒りさえ抱えていた。アメリカ社会の厳しさを思い知った。ステップファミリー(子どもをもった親同士の再婚によって生まれた血のつながらない家族)という言葉は、日本でも少しは知られるようになった。しかし、本書でもたびたび登場する、精神医学用語としてのsignificant other(重要な他者)のもう一つの意味が、中高年になった人のパートナーのことであることをどれほどの人が知っているだろうか。アメリカ人は離婚と再婚を繰り返すことが多く、その結果、多くの言葉が生まれた。家族が離ればなれになっていることが多く、家族ミーティングに3000キロ先の実父(実母)に参加してもらうため、スピーカーフォン(当時、テレビ電話はまだ無かった)を多用した。入院時診察では虐待や自殺リスクだけではなく、殺意もチェックして、カルテ記載が必要であった。摂食障害患者は恵まれた家に育った優等生という「常識」が過去になった瞬間であった。

　成人の大うつ病性障害で繰り返し話題となることは、それを一つの障害と考えてよいのかという問題である。「非定型の特徴」「メランコリア」に加えてDSM-5 (American Psychiatric Association 2013)で新設された「不安性の苦痛」の亜型の有用性に早速、疑問が呈されている(Arnow et al. 2015)。背景に、不安症(Nagata et al. 2015)、クラスターBパーソナリティ障害(Nagata et al. 2000, Nagata et al. 2013)、物質使用障害(Nagata et al. 2002)の併存症の多さがあると考えられる。そして双極性である(Nagata et al. 2013)。本書の対象である思春期うつ病とともに、それらの併存症が難治性うつ病の特徴として挙げられる。うつ病の症候だけに囚われず、発達を含めてすべ

ての併存症に目配りする必要がある。FDA (Food and Drug Administration) が児童・思春期うつ病と神経性過食症に認可するフルオキセチンは、感情の不安定さにもある程度の効果を有する「特別な」SSRI（選択的セロトニン再取り込み阻害薬：Selective Serotonin Reuptake Inhibitors）との印象である。それが日本での上市の可能性が無くなった現在、日本での児童・思春期うつ病に対する心理療法の重要性はさらに増している。

　数年前に小生は大学病院を辞して街中にクリニックを開設したが、当初、現実世界の厳しさに困惑した。街中のクリニックはまさに、社会の縮図である。大学病院では必ずご両親が付き添っていたのとは大きく異なる。大学病院時代でさえ「親の離婚率」の急上昇に困惑を感じていたが、「親の離婚率」は大学病院と街のクリニックでは数倍の開きがある。さらに大阪の虐待の報告件数は、もっと人口の多い東京、神奈川を超えて全国第1位である（2013年度速報値）。20年前に日本では虐待はまだ少ない、まだ実父母が支えてくれていると報告したのは過去の話となった。家族の支援を失った、世の中の不条理に絶望した10代の患者が一人で飛び込んで来るのである。それを「大うつ病性障害」という診断をもとに、SSRIを投与することは、どれほどの意味があるであろうか。

　親の離婚、再婚、転居やそれに伴う転校、新しい同級生といった新しい状況は、本人に「役割の移行」の課題として重くのしかかり、実父母だけではなく、ステップファミリーでの対人関係は困難極まりなく、「対人関係上の不和」となる。実の両親と別れ、親戚にも見放されたときの「悲哀」の大きさは、想像を超える。そして人間に絶望したとき、「対人関係は欠如」してしまう。まさに対人関係療法の時代となってしまったのである。

　現在、心理療法として支持的心理療法が多用されすぎている日本の現実がある。確かに軽症の児童・思春期のうつ病に数回のセッションを行うには最適なアプローチであるが、寛解、回復を目指した治療とは言えない。より専門的な介入が必要となる。その前提条件として、10セッション、20セッションという一定の長さの心理療法を支える治療契約を結ぶ治療技量が必要となる。これは大学病院という紹介状が必須で、長時間の待ち時間に耐えうる患者さんに比べて、街の診療所・クリニックでは、その重要性は格段に高い。まずは治療を始める前に、

あなたはそのままで良いのだという強いメッセージをありとあらゆる手段を講じて伝えることが重要である (Linehan 1997)。その上で対人関係の絡み合った糸をどう解きほぐすのか、実際的な技術が必要である。

　本書の翻訳を初めて10年を経て、ようやく世に出ることに大変な喜びと期待を感じている。創元社の渡辺明美さんが本書の出版を快くお引き受けいただいたことは大きかった。それにもまして、今現在の「私」を支えてもらっている家族、先輩、後輩といった仲間、そして、摂食障害やひきこもりの研究会の友人、そしてクリニックで共に働いていてくれる人々への感謝で締めくくりたい。共に新しい次の一歩のために。

2016年　桜の咲く頃
永田利彦

文　献

American Psychiatric Association (2013). *Diagnostic and statistical manual of mental disorders* (5th ed.). Washington, DC: Author.（髙橋三郎・大野裕（監訳）（2014）．DSM-5 精神疾患の診断・統計マニュアル　医学書院）

Arnow, B. A., Blasey, C., Williams, L. M., Palmer, D. M., Rekshan, W., Schatzberg, A. F., et al. (2015). Depression subtypes in predicting antidepressant response: A report from the iSPOT-D trial. *American Journal of Psychiatry*, 172, 743-750.

Linehan, M. M. (1997). Validation and psychotherapy. In A. C. Bohart & L. S. Greenberg (Eds.). *Empathy reconsidered: New directions in psychotherapy* (pp. 353-392). Washington DC: American Psychological Association.

Nagata, T., Kawarada, Y., Kiriike, N., & Iketani, T. (2000). Multi-impulsivity of Japanese patients with eating disorders: Primary and secondary impulsivity. *Psychiatry Research*, 94, 239-250.

Nagata, T., Kawarada, Y., Ohshima, J., Iketani, T., & Kiriike, N. (2002). Drug use disorders in Japanese eating disorder patients. *Psychiatry Research*, 109, 181-191.

Nagata, T., Kiriike, N., Iketani, T., Kawarada, Y., & Tanaka, H. (1999). History of childhood sexual or physical abuse in Japanese patients with eating disorders: Relationship with dissociation and impulsive behaviours. *Psychological Medicine*, 29, 935-942.

Nagata, T., Suzuki, F., & Teo, A. R. (2015). Generalized social anxiety disorder: A still-neglected anxiety disorder 3 decades since Liebowitz's review. *Psychiatry and Clinical Neurosciences*, 69, 724-740.

Nagata, T., Yamada, H., Teo, A. R., Yoshimura, C., Kodama, Y., & van Vliet, I. (2013). Using the mood disorder questionnaire and bipolar spectrum diagnostic scale to detect bipolar disorder and borderline personality disorder among eating disorder patients. *BMC Psychiatry*, 13, 69.

訳者あとがき

　本書は、"Interpersonal Psychotherapy for Depressed Adolescents, 2nd Edition" の邦訳である。interpersonal psychotherapy for depressed adolescents (IPT-A) は、対人関係療法 (interpersonal psychotherapy: IPT) を青年に適用したバージョンの一つであり、ヒスパニックの貧困層に対して臨床試験が行われ、成功を収めた。原題にあるように、IPT-Aの対象は「抑うつ的な青年 (depressed adolescents)」であり、その意味するところは本邦の臨床家が「うつ病」という言葉で連想するそれよりもかなり広く、大うつ病性障害に限らない。注意欠如・多動症や反抗挑発症が併存した青年、易怒的な青年、希死念慮や自傷行為を伴う青年、パーソナリティ障害のように見える青年、いずれの青年における抑うつもIPT-Aの対象となりうる。IPT-Aは青年自身をエンパワーメントすることによって、対人関係の問題の解決を試みる心理療法であり、青年期の発達課題を治療者と共同的に解決するための叡智が詰まっている。

　2015年、児童青年期の抑うつ障害を対象として、IPTのほか、力動的心理療法、プレイセラピー、認知療法、認知行動療法など、複数の心理療法プログラムを比較したネットワークメタアナリシスが発表された (Zhou et al. 2015)。その研究によると、治療直後の時点で、統制群を上回っていたのはIPTと認知行動療法に限られていたが、短期および長期フォローアップの時点で、統制群を上回っていたのはIPTだけであった (Zhou et al. 2015)。IPTは文化的多様性を尊重する性質を内在しており、認知療法や認知行動療法に比べて、治療からの脱落が少ない (Zhou et al. 2015)。青年における希死念慮に対して、IPTは「恐らく有効」であり (Glenn et al. 2015)、この領域でもエビデンスの質は認知行動療法に匹敵している。

　認知行動療法とIPTは治療プログラムのモジュールとして互いに組み込みやすく、相補的に利用できる。例えば、成人を対象とした治療プログラムでは、摂食障害の認知行動療法にIPTを組み込んだ強化型認知行動療法 (Fairburn et al. 2008)、IPTとエクスポージャーを統合した複雑性悲嘆療法 (Wetherell 2012)、IPTと行動活

性化を統合したIPT-MOMS (Swartz et al. 2008) などが開発されており、青年期の双極性障害に対しては、IPTを組み込んだ心理療法プログラムの一つである対人関係社会リズム療法の検証が進められている (Vallarino et al. 2015)。

　原書の発売は2004年であり、本書の翻訳作業は2006年に開始された。大学院を卒業して間もなく、つまり、「役割の移行」の時期にあった私（鈴木）が翻訳を提案し、大阪市立大学医学部附属病院神経精神科に所属していた当時の大学院生らが集まって、翻訳作業が行われた。当時の大阪市大では、神経精神科の研究グループは、摂食障害、強迫症、パニック症、児童精神医学、産業精神医学に分かれており、摂食障害グループから山田恒、パニック症グループから志田尾敦と福原秀浩と安藤悦子、児童精神医学グループから鈴木と松島章晃が参加した。IPTの対象である抑うつ障害や摂食障害の豊富な臨床経験を有し、米国の臨床を熟知している永田に対して、このプロジェクトの指導者となるよう依頼し、翻訳作業が開始された。その2年前に神戸で行われた世界行動療法認知療法学会（WCBCT2004）には、永田、鈴木、山田、福原の4名が参加しており、新しい考え方を臨床に還元しようとする空気が医局に満ちていた時期であった。

　本書の翻訳の過程で、私は名古屋大学医学部附属病院に赴任し、親と子どもの心療科で、12歳から18歳の初診患者を主に受け持つようになった。名古屋大学医学部附属病院親と子どもの心療科は、名古屋大学精神医学教室児童部と呼ばれる臨床グループが母体となって成立している。この「児童部」では、IPTとよく似た、現実の対人関係に焦点づけ、子どものスキルを育てることを重視する臨床スタイルが普及しており、若林愼一郎先生によると、臨床的な考え方の根本は、IPTと同じく、アドルフ・マイヤー（Adolf Meyer）に由来するとのことであった。その後、名古屋大学では、村瀬聡美教授が非自殺性自傷の研究を開始して、私が研究を引き継ぎ、本城秀次教授、栗山貴久子先生、吉川徹先生、金子一史先生との共同研究として、科学技術研究費の助成を受け、IPT-Aの研究が開始された（JSPS KAKENHI Grant Number 22530736）。本城教授、栗山先生、吉川先生が退職した後、2013年からは、野邑健二先生、岡田俊先生、宇野洋太先生が新たに加わって、尾崎紀夫教授の監督のもと、行動活性化モジュールを付加した修正版IPTを、さ

まざまな非精神病性精神障害を伴う青年に適用する無作為化対照試験が行われている (JSPS KAKENHI Grant Number 25380924)。また、本書の中では、精神症状だけでなく、社会的機能、社会的ひきこもりといった概念がたびたび強調されているが、本書からの学びは、保健師として長年地域で活動されていた山陽学園大学の目良宣子教授、ひきこもりの本格的な社会学的研究の嚆矢となった大阪大学の井出草平先生との出会い、そして、青年期から成人期のひきこもりを対象とした学際的研究につながっている (MEXT KAKENHI Grant Number 26380969)。

　本書の翻訳にあたっては、他にも多くの方々の支援を受けた。水島広子先生は2012年に名古屋大学でご講演され、貴重なご助言と励ましをいただいた。「役割の変化」を「役割の移行」と訳したことを除くと、IPTに関する訳語は水島先生による定訳を踏襲している。本書の翻訳作業は長期を要したため、創元社での私たちの担当は、渡辺明美さんから柏原隆宏さんと小林晃子さんに引き継ぎとなった。本書がようやく世に出たのは、作業の遅い私に辛抱強く付き合っていただいた創元社の方々のおかげである。

　白川美也子先生、近藤千加子先生、原井宏明先生、岡嶋美代先生からは、心理療法に熟練した先達として、特に多くのご示唆をいただいた。名古屋大学でのIPT研究は、多くの心理士の先生方のご協力をいただいており、長谷川清子先生、緒川和代先生、原田桜子先生、牧野拓也先生、越路文香先生にご参加いただいた。牧野先生、そして、青年を専門とした行動療法家である木村拓磨先生は、IPTチームとして、今後も活動予定である。皆様のご支援に深く感謝したい。

　最後に、翻訳作業にあたって、私を支えてくれた妻と子どもたちに感謝したい。子どもたちそれぞれが経験する一度きりの青年期に、妻と共に立ち会えることをとても楽しみにしている。

　　　　　　　　　　　　　　2016年3月25日、あの日から5年が過ぎた春に、

　　　　　　　　　　　　　　　　　　　　　　　　　　　　鈴木　太

文　献

Fairburn, C. G. et al. (2008). *Cognitive behavior therapy and eating disorders*. New York: Guilford Publications.（切池信夫（監訳）(2010). 摂食障害の認知行動療法　医学書院）

Glenn, C. R., Franklin, J. C., & Nock, M. K. (2015). Evidence-based psychosocial treatments for self-injurious thoughts and behaviors in youth. *Journal of Clinical Child and Adolescent Psychology*, 44, 1-29.

Swartz, H. A., Frank, E., Zuckoff, A., Cyranowski, J. M., Houck, P. R., Cheng, Y., et al. (2008). Brief interpersonal psychotherapy for depressed mothers whose children are receiving psychiatric treatment. *American Journal of Psychiatry*, 165, 1155-1162.

Vallarino, M., Henry, C., Etain, B., Gehue, L. J., Macneil, C., Scott, E. M., et al. (2015). An evidence map of psychosocial interventions for the earliest stages of bipolar disorder. *Lancet Psychiatry*, 2, 548-563

Wetherell, J. L. (2012). Complicated grief therapy as a new treatment approach. *Dialogues in Clinical Neuroscience*, 14, 159-166.

Zhou, X., Hetrick, S. E., Cuijpers, P., Qin, B., Barth, J., Whittington, C. J., et al. (2015). Comparative efficacy and acceptability of psychotherapies for depression in children and adolescents: A systematic review and network meta-analysis. *World Psychiatry*, 14, 207-222.

■著者略歴

ローラ・マフソン（Laura Mufson, Ph.D.）
ニューヨーク州立精神医学研究所臨床心理学部長。コロンビア大学医学部精神医学教室における臨床心理学の教授。対人関係療法（IPT）を初めて思春期のために改訂し、抑うつ的な思春期のクライエントに対する対人関係療法について、20年以上にわたって研究を行っている。また、対人関係療法の治療技術を臨床家に伝えるために精力的な活動を行っている。

クリステン・P・ドルタ（Kristen Pollack Dorta, Ph.D.）
個人開業の臨床心理士。学校を基盤とするメンタルヘルスクリニックで、抑うつ的な思春期のクライエントに対して対人関係療法を施行する援助を行っている。

ドナ・モリュー（Donna Moreau, M.D.）
コロンビア大学医学部臨床精神医学の准教授、ニューヨーク子ども病院・長老派病院の小児不安抑うつクリニック責任者として勤めた後、ニューヨークで個人開業して、診療を続けている。

マーナ・M・ワイスマン（Myrna M. Weissman, Ph.D.）
対人関係療法の開発者の一人であり、コロンビア大学医学部精神医学および疫学教室教授。コロンビア大学メールマン公衆衛生学校教授を兼任。ニューヨーク州立精神医学研究所の臨床遺伝疫学部門責任者。対人関係療法について膨大な文献を出版しており、J・C・マーコウィッツおよびG・L・クラーマンとともに"A Comprehensive Guide to Interpersonal Psychotherapy"（水島広子（訳）（2009）．対人関係療法総合ガイド　岩崎学術出版社）を執筆している。

■監訳者略歴

永田利彦（ながた・としひこ）
大阪府生まれ。大阪市立大学医学部卒。同大学院医学研究科修了。大阪市立大学助手、講師、同大学院医学研究科（神経精神医学）准教授を経て、なんば・ながたメンタルクリニックを開院。医学博士。ピッツバーグ大学メディカルセンター WPIC 摂食障害専門病棟で客員准教授として診療、研究に従事。日本摂食障害学会理事、日本うつ病学会評議員・気分障害の治療ガイドライン作成委員会委員などを務めている。編集に『摂食障害治療ガイドライン』（日本摂食障害学会監修）ほか。著書に "Social Phobia: Etiology, Diagnosis and Treatment" "Social Anxiety Disorder - More than Shyness: Psychopathology, Pathogenesis, and Management"（いずれも共著）ほか。監訳に『うつと不安のマインドフルネス・セルフヘルプブック』『神経性やせ症治療マニュアル』ほか。

■訳者略歴

鈴木　太（すずき・ふとし）
愛知県生まれ。大阪市立大学医学部卒。同大学院医学研究科修了。大阪市立大学医学部附属病院、和泉中央病院、丹比荘病院、大阪市立大学医学部附属病院、大阪市立総合医療センター精神神経科を経て、現在、名古屋大学医学部附属病院精神科・親と子どもの心療科助教。医学博士。精神保健指定医。日本精神神経学会精神科専門医。科学研究費補助金「青年期うつ病に対する治療ガイドラインの確立に向けた研究」の研究代表者として、うつ病や自傷行為を伴う思春期のクライエントを主な対象とした対人関係療法の臨床研究を行っている。

■翻訳協力者

松島章晃（医療法人 杏和会 阪南病院 精神科 医長）……第3章・第8章・第9章・第16章
福原秀浩（医療法人 微風会 浜寺病院 副院長）……第8章・第14章・第15章
山田　恒（兵庫医科大学病院 精神科神経科 講師）……第5章・第11章・第12章
志田尾敦（あつしクリニック 院長）……第7章・第13章
安藤悦子（ひびき こころのクリニック 院長）……第6章・第10章

思春期うつ病の対人関係療法
2016年4月20日　第1版第1刷発行

著　者──ローラ・マフソン
　　　　　クリステン・P・ドルタ
　　　　　ドナ・モリュー
　　　　　マーナ・M・ワイスマン
監訳者──永田利彦
訳　者──鈴木　太
発行者──矢部敬一
発行所──株式会社 創元社
〈本　社〉
〒541-0047　大阪市中央区淡路町4-3-6
TEL.06-6231-9010(代)　FAX.06-6233-3111(代)
〈東京支店〉
〒162-0825　東京都新宿区神楽坂4-3 煉瓦塔ビル
TEL.03-3269-1051
http://www.sogensha.co.jp/
印刷所──亜細亜印刷 株式会社

©2016, Printed in Japan
ISBN978-4-422-11617-4 C3011
〈検印廃止〉
落丁・乱丁のときはお取り替えいたします。

装丁・本文デザイン　　長井究衡

JCOPY 〈(社)出版者著作権管理機構 委託出版物〉
本書の無断複写は著作権法上での例外を除き禁じられています。複写される場合は、そのつど事前に、(社)出版者著作権管理機構(電話 03-3513-6969、FAX 03-3513-6979、e-mail: info@jcopy.or.jp)の許諾を得てください。